Gesunde Lehrkräfte – ç

Christine Oesterreich

Gesunde Lehrkräfte – guter Unterricht?

Ausprägung und unterrichtliche Relevanz des beruflichen Beanspruchungserlebens von Sportlehrkräften

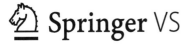

Christine Oesterreich
Heidelberg, Deutschland

Diese Veröffentlichung wurde als Dissertation im Jahr 2013 unter dem Titel „Arbeits-bezogenes Beanspruchungserleben von Sportlehrkräften – Ausprägungen und unter-richtliche Relevanz" im Fach Sportwissenschaft an der Fakultät für Verhaltens- und Empirische Kulturwissenschaften der Ruprecht-Karls-Universität Heidelberg ange-nommen.

ISBN 978-3-658-08138-6   ISBN 978-3-658-08139-3 (eBook)
DOI 10.1007/978-3-658-08139-3

Die Deutsche Nationalbibliothek verzeichnet diese Publikation in der Deutschen Nationalbi-bliografie; detaillierte bibliografische Daten sind im Internet über http://dnb.d-nb.de abrufbar.

Springer Fachmedien Wiesbaden ist Teil der Fachverlagsgruppe Springer Science+Business Media
(www.springer.com)

Danksagung

Die Publikation der Dissertation ist ein guter Zeitpunkt, einigen besonderen Menschen, die mich in den vergangenen Jahren begleitet haben, meinen Dank auszusprechen:

Als Erstes danke ich Prof. Dr. Rüdiger Heim für die Möglichkeit, an der SPRINT-Studie mitzuarbeiten und die Daten für die Dissertation verwenden zu können sowie für die Betreuung der Arbeit und die stets konstruktiven Hinweise! Ein ebenso großes Dankeschön geht an die Zweitgutachterin, Prof. Dr. Ulrike Burrmann, für die stete Ansprechbarkeit und die immer hilfreichen Anregungen! Mein Dank geht auch an alle Lehrkräfte und Schüler/innen, die an der SPRINT-Studie teilgenommen und somit wissenschaftlichen Erkenntnisgewinn ermöglicht haben!

Darüber hinaus danke ich meiner Familie und meinem Freundeskreis von Herzen für Verständnis und Unterstützung im Laufe der Dissertationszeit! Zu guter Letzt geht ein ganz besonderer Dank an Dich, Martin!

Christine Oesterreich

Inhaltsverzeichnis

Abbildungsverzeichnis

Tabellenverzeichnis

Abkürzungsverzeichnis

Abkürzungen der Bundesländer:

BB= Brandenburg
BE= Berlin
BW= Baden-Württemberg
BY= Bayern
HB= Bremen
HE= Hessen
HH= Hamburg
MV= Mecklenburg-Vorpommern

NW= Nordrhein-Westfalen
NI= Niedersachsen
RP= Rheinland-Pfalz
SH= Schleswig-Holstein
SN= Sachsen
ST= Sachsen-Anhalt
TH= Thüringen

Abkürzungen Schultypen:

BS= Berufsschule
FS= Sonder-/Förderschule
G/IG= (integrierte) Gesamtschule
GS= Grundschule
GY= Gymnasium

HS= Hauptschule
MS= Mittelschule
RS= Realschule
SekS= Sekundarschulen

Abkürzungen der Muster:

G= Gesundheit
S= Schonung
A= Risikomuster A
B= Risikomuster B
U= Unzufrieden

E= zufriedenes Engagement
D= zufriedene Distanz
V= unzufriedene Verausgabung
R= unzufriedener Rückzug

Abkürzungen der Studien

BIJU= Bildungsprozesse und psychosoziale Entwicklung im Jugend- und jungen Erwachsenenalter
COACTIV= Professionswissen von Lehrkräften, kognitiv aktivierender Mathematikunterricht und die Entwicklung mathematischer Kompetenz
IGLU= Internationale Grundschul-Lese-Untersuchung
KIGGS= Studie zur Gesundheit von Kindern und Jugendlichen in Deutschland
MoMo= Motorik-Modul der KiGGS Studie
PISA= Programme for International Student Assessment
TIMMS= Third International Mathematics and Science Study

1 Einleitung

Es steht außer Frage, dass der Lehrerberuf vielfältige und besondere Anforderungen aufweist (vgl. Rothland & Terhart, 2007; Giesecke, 2001; Ulich, 1996). Die klassischen Aufgaben von Lehrkräften, das Lehren, Erziehen, Beurteilen, Beraten, Innovieren, Beaufsichtigen und Verwalten (vgl. z. B. Rudow, 1995) stellen diese vor vielfältige Herausforderungen. So sind komplexe Aufgaben mit multiplen Zielstellungen im Rahmen von variierenden Bedingungen zu bewältigen. Die komplexe Mehrfachtätigkeit der Lehrkräfte weist eine relativ geringe externe Strukturierung und einen hohen Grad an Selbststeuerung auf (vgl. Kunter, 2011), systematische Rückmeldungen sind selten. Besonders problematisch erscheint, dass „der pädagogische Arbeitsauftrag der Lehrer [...] unbestimmt und insbesondere nach oben offen" ist (Schönwälder, 1997, S. 190). Lehrkräfte müssen für die Bewältigung der beruflichen Anforderungen im täglichen Handeln viel Anstrengung und Konzentration aufwenden und in der Lage sein, mit Unwägbarkeiten, Enttäuschungen und Misserfolgen produktiv umzugehen (vgl. Kunter, 2011); eine gute psychische Regulationsfähigkeit ist vonnöten (Rudow, 1995, S. 23). Der Lehrerberuf gehört somit zu den vorwiegend psychisch, d. h. kognitiv und emotional belastenden Berufstätigkeiten (Rudow, 1995, S. 44; Krause, Dorsemagen & Alexander, 2011).

Der berufliche Erfolg von Lehrkräften ist also in zweierlei Hinsicht zu beschreiben (Klusmann, 2008): er besteht nicht nur darin, *guten Unterricht* zu geben, sondern auch darin, dabei *gesund zu bleiben* im Sinne von Wohlbefinden und geringer negativer Beanspruchung. Inwiefern den Lehrkräften die Erfüllung dieser vielfältigen Aufgaben (gut) gelingt und inwieweit dies mit (überdurchschnittlichen) Beanspruchungen verbunden ist, wird in der breiten Öffentlichkeit – wie für kaum einen anderen Beruf – häufig (kontrovers) diskutiert. So wird der Lehrerberuf gerne als gut bezahlter Halbtagsjob mit vielen Ferien gesehen und die Lehrkräfte werden mitunter als „faule Säcke" bezeichnet. Gleichzeitig werden Lehrkräfte in der Presse als „ungeeignet, überfordert, resigniert" (Leffers, 2007) dargestellt, und über die Arbeitsqualität und Belastung der Lehrkräfte wird mitunter dramatisch getitelt: So berichtet *Die Zeit* über „Die Leiden der Lehrer" (Etzold, 2000) und der *Stern* über die „Weltmeister im Jammern" (zitiert nach Ipfling, Peez & Gamsjäger, 1995, S. 9). Nur selten wird eine andere Sichtweise publiziert: „Höllenjob Lehrer" titelt der *Focus* (Reinke-Nobbe & Vernier, 2001)

und berichtet über verspottete, ausgebrannte, allein gelassene Lehrkräfte und
deren schwierige Arbeitsbedingungen. In einer wissenschaftlichen Analyse zum
Lehrerbild in den Printmedien resümiert Blömeke (2005), dass darin überwiegend der Eindruck erweckt wird, „Lehrpersonen seien unfähig und unwillig, sich
den Anforderungen des Berufes zu stellen – und tun sie es doch, werden sie
krank" (Blömeke, 2005, S. 31).

Neben diesem eher negativ geprägten Bild in der Öffentlichkeit lässt der
einschlägige Forschungsstand für die Erfüllung der Arbeitsaufgaben und die
Beanspruchung von Lehrkräften unterschiedliche Ergebnisse deutlich werden:
Die Erfassung der *Arbeitsleistung bzw. -qualität der Lehrkräfte* ist erst seit Ein-
führung (inter-)nationaler Schulleistungsuntersuchungen wie PISA oder TIMMS
verstärkt in das Blickfeld der empirischen Forschung gerückt (OECD, 2005). Die
„Signifikanz der Arbeit von Lehrkräften für die Qualität schulischer Bildung"
(Frey & Jung, 2011, S. 540) wird erst in jüngerer Zeit intensiv beforscht.

Die *beruflichen Belastungen und Beanspruchungen* der Lehrkräfte hingegen
sind ein traditionelles Forschungsthema verschiedener Wissenschaftsdisziplinen
wie der Arbeits-, Organisations- und Gesundheitspsychologie, der Arbeitsmedizin und -wissenschaft sowie der pädagogischen und klinischen Psychologie oder
der empirischen Lehrerforschung (vgl. Klusmann, 2011b; Rothland, 2008). Dieses Forschungsfeld hat zu unzähligen nationalen und internationalen Publikationen, einer inzwischen kaum noch zu überblickenden Literaturlage, geführt. Dabei werden verschiedene Aspekte im Kontext der Belastung und Beanspruchung
unterschiedlich intensiv erforscht: die gesellschaftlichen Rahmenbedingungen,
außerberufliche Einflüsse, arbeitsbezogene Einflussfaktoren, die Person betreffende Einflüsse, kurzfristige, aktuelle Beanspruchungsreaktionen, mittel-
langfristige chronische Beanspruchungsfolgen,[1] nicht-lehrerbezogene Auswirkungen sowie die Verhaltens- und Verhältnisprävention (vgl. Überblick bei
Krause & Dorsemagen, 2007a und ähnlich bei Rothland 2007b). Rothland (2012)
konstatiert insgesamt eine sehr heterogene Befundlage, und Krause und Dorsemagen (2007b, S. 101) resümieren:

> „Seit geraumer Zeit befindet sich die Lehrerbelastungsforschung in einer Sackgasse:
> Es besteht eine deutliche Diskrepanz zwischen der Vielzahl an Untersuchungen zu
> Belastungen und Beanspruchungen von Lehrkräften und dem daraus resultierenden,
> eher geringfügigen Erkenntnisgewinn" (sowie Krause & Dorsemagen, 2007a, S. 76).

---

[1] Inwieweit Lehrkräfte stärker unter Krankheiten leiden bzw. einen schlechteren Gesundheitszustand als andere Berufsgruppen aufweisen, ist unklar (Rothland, 2012). Publikationen zu Krankheiten und Frühpensionierungen finden sich bei Gehrmann (2007), Jehle (1997), Jehle, Hillert,
Seidel und Gayler (2004), Jehle und Schmitz (2007) und Weber, Weltle und Lederer (2004); ein
Sammelband zu psychosomatischen Erkrankungen liegt vor von Hillert und Schmitz (2004).

Allerdings werden auch Desiderate der Lehrerbelastungs- und –beanspruchungs-forschung konstatiert: So stellen Beanspruchungsfolgen jenseits der Person der Lehrkraft wie beispielsweise die *Auswirkungen der erlebten Beanspruchung auf die Arbeitsleistung der Lehrkräfte* eine Forschungslücke dar (Krause & Dorse-magen, 2007b; im gleichen Sinn äußern sich Rothland & Terhart, 2010; Rothland, 2008; Klusmann 2008; Hubermann & Vandenberghe, 1999).

Dabei sind vielfältige, bedeutsame Zusammenhänge zwischen der Arbeits-qualität und der Beanspruchung der Lehrkräfte plausibel: die erste, nahe liegende Annahme ist sicherlich, dass gesunde Lehrkräfte besseren Unterricht geben als beanspruchte Lehrkräfte. Aber ist dem wirklich so? Oder sind es gerade die en-gagierten, guten Lehrkräfte, die in ein Burnout geraten? Vielleicht sind die ge-sunden Lehrkräfte solche, die nur „Dienst nach Vorschrift" machen und deshalb wenig belastet sind? Diese hypothetischen Annahmen zeigen beispielhaft, dass der Zusammenhang von Beanspruchung und Arbeitsqualität möglicherweise nicht so monokausal und eindeutig ist, wie auf einen ersten Blick angenommen werden könnte.

In der Wissenschaft wird der Zusammenhang bisher hauptsächlich nur in einer Wirkungsrichtung betrachtet: Unterrichtliche Aspekte geraten immer dann ins Blickfeld, wenn es um *Auslöser* von Belastung und Beanspruchung bei den Lehrkräften geht, wie z. B. große Klassen, schwierige Schüler, mangelnde Dis-ziplin oder ungenügende Rahmenbedingungen. Schaarschmidt (2004) hingegen postuliert eine große Bedeutung der anderen Wirkrichtung, nämlich eine Rele-vanz der Beanspruchung für die Güte des Unterrichts:

> „Eine hohe Qualität des Lehrens und Lernens kann auf Dauer nur mit psychisch ge-sunden Lehrern gewährleistet werden, d. h. mit Lehrern, die sich durch Zufrieden-heit, Engagement und Widerstandsfähigkeit gegenüber berufsspezifischen Belastun-gen auszeichnen" (Schaarschmidt, 2004, S. 18).

Auch für Klusmann liegt die Vermutung nahe, „dass sich eine erhöhte Beanspru-chung auch im Unterrichtshandeln der Lehrkräfte widerspiegelt" (Klusmann, 2011a, S. 280) und Rothland und Terhart (2010, S. 805) unterstreichen die „Notwendigkeit intensiver Forschungsbemühungen zur Untersuchung von Zu-sammenhängen zwischen Belastungserleben und beruflichen Beanspruchungen auf der einen und dem Lernen der Schüler, der Unterrichtsqualität und der Schü-lerleistungen auf der anderen Seite" (vgl. ähnlich auch Hubermann & Vanden-berghe, 1999; Kyriacou, 2001).

Die *unterrichtlichen Relevanz des Beanspruchungserlebens* stellt jedoch bisher eine Forschungslücke dar. Dieser wird sich die vorliegende Arbeit widmen und somit die Forschungslinien der Beanspruchungsforschung und Unterrichtsforschung verbinden. Grundlage für die Bearbeitung dieser Forschungsfrage sind belastbare Erkenntnisse zur Beanspruchung von Lehrkräften, speziell von Sportlehrkräften. Zu diesem liegen bisher ebenso wenig fundierte Ergebnisse vor wie generell zu *fachspezifischen Aspekten* der Belastung und Beanspruchung. Rudow (1994) vermutet, dass „Fächer, welche besonders transparente, konkrete Lern- bzw. Lehraufgaben aufweisen (Mathematik, Sport, Hauswirtschaft, Werken) oder in denen die Schüler/innen den Unterricht aktiv mitgestalten können (Sport, Hauswirtschaft, Werken), eine geringere Belastung sind" (Rudow, 1994, S. 63). Auch im Bundesland Hamburg wird davon ausgegangen, dass mit verschiedenen Unterrichtsfächern unterschiedliche Belastungen verbunden sind. Nach dem so genannten neuen Lehrer-Arbeitszeitmodell werden seit 2003 den Unterrichtsfächern verschiedene Faktoren zugeordnet, die Einfluss auf das Stundendeputat der Lehrkräfte haben. Diese zugeordneten Faktoren basieren im Wesentlichen auf der Anrechnung von Vor- und Nachbereitungszeiten. Aufgrund der geringeren Korrekturanforderungen wird dem Fach Sport ein geringerer Anrechnungsfaktor zugeordnet (Hamburgisches Gesetz- und Verordnungsblatt (HmbGVBl), 2003; Schmitz, 2003). Auch zwischen den Lehrkräften eines Kollegiums wird mitunter über die abweichende Beanspruchung durch verschiedene Unterrichtsfächer diskutiert; der Sportunterricht wird dabei häufig als nicht besonders anspruchsvoll angesehen und Sportlehrkräfte werden von den Kolleg/innen teilweise abschätzig betrachtet (vgl. z. B. Baur, 1982; Miethling, 2000). Empirische Ergebnisse liegen dazu bisher kaum vor. Die Forschungen zum *Beanspruchungserleben von Sportlehrkräften* sowie zur möglichen *Fachspezifität der Beanspruchung* sind somit ebenfalls Desiderate.

Zielsetzung und Hauptfragestellungen
Die vorliegende Arbeit wird aus zwei aufeinander aufbauenden Analysen bestehen. In einem ersten Schritt werden das *Beanspruchungserleben* von Sportlehrkräften und dessen möglicherweise *fachspezifische Ausprägung* analysiert, bevor in einem zweiten Schritt die *unterrichtliche Relevanz* des Beanspruchungserlebens geprüft wird. Dieses Vorhaben wird mithilfe einer empirischen Studie bearbeitet, die als Sekundäranalyse eines umfangreichen Datensatzes aus der DSB-SPRINT-Studie umgesetzt wird. Dieser bietet Daten auf breiter empirische Basis zu Sportlehrkräften, deren Schüler/innen und dem gemeinsamen Sportunterricht.

Das Ziel der vorliegenden Arbeit ist es, einen bedeutsamen Aspekt des komplexen Bedingungsgefüges zwischen den Beanspruchungen der Lehrkräfte einerseits und den schulischen Bildungsprozessen andererseits zu untersuchen. Es geht darum zu analysieren, inwieweit sich der Unterricht von Lehrkräften mit verschiedenem beruflichen Beanspruchungserleben unterscheidet. Dabei steht zunächst eine Analyse des Ist-Zustandes als Bestandsaufnahme im Mittelpunkt, nämlich inwiefern sich Lehrkräfte verschiedener Beanspruchung hinsichtlich ihres Unterrichts unterscheiden. Dazu werden aufgrund der inhaltlichen Charakteristika der Beanspruchungsmuster Annahmen über die unterrichtlichen Auswirkungen abgeleitet, die in der entsprechenden Analyse überprüft werden. Einschränkend muss vorweg genommen werden, dass die Frage der Kausalität mit der Querschnittsanalyse nicht beantwortet werden kann.

Die Bestandsaufnahme bezieht sich zunächst darauf, das Beanspruchungserleben von Sportlehrkräften zu explorieren und vor dem Hintergrund der Ergebnisse der allgemeinen Lehrerbeanspruchungsforschung zu diskutieren. Darauf aufbauend werden die Ausprägungen qualitätsrelevanter Unterrichtsmerkmale von Lehrkräften analysiert, die ein unterschiedliches Beanspruchungserleben aufweisen. Die leitenden Fragestellungen für diese Arbeit lauten daher:

1. Wie beansprucht sind Sportlehrkräfte?
2. Unterscheidet sich der Unterricht von unterschiedlich beanspruchten Sportlehrkräften?

Aufbau der Arbeit

Die Arbeit gliedert sich in einen theoretischen Teil (Kapitel 2 bis 4), der sich der Aufarbeitung der theoretischen Grundlagen und des Forschungsstandes in den beteiligten Themengebieten widmet, und in einen empirischen Teil (Kapitel 5 bis 7), welcher die quantitativen Studien beinhaltet. Abschließend erfolgen in Kapitel 8 Fazit und Ausblick. Zu den Abschnitten im Einzelnen:

Im Kapitel 2 wird zunächst das *grundlegende Verständnis* anhand des Rahmenmodells der Belastung und Beanspruchung von Rudow (1994) thematisiert. Vor diesem Hintergrund werden *spezifizierende Konstrukte des Beanspruchungserlebens,* nämlich Stresserleben, Burnout, Arbeitszufriedenheit und Arbeitsbezogenes Verhaltens- und Erlebensmuster (AVEM) ausgewählt. Nachfolgend werden die theoretischen Kontexte dieser Konstrukte hinsichtlich ihrer Eignung für eine Untersuchung der unterrichtlichen Konsequenzen betrachtet.

Im folgenden Kapitel 3 wird der *Forschungsstand* im Hinblick auf die Ausprägung der genannten Phänomene bei Lehrkräften im Allgemeinen und Sportlehrkräfte im Besonderen resümiert. Dazu werden auch die Besonderheiten des Unterrichts im Fach Sport herausgearbeitet, da auch die Frage der fachspezifischen Beanspruchung beantwortet werden soll.

Kapitel 4 widmet sich der *unterrichtlichen Relevanz der Beanspruchung.* Dazu wird zunächst das Angebots-Nutzungs-Modell der Unterrichtswirksamkeit vorgestellt und anschließend werden potentiell relevante Bereiche für die Fragestellung herausgestellt. Neben den bedeutsamen Merkmalen der Lehrkräfte werden den die fachübergreifenden, qualitätsrelevanten Prozessmerkmale des Unterrichts näher betrachtet. Ergänzend werden die Ergebnisse der Sportunterrichtsforschung in den Blick genommen, um ggf. fachspezifische Unterrichtsmerkmale ergänzen zu können. Abschließend werden die Erkenntnisse zur unterrichtlichen Relevanz der erlebten Beanspruchung zusammengefasst und die wenigen diesbezüglichen empirischen Ergebnisse vorgestellt.

In Kapitel 5 werden die *Fragestellungen* der quantitativen Studie präzisiert und die *Datengrundlage* der Sekundäranalyse, die DSB-Sprint-Studie, dargestellt sowie die *Konzeptionen der Teilstudien* beschrieben.

Kapitel 6 enthält die *Grundlagenstudie*, die den ersten Teil der empirischen Untersuchung bildet. Dazu werden die *Beanspruchungsmuster* der befragten Sportlehrkräfte clusteranalytisch exploriert und inhaltlich charakterisiert sowie Unterschiede hinsichtlich soziostruktureller Variablen berichtet. Zudem werden Aspekte der fachspezifischen Ausprägung der Beanspruchung betrachtet. Das Kapitel endet mit einer Zusammenfassung der Ergebnisse und deren Diskussion.

Kapitel 7 beinhaltet die Studie zur *unterrichtlichen Relevanz des Beanspruchungserlebens,* die den zweiten Teil der empirischen Untersuchung darstellt: Diese gliedert sich in zwei Teilanalysen, da die Perspektiven zweier Personengruppen einbezogen werden: So werden die Unterschiede zwischen den Lehrkräften der verschiedenen Beanspruchungsmuster im Hinblick auf verschiedene qualitätsrelevante Unterrichtsmerkmale *aus Sicht der unterrichtenden Lehrkräfte und aus der Perspektive der unterrichteten Schüler/innen* untersucht. Abschließend werden die Ergebnisse der beiden Teilstudien zusammenfassend diskutiert.

Im abschließenden Kapitel 8 wird das *Fazit* für diese Arbeit gezogen, und es erfolgt ein *Ausblick* auf weitere Forschungsansätze. Darüber hinaus werden Anregungen für die Praxis formuliert.

2 Berufliche Beanspruchung

Die Begriffe der *Belastung* und *Beanspruchung* werden im Alltagssprach-gebrauch und der Forschung uneinheitlich verwendet; teils werden die Begriffe synonym, teils mit unterschiedlicher Bedeutung benutzt (vgl. z. B. Cihlars, 2011, S. 131). Im arbeitswissenschaftlichen Verständnis werden psychische Belastung und Beanspruchung unterschieden:[2] so ist unter Bezug auf die Festlegungen der International Organization of Standardization (ISO) zu unterscheiden zwischen der neutralen, äußeren psychischen *Belastung* (mental stress), die definiert wird als „the total of all assessable influences impinging upon a human being from external sources and affecting it mentally" (ISO 10075, 1991, S. 1, zitiert nach Krause, 2003, S. 255) und der resultierenden psychischen *Beanspruchung* (mental strain) für die Reaktion der arbeitenden Person: „the immediate effect of mental stress within the individual (not the long-term effect) depending on his/her individual habitual and actual preconditions, including individual coping strategies" (ISO 10075, 1991, S. 1, zitiert nach Krause, 2003, S. 256). Belastung ist also zunächst als die Summe der (externen) Anforderungen, die auf eine Person einwirken, zu verstehen, während Beanspruchung die Folgen für die Person, also den resultierenden Zustand, beschreibt (vgl. ebenso van Dick, 2006; Schönpflug, 1987).

Der Belastungs-/Beanspruchungsforschung liegen verschiedene Theorien und Modelle zugrunde (vgl. Überblick für die Lehrerforschung bei van Dick & Stegmann, 2007), von denen jedoch kein bestimmtes Modell als überlegen ein-gestuft werden kann (Krause et al., 2011, S. 791). Das *Rahmenmodell der Belas-tung und Beanspruchung* von Rudow (1994) stellt eine „theoretisch-methodologische Grundlage für die Belastungs-/Beanspruchungsforschung im allgemeinen und im besonderen für den Lehrerberuf dar" (Rudow, 1994, S. 40) und ist Grundlage weiterer Modelle der Lehrerforschung (z. B. Böhm-Kasper, 2004). Es wird für die vorliegende Arbeit als übergeordnetes Rahmenmodell der verschiedenen Ansätze zur Belastung und Beanspruchung herangezogen, da es verschiedene Beanspruchungsformen wie z. B. psychosomatische Erkrankungen und Stressempfinden aber auch Zufriedenheit umfasst (vgl. Kapitel 2.1) und

---

[2] Die Zusammenhänge von Belastung und Beanspruchung wurden von Rohmert und Rutenfranz (1975) zunächst bezogen auf *physische* Aspekte konzipiert.

nicht nur auf ein spezielles Konstrukt der Beanspruchung wie z. B. Burnout ausgerichtet ist. Es lassen sich also verschiedene Belastungs-/Beanspruchungstheorien unter das Rahmenmodell subsumieren. Darüber hinaus sind sowohl *positiv als auch negativ ausgeprägte Formen* der beruflichen Beanspruchung enthalten (im Unterschied zum negativ konnotierten Alltagsverständnis des Begriffs Beanspruchung). Darüber hinaus bietet das Rahmenmodell nicht nur die Verknüpfung der Beanspruchungen mit gesundheitlichen Folgen, wie es häufig im Beanspruchungskontext vorzufinden ist, sondern beinhaltet auch *die Auswirkungen auf die pädagogische Handlungskompetenz* der Lehrkraft.

Somit bietet das Rahmenmodell der Belastung und Beanspruchung auch einen übergeordneten theoretischen Rahmen für die unterrichtliche Relevanz des Beanspruchungserlebens, die in der vorliegenden Arbeit betrachtet wird. Daher wird dieses Rahmenmodell im folgenden Teilkapitel 2.1 genauer vorgestellt, bevor anschließend die verschiedenen Ebenen der Beanspruchung (affektiv, physiologisch, kognitiv-verhaltensmäßig) betrachtet werden. Der ausgewählte Bereich des affektiven Beanspruchungserlebens wird nachfolgend spezifiziert, in dem die Konstrukte Stress, Burnout, Arbeitszufriedenheit und Arbeitsbezogenes Verhaltens- und Erlebensmuster anhand ihrer theoretischen Zugänge näher dargestellt werden (vgl. Abschnitt 2.2). In Kapitel 2.3 erfolgt eine Zusammenfassung.

2.1 Rahmenmodell der Belastung und Beanspruchung

In dem Rahmenmodell der Belastung und Beanspruchung von Rudow (1994) bezieht sich der Autor auf das arbeitswissenschaftliche Belastungs-Beanspruchungs-Konzept von Rohmert und Rutenfranz (1975) und integriert Ansätze handlungspsychologischer Grundlagentheorien (Hacker & Richter, 1984), Aspekte aus dem transaktionalen Stresskonzept (Lazarus & Folkman, 1984; Lazarus & Launier, 1981) sowie der Tätigkeitstheorie (Leontjew, 1982) und dem organisationspsychologischen Konzept von Kahn (1978) (vgl. Rudow, 1994, S. 41). Das Modell und seine Komponenten werden im Folgenden genauer beschrieben und dargestellt (vgl. Abbildung 1)[3].

Objektive und subjektive Belastung
Rudow (1995, S. 42ff) unterscheidet zunächst die Belastung in eine objektive und eine subjektive Belastung und differenziert damit das bislang vorherrschende arbeitswissenschaftliche Verständnis: Die objektive Belastung ergibt sich aus

---

[3] Für diese Übersicht wurden verschiedene Abbildungen von Rudow (1994, S. 43 ff.) zusammengeführt; der Pfeil der Wirkrichtung der Selbstbelastung wurde anders angeordnet.

den auf eine Person (in diesem Fall die Lehrkraft) einwirkenden Anforderungen und Arbeitsbedingungen, also allen Faktoren, die unabhängig von der Lehrkraft existieren und potentiell belastend sein können. Aus dieser objektiven Belastung, die als neutral zu verstehen ist, ergibt sich nach einem Prozess, der als Widerspiegelung bezeichnet wird, und der seinerseits aus Wahrnehmung, Bewertung und kognitiver Verarbeitung besteht, die individuelle subjektive Belastung der Person. Auf den Prozess der Widerspiegelung oder Redefinition des Arbeitsauftrages (vgl. auch Schönwälder, 1997) wirken dabei körperliche und psychische Handlungsvoraussetzungen, wie z. B. Motive, Einstellungen, Kompetenzen, Kognitionen, Qualifikationen, Berufserfahrung oder auch emotionales und körperliches Empfinden ein. Dementsprechend variiert die subjektive Belastung – bei gleicher objektiver Belastung – stark interindividuell:

„Für das Entstehen von kognitiver und emotionaler Beanspruchung ist von Bedeutung, dass nicht die objektiv gegebenen Bedingungen des Unterrichtsgeschehens beanspruchungswirksam werden, sondern psychische Beanspruchungen ergeben sich auf der Grundlage subjektiver Bewertungsprozesse" (Allmer, 1982, S. 64).[4]

Die entstehende subjektive Belastung äußert sich auf der *emotionalen Ebene* als positive oder negative Befindlichkeit (resultierend aus dem Vergleich von Bedürfnissen und Motiven mit den Realisierungsmöglichkeiten). Auf der *kognitiven Ebene* zeigt sich die subjektive Belastung als Inanspruchnahme von Leistungs- oder Handlungsvoraussetzungen zur Bewältigung der geistigen Anforderungen, wie z. B. die Aufgaben der Unterrichtsplanung, -durchführung und -auswertung. Rudow (1994, S. 44) verweist darüber hinaus auf den Aspekt der *Selbstbelastung,* der sich ebenfalls aus dem Prozess der Widerspiegelung/Redefinition ergibt: Jedes Individuum ist aktiv an der „Redefinition des Arbeitsauftrages" beteiligt, dem Verständnis des Auftrags unter Berücksichtigung von Arbeitsbedingungen und eigenen Fähigkeiten. Hier sieht Schönwälder (1997; 2006) für den Lehrerberuf die als problematisch zu betrachtende Besonderheit, dass aufgrund fehlender Kriterien für die Erfüllung des Arbeitsauftrages und des hohen Handlungsspielraums Tendenzen zur Selbstüberforderung gegeben sind.[5]

---

[4] Die Belastungen sowie die innerpsychische Verarbeitung (Bewertung und Bewältigung) werden in dieser Arbeit nicht weiter verfolgt, auch wenn sie ein Forschungsschwerpunkt der Lehrerbelastungs-/-beanspruchungsforschung sind (vgl. Krause & Dorsemagen, 2007a). Traditionell widmet sich die arbeitswissenschaftliche Betrachtung verstärkt den Arbeitsbedingungen (z. B. Mohr & Rigotti, 2009) während die (gesundheits)psychologische Herangehensweise die Aspekte der Person in den Mittelpunkt stellt. Dementsprechend gibt es Kontroversen um die vorrangige Bedeutung von Person oder Umwelt bei der Beanspruchungsgenese (z. B. Mohr & Semmer, 2002).

[5] Er bemängelt zudem die fehlende systematische Belastungsbeschreibung bzw. -analyse für den Lehrerberuf (vgl. auch Schönwälder, Berndt, Ströver & Tiesler, 2003).

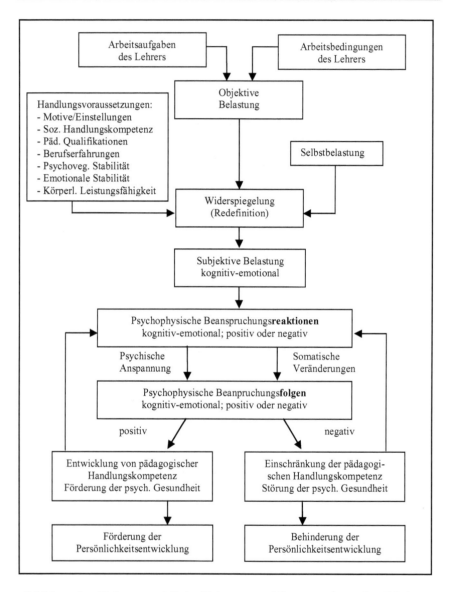

Abbildung 1:   Rahmenmodell der Belastung und Beanspruchung (modifiziert
nach Rudow, 1994).

Positive und negative Beanspruchung

Die resultierende Beanspruchung des Individuums ist ein an sich notwendiges psychophysisches Phänomen und ergibt sich aus dem unmittelbaren Abgleich der Tätigkeitsanforderungen mit den Handlungsvoraussetzungen der Person. Sie äußert sich in psychischer Anspannung (subjektiv erlebte Anstrengung) und somatischen Veränderungen in verschiedenen Organ(-system)en. Unterschieden werden dabei kurzfristige Beanspruchungsreaktionen und mittel- bis längerfristige Beanspruchungsfolgen: Zunächst ergeben sich aus der Arbeitstätigkeit Beanspruchungsreaktionen, die als „kurzfristig auftretende, reversible Phänomene" (Rudow, 1994, S. 45) verstanden werden. Diese kurzfristigen Reaktionen können dann bei langfristiger Manifestierung zu Beanspruchungsfolgen werden, die ihrerseits als „überdauernde, chronische und bedingt reversible psychophysische Phänomene" (Rudow, 1994, S. 45) beschrieben werden (vgl. ausführlicher in 2.2). Grundsätzlich können diese Beanspruchungsreaktionen und Beanspruchungsfolgen positiv oder negativ ausfallen.

Die *positiven Beanspruchungsreaktionen* führen zu einer Verbesserung der psychophysischen Regulationen bzw. der Handlungsvoraussetzungen und äußern sich in kognitiver Aktivität und Wohlbefinden.[6] Besonders förderlich ist ein mittleres Aktivierungsniveau, das langfristig zu Beanspruchungsfolgen wie emotionaler Stabilität und weiterhin zur Förderung der psychischen Gesundheit, zu pädagogischer Handlungskompetenz und letztlich zu einer positiven Persönlichkeitsentwicklung führen kann. Gesundheit und Handlungskompetenz wirken positiv verstärkend zurück auf die kognitive Aktivität und das Wohlbefinden (Rudow, 1994, S. 46 ff.).

Die *negativen Beanspruchungsreaktionen* führen zu einer Minderung der psychophysischen Regulationen bzw. der Handlungsvoraussetzungen (Destabilisierung)[7] und sind in emotionaler Hinsicht als *psychische Sättigung* und *Stress* (inklusive der Angst als Sonderform des Stresses) und auf kognitiver Ebene als psychische Ermüdung und Monotonie zu verstehen. *Die psychische Ermüdung* ist als „kurz- oder länger anhaltende Beeinträchtigung der psychischen Leistungsfähigkeit" zu sehen (Rudow, 1994, S. 48), während *Monotonie* ein „langsam entstehender Zustand herabgesetzter psychophysischer Aktiviertheit" (Rudow, 1994, S. 49) ist, der bei länger anhaltenden kognitiven Tätigkeiten in reizarmen Situationen mit großer Wiederholungszahl auftreten kann (Überforderung durch Unterforderung). *Psychische Sättigung* ist ein „Zustand der nervösunruhevollen, affektbetonten Ablehnung sich wiederholender Tätigkeiten oder

---

[6] Zur Bedeutung des Wohlbefindens für die Gesundheit vgl. z. B. Mayring (2003).
[7] Rudow (1994, S. 45) weist darauf hin, dass die negativen Reaktionen und Folgen auch positive Aspekte aufweisen können, wie z. B. im Sinne eines Frühwarnsignals oder durch Initiierung von Adaptations- oder Bewältigungsprozessen.

Situationen" (Rudow, 1994, S. 49). Stress wird definiert als „Zustand erhöhter psychophysischer Aktiviertheit, der besonders durch das Erleben einer Gefährdung oder gar Bedrohung hervorgerufen wird und mit negativen Emotionen (Angst, Ärger, usw.) verbunden ist" (Rudow, 1995, S. 49). Bei lang anhaltenden Belastungen oder ungenügender Bewältigung kann die psychische Ermüdung zu einer psychischen Übermüdung führen, ebenso kann chronischer Stress (auch chronische Angst) entstehen, längerfristig auch Burnout. Diese können die psychische/psychosomatische Gesundheit und die pädagogische Handlungskompetenz einschränken und somit möglicherweise auch die Persönlichkeitsentwicklung behindern. Eine negative Rückwirkung auf die Beanspruchungsreaktionen wird angenommen. Die Einschränkung der pädagogischen Handlungskompetenz kann sich in Störungen des Handlungsprozesses zeigen, z. B. bei der Ausarbeitung von Handlungsplänen, bei der Zielbildung oder sich in der Verarbeitung von Rückmeldungen äußern[8]. Leiden Personen unter diesen Beanspruchungsfolgen, sind häufig psychologische oder klinische Interventionsmaßnahmen notwendig (Rudow, 1995, S. 51). Auch Schönwälder vermutet, dass

„Beanspruchung, die durch Ruhe und Erholung nicht mehr kompensiert werden kann, [...] mittel- und langfristig zu Beeinträchtigungen der Leistungsfähigkeit der Lehrerschaft führen [muss]. Deren Folge wird dann zunächst nachlassende Unterrichtsqualität sein und längerfristig in steigender Zahl zu vorzeitiger Pensionierung führen" (Schönwälder, 2006, S. 279).

Gesundheit und pädagogische Handlungskompetenz
Rudow versteht die Lehrergesundheit dabei nicht nur im klassisch-medizinischen Sinn, sondern vor allem auch als psychische Gesundheit (medizinisch-psychologische Relevanz), die untrennbar mit der Leistungsfähigkeit der Lehrkräfte und letztlich ihrer Persönlichkeitsentwicklung verbunden ist. Er bezieht sich damit auf das Konzept der seelischen Gesundheit von Becker und Minsel (1986), die seelische Gesundheit als die „Fähigkeit des Menschen zur Bewältigung externer und interner Anforderungen" (Becker & Minsel, 1986, S. 3) definieren. Die seelische Gesundheit wird verstanden als „relativ stabiles, weites und varianzstarkes Persönlichkeitskonstrukt, das sich aus mehreren kovariierenden Eigenschaften konstituiert" (Becker & Minsel, 1986, S. 23) und das die Wahrscheinlichkeit des Auftretens einer psychischen Erkrankung verringert (Becker &

---

[8] Im gleichen Sinn äußern sich Grunder und Bieri: „Lehrerinnen und Lehrer sind insbesondere mit psychischer Belastung konfrontiert, die sich als leistungs- und gesundheitsrelevant erweist. Bei Überlastungen droht eingeschränkte pädagogische Handlungskompetenz, was eine Quelle psychischer und körperlicher Störungen darstellt. Der Kreis schließt sich: Defizitäre Handlungskompetenz und beeinträchtigte Gesundheit begünstigen das verstärkte Auftreten negativer Beanspruchungsreaktionen" (1995, S. 94).

Minsel, 1986, S. 65). Diese Konzeption beruht auf den drei Grundmodellen der Regulationskompetenz, Selbstaktualisierung und Sinnfindung. Diese sind nach dem Ansatz der Salutogenese (vgl. Antonovsky, 1997) Fähigkeiten, welche die Widerstandskräfte gegenüber psychischen Erkrankungen erhöhen. Der enge Zusammenhang dieses Gesundheitsverständnisses mit der beruflichen Leistungsfähigkeit liegt auf der Hand und zeigt somit auch die pädagogische Relevanz. Für guten Unterricht sind demnach nicht nur somatisch gesunde Lehrkräfte nötig, sondern auch Motivation, Kompetenzerleben, das Gefühl von Leistungsfähigkeit und Freude am Beruf (van Dick & Stegmann, 2007, S. 40). Da für die Fragestellung der vorliegenden Arbeit dem Modell von Rudow folgend die entstehende *Beanspruchung, aus der sich die pädagogischen Folgen* ergeben, relevant ist, wird sie daher im Folgenden näher ausgeführt.

Beanspruchungsreaktionen und Beanspruchungsfolgen
Die berufliche Beanspruchung kann dem Rahmenmodell folgend als kurzfristige Beanspruchungsreaktion und als längerfristige Beanspruchungsfolge vorliegen. Reaktionen und Folgen sind nach Rudow (1994, S. 51) im engeren Sinn „psychophysische" Reaktionsmuster, die endokrine, physiologische, Leistungs-, Befindens-, Verhaltens- und Erlebensmerkmale aufweisen, sich also in verschiedenen Bereichen manifestieren und äußern können. Zur Analyse, Messung oder Indikation der Beanspruchung in der Lehrertätigkeit wählt er einen *Drei-Ebenen-Ansatz* entsprechender Parameter (Rudow, 1994, S. 53 ff.):

- *Physiologische bzw. biochemische Aktivierungsparameter* wie z. B. Blutdruck, Herzschlagfrequenz, Adrenalin und Noradrenalinwerte, elektrophysiologische Indikatoren (EEG, EMG) sind einerseits als kurzfristige Beanspruchungsreaktionen gut messbar, jedoch z.t. uneindeutig bzgl. der Validität. Längerfristige Beanspruchungsfolgen können sich in funktionellen Störungen bestimmter Organsysteme (Herz-Kreislauf, Magen-Darm, Kopf-, Rückenschmerzen, Schwindel, Hörsturz etc.) äußern.
- *Tätigkeitsvollzugs- bzw. Leistungsmerkmale* im Sinne der kognitiven Handlungsregulationsprozesse: hierzu zählen z. B. die Wahrnehmung und Bewertung von Arbeitsaufgaben, Bildung kognitiver Strategien, Aufmerksamkeitsleistungen und Denkstörungen als Beanspruchungsreaktionen. Diese sind problematisch im Hinblick auf ihre Messbarkeit. Die Beanspruchungsfolgen bestehen (wie im Modell erläutert) in der Veränderung der Handlungskompetenz, die sich in Fehlleistungen und Arbeitsstörungen äußern, und bis hin zur Entstehung von Burnout oder Einschränkungen im Freizeitbereich führen können.

- *Erlebens- bzw. Befindensvariablen*: Das Erleben von Beanspruchung und die psychosomatische Befindlichkeit als affektive Beanspruchungsreaktionen können beispielsweise mit Eigenschaftswörtern erfasst werden. Beanspruchungsfolgen haben als Indikatoren auf dieser Ebene psychosomatische Beschwerden als Erlebenskorrelate der funktionellen Störungen (s.o.); auch Ängste und Depressionen etc. können auftreten.

In Tabelle 1 werden der Einteilung von Rudow (1995) folgend die Indikatoren der Beanspruchungsreaktionen und -folgen dargestellt (ergänzt durch Udris & Frese, 1999; Krause & Dorsemagen, 2007a; z.T. auch bei Böhm-Kasper, 2004). Die Übersicht macht deutlich, dass es eine Vielzahl von Indikatoren für die Beanspruchung gibt, die sowohl das *Individuum selbst* betreffen als auch Auswirkungen auf das *Arbeitsumfeld* und den weiteren *sozialen Kontext* haben (können). Bemerkenswert ist, dass vor allem für die negativ ausgeprägte Beanspruchung eine Vielzahl von Indikatoren existiert, während für die positiven Beanspruchungsreaktionen oder -folgen nur wenige Indikatoren formuliert werden; diese sind fast ausschließlich auf der affektiven Ebene angesiedelt, nämlich Arbeitszufriedenheit, Wohlbefinden und emotionale Stabilität. Die positiven Beanspruchungsreaktionen und -folgen darüber hinaus liegen somit vermutlich vor allem im Ausbleiben der negativen Beanspruchung.

Grenzen der Einteilung
Die dargestellte Einteilung der Indikatoren ist zum einen hinsichtlich der Trennung von Reaktionen und Folgen und zum anderen in Bezug auf die Bereiche nicht immer trennscharf, wie an einigen Beispielen gezeigt werden soll:

- Neben dem Drei-Ebenen-Ansatz von Rudow (physiologisch, affektiv, kognitiv-verhaltensmäßig) existieren andere Einteilungen der Beanspruchungsreaktionen und -folgen (Krause & Dorsemagen, 2007a: physiologisch-körperlich, affektiv, kognitiv, verhaltensmäßig; Bamberg, Busch & Ducki, 2003: somatisch, kognitiv-emotional, Verhalten; Udris & Frese, 1999: physiologisch-somatische, psychische, kognitiv-emotionale Ebene, individuelles und soziales Verhalten). Während also die körperlich-physiologische Ebene recht eindeutig abzugrenzen ist, weisen die verschiedenen Einteilungen auf die Abgrenzungsproblematik der Beanspruchungsindikatoren auf emotionaler, kognitiver und Verhaltensebene hin.

Tabelle 1: Indikatoren der Beanspruchungsreaktionen und -folgen auf verschiedenen Ebenen.

Ebene	Beanspruchungsreaktionen	Beanspruchungsfolgen
Physiologisch	- erhöhte Herzfrequenz - erhöhter Blutdruck - Ausschüttung von Cortisol und Adrenalin („Stresshormone") - veränderte Hautleitfähigkeit, Atmung, Körpertemperatur - verringerte Immunglobuline	- psychosomatische Beschwerden - (chron.) Erkrankungen
Affektiv	- negatives Befinden (Gereiztheit, Belastetheit, Unsicherheit, Aggression, Ängstlichkeit, Ärger, Anspannung, Nervosität, innere Unruhe, Frustration u.a.) - Erschöpfung und Ermüdung - psych. Sättigung - Stress (Angst) - emotionale Dissonanz - *Positives Befinden, Freude und Wohlbefinden*	- Gefühl des Belastetseins - chron. Stress - Ängste, Phobien, Zwänge - Arbeitsunzufriedenheit - Depressivität - Burnout - *Wohlbefinden* - *Zufriedenheit*
Kognitiv-verhaltensmäßig	- Psychische Ermüdung: - Minderung der Leistungsfähigkeit, Handlungsregulation - Monotonie, Schläfrigkeit, Müdigkeit, - Leistungsabnahme, -schwankungen, Nachlassen der Konzentration, veränderte Handlungsregulationsprozesse (Denken, Entscheiden) - unkoordiniertes Planungs- und Zielbildungsverhalten, Denkstörungen bei Vor- und Nachbereitung und im Unterricht, Fehler im Unterricht - erhöhte Reizbarkeit, Konflikte, Mobbing, Streit, Aggressivität, Hastigkeit, Ungeduld - Rückzug (Isolierung) innerhalb und außerhalb der Arbeit - Leistungsschwankungen, Nachlassen der Konzentration, - schlechte sensumotorische Koordination - methodische Fehler, Fehlhandlungen, Redeanteil, Redelautstärke	- Psych. Übermüdung - Pensionierungsabsichten - Resignation, erlernte Hilflosigkeit - verändertes Selbstkonzept, verändertes Selbstwertgefühl - Burnout - vermehrter Konsum von Nikotin, Alkohol, Tabletten - Fehlzeiten (Krankheitstage) - innere Kündigung - Leistungsverweigerung - Fluktuation/Berufswechsel - Frühpensionierung - red. Unterrichtsverpflichtung - Psychotherapie - Fortbildungen - polit. oder gewerkschaftl. Aktivität

- Die Indikatoren sind den Bereichen *nicht immer eindeutig* zuzuordnen: So werden beispielsweise bei Udris und Freese (1999) die Unzufriedenheit, Resignation und Depressivität der physiologisch-somatischen Ebene zugeordnet, während sie sonst dem affektiv-kognitiven Bereich zugeordnet werden; auch die innere Kündigung[9] wird einmal als Verhaltensaspekt eingeordnet, dann wieder als kognitiv-motivationale Problematik gesehen. Reizbarkeit, Konflikte, Mobbing, Streit, Aggressivität auf der Verhaltensebene anzuordnen erscheint nachvollziehbar, jedoch sind diese Phänomene von der emotionalen Komponente kaum zu trennen. Die Bereiche überlappen sich also; einige Indikatoren umfassen somit auch mehrere Bereiche; z. B. weist das Burnout gleichzeitig Indikatoren aus mehreren Bereichen auf (vgl. z. B. die Definition von Burnout als körperlicher, emotionaler und mentaler Erschöpfungszustand bei Renneberg, Erken & Kaluza, 2009).
- Die Trennung in Reaktionen und Folgen ist an einigen Stellen problematisch; so kann z. B. das Stresserleben als Beanspruchungsreaktion und als -folge verstanden werden, eine Unterscheidung zwischen akutem und chronischem Stress scheint kaum möglich. Zum anderen gehen bestimmte Beanspruchungsfolgen mit Emotionen einher, die auch als Indikatoren für Beanspruchungsreaktionen eingeordnet werden (z. B. Angst und Ängstlichkeit).
- Die Beziehungen zwischen den verschiedenen Bereichen der Beanspruchungsreaktionen untereinander, zwischen Beanspruchungsreaktionen und Beanspruchungsfolgen sowie zwischen den Beanspruchungsfolgen und der Gesundheit, Persönlichkeitsentwicklung und pädagogischen Handlungskompetenz sind nach Rudow (1994, S. 41) jedoch noch weitgehend unbekannt. Dies zeigt sich auch daran, dass sich im Rahmenmodell die eingeschränkte pädagogische Handlungskompetenz erst aus den Beanspruchungsfolgen ergibt, während bei den Beanspruchungsreaktionen und -folgen bereits unterrichtsrelevante Reaktionen und Folgen wie z. B. methodische Fehler oder Fehlhandlungen beschrieben werden. Inwiefern also die erlebte subjektive Beanspruchung parallel mit verändertem Unterricht einhergeht oder dieser eine später einsetzende Folge ist, bleibt unklar.

Eignung der Beanspruchungsindikatoren für die Forschungsfrage
Im Hinblick auf die Bereiche der Indikatoren ist zunächst für den *somatisch-physiologischen Bereich* der Beanspruchung festzustellen, dass dieser Bereich für die Fragestellung nur begrenzt nutzbar ist, auch wenn es hier zahlreiche For-

---

[9] Zur inneren Kündigung vgl. Schmitz, Jehle und Gayler (2004) sowie Lauck (2003). Schmitz und Voreck (2011) untersuchten das Phänomen erstmals für Lehrkräfte an einer großen Stichprobe.

schungsaktivitäten gibt.[10] Dem Vorteil der recht objektiven Daten hinsichtlich der körperlichen Veränderungen steht die Problematik der Erfassung der Parameter der Beanspruchungsreaktionen gegenüber. Erkrankte und frühpensionierte Lehrkräfte können aufgrund ihrer Abwesenheit nicht befragt werden; lediglich die psychosomatischen Beschwerden wären ein möglicher Indikator, der aber häufig diffus und im Grenzbereich zum emotional-psychischen Bereich angesiedelt ist. Der Bereich der *Tätigkeitsmerkmale bzw. der Verhaltensebene* zeigt eine große Nähe zu den unterrichtlichen Aspekten, so dass hier eine Konfundierung der Indikatoren von Beanspruchung und unterrichtlichem Verhalten gegeben wäre. Der *affektive Bereich*, also das subjektive Erleben der beruflichen Beanspruchung, ist für die Frage der unterrichtlichen Relevanz hingegen gut geeignet. Es ist anzunehmen, dass die Bedeutung des subjektiv erlebten, emotional geprägten Beanspruchungserlebens für die unterrichtliche Relevanz höher einzuschätzen ist und als stärker handlungsleitend angesehen werden kann als eine (wie auch immer) gemessene „objektive" Beanspruchung: „Wirkungen korrelieren stärker mit den erlebten als mit den objektiven Anforderungen" (Hacker & Richter, 1984, S. 44). Darüber hinaus eignet sich der affektive Bereich, da es sowohl positive Ausprägungen der Beanspruchung wie die Arbeitszufriedenheit als auch negative Folgen wie Stress oder Burnout gibt.

Die affektiven Beanspruchungsreaktionen, also die Emotionen der Lehrkräfte, sind – im Gegensatz zu Kognitionen von Lehrkräften – bisher jedoch wenig untersucht; es liegen nur wenige und zumeist ältere Ergebnisse vor (vgl. Cihlars, 2011, S. 197 sowie Frenzel & Götz, 2007). Dies ist vermutlich auch durch den schwierigen empirischen Zugang zu den situativen Emotionen (flüchtiges, emotionales Erleben), die in der Emotionsforschung auch als „States" bezeichnet werden, bedingt. Es kann jedoch davon ausgegangen werden, dass über einen längeren Zeitraum gemittelte States die Trait-Emotionen der Lehrkräfte reflektieren (Frenzel & Götz, 2007, S. 284).[11] Die längerfristigen Beanspruchungsfolgen weisen somit den Vorteil auf, dass sie als Indikatoren besser und valider zu erfassen sind als kurzfristige, flüchtige Reaktionen; zudem ist der Forschungsstand umfangreicher. Für die unterrichtliche Relevanz ist für die Beanspruchungsfolgen eine stärkere Bedeutung anzunehmen als für die kurzfristigen, reversiblen Beanspruchungsreaktionen. Neben der Unterrichtsdurchführung ist die Planung des Unterrichts ein entscheidender Faktor, der vermutlich

---

[10] Zu Krankheiten, Depressionen, Psychosomatik und Frühpensionierungen von Lehrkräften liegen etliche Publikationen vor (vgl. Jehle, 1997; Jehle et al., 2004; Jehle & Schmitz, 2007; Lehr, 2008; Weber et al., 2004; Weber, Weltle & Lederer, 2005; Hillert, 2004; Weber, 2004).

[11] Zudem ist für die Lehrkräfte keine Domänen- bzw. Fachspezifität ihrer Emotionen nachweisbar (Frenzel & Götz, 2007, S. 290). Ein Literaturreview zum Forschungsstand zu Emotionen von Lehrkräften findet sich bei Sutton und Wheatley (2003).

nachhaltiger durch das generalisierte Beanspruchungserleben beeinflusst wird als durch kurzfristige (emotionale) Reaktionen, wie dies auch aus dem Rahmenmodell hervorgeht.[12]

Die *Eignung der affektiven Beanspruchungsfolgen* für die Fragestellungen der vorliegenden Arbeit wird durch die Feststellung unterstrichen, dass für Lehrkräfte mit ihren spezifischen beruflichen Anforderungen vor allem Angst, Stress, Burnout und Arbeitszufriedenheit relevante Beanspruchungsparameter sind (vgl. Rudow, 1994).

2.2 Theoretische Zugänge zu den Beanspruchungskonstrukten

In diesem Teilkapitel werden die theoretischen Ansätze zu den spezifizierenden Konstrukten (chronischer) *Stress, Burnout* und *Arbeitszufriedenheit,* die im Vergleich zu dem übergeordneten Rahmenmodell der Belastung und Beanspruchung von Rudow als Theorien zweiter Ordnung zu verstehen sind, näher dargestellt.[13] Dazu werden zunächst jeweils eine Begriffsbestimmung des Konstrukts und eine kurze Darstellung gängiger Theorien vorgenommen. Anschließend werden eine Einordnung in Rudows Rahmenmodell vorgenommen und die theoretischen Zugänge daraufhin betrachtet, inwieweit Auswirkungen der Beanspruchung auf die Arbeitstätigkeit in ihnen beschrieben werden, um die Annahmen zur unterrichtlichen Relevanz des Beanspruchungserlebens gegebenenfalls spezifizieren zu können. Ergänzend zu den drei genannten Konstrukten wird der neuere Ansatz des *arbeitsbezogenen Verhaltens- und Erlebensmusters – AVEM* einbezogen (Schaarschmidt & Fischer, 2003), für das sowohl positive als auch negative Ausprägungen vorliegen.

Vorab ist darauf hinzuweisen, dass es (wie bei wissenschaftlichen Betrachtungen üblich) für keines der Beanspruchungsphänomene ein einheitliches Verständnis gibt, da grundsätzlich verschiedene wissenschaftliche Perspektiven eingenommen werden, die jeweils andere Aspekte fokussieren. Die theoretischen Ansätze sind grundsätzlich nicht als widersprüchlich, sondern als sich ergänzend zu verstehen.

---

[12] Dabei ist zu berücksichtigen, dass Gefühle als solche kaum erfragt werden können, da sie im Erleben der Person liegen, und die Befragungsergebnisse somit immer kognitiv repräsentiertes Erleben widerspiegeln, das von bestimmten Gedanken und Einstellungen nicht unbeeinflusst ist.

[13] Andere Indikatoren des affektiven Beanspruchungserlebens wie bestimmte Ängste, Phobien, Depressivität und Zwänge sind nach ICD-10 als Krankheit definiert und werden hier daher nicht berücksichtigt. Zur Abgrenzung von Stress, Burnout, Depression und innerer Kündigung vgl. Schmitz (2004).

2.2.1 Stresserleben

Der Begriff „Stress" wird in der Alltagssprache als Schlagwort für ein negatives Erleben, ein Gefühl des „Belastetseins" verwendet, wobei sowohl der Auslöser als auch der Zustand der negativen Befindlichkeit gemeint sein kann. Der Stressbegriff zeichnet sich dadurch aus, dass er „gleichermaßen gebräuchlich und schlecht definiert ist" (Kaluza & Vögele, 1999, S. 331). Im Alltagsverständnis führt die Begriffsverwendung selten zu Missverständnissen, im wissenschaftlichen Kontext ist das Verständnis abhängig von der jeweiligen Betrachtungsweise. Der lehrerspezifischen Stressforschung liegen verschiedene Ansätze und Modelle der psychologischen und arbeitswissenschaftlichen Stressforschung zugrunde (vgl. Übersichtsbeiträge von van Dick & Stegmann, 2007; Rudow, 1995; van Dick, 2006; Krause, 2002). Hauptrichtungen sind *reizorientierte, reaktionsorientierte* und *relationale bzw. transaktionale Konzepte* (vgl. z. B. Übersichten bei Kaluza & Vögele, 1999; Renneberg et al., 2009; Schulz, 2005; Schwarzer, 2000; Ansätze zu Stress am Arbeitsplatz vgl. Siegrist, 2005; eine internationale Metaanalyse findet sich bei Montgomery & Rupp, 2005).

Die Begrifflichkeit geht ursprünglich auf Selye zurück, der Stress als eine „unspezifische Reaktion des Organismus auf jede Art der Anforderung" (Selye, 1981, S. 170) beschreibt. Dabei laufen unabhängig vom auslösenden Reiz die drei Phasen der Stressreaktion – die Alarmreaktion, das Widerstandsstadium und die Erschöpfungsphase – ab (Allgemeines Adaptationssyndrom – AAS). Dieser *reaktionsorientierte* Ansatz (Stress als Reaktion) stellt die physiologischen Veränderungen in den Mittelpunkt, die erst einmal neutral zu verstehen sind. Erst bei länger anhaltenden Reizen, die auftreten, bevor der Organismus wieder im Gleichgewicht (Homöostase) ist, tritt eine schädigende Wirkung ein. Selye unterscheidet Stress in positiven (Eustress) und negativen Stress (Distress). Diese reaktionsorientierte Herangehensweise, die physiologische Parameter betrachtet, wird heute nach Schwarzer (2000) kaum noch verfolgt. Grunder und Bieri (1995) beschreiben Stress im Sinne der reaktionsorientierten Konzepte über die rein körperliche Ebene hinausgehend als „physiologische, psychische oder verhaltensmäßige Störungs- oder Anpassungsreaktion" (S. 100). Für die Reaktionen im psychischen oder verhaltensmäßigen Sinn gibt es jedoch keine theoretischen Konzeptionen; sie werden als Stress, Belastung oder Beanspruchung tituliert und sind somit schwer abzugrenzen von Angst, Ermüdung, Aggression, Depression oder ähnlichen Empfindungen (vgl. Rudow, 1994) und ähneln somit eher dem übergeordneten Beanspruchungsbegriff. Der reaktionsorientierte Ansatz entspricht im Rahmenmodell einer Beanspruchungsreaktion; im Falle der Chronifizierung auch einer Beanspruchungsfolge, wobei die Abgrenzung zwischen Stress als Reaktion und chronischem Stress als Beanspruchungsfolge problematisch ist (vgl. Rudow, 1995). Da es allerdings nur für die physiologische Stressreaktion Konzepte gibt, wird das Stresserleben als affektive Beanspruchungsreaktion und -folge in den Ansätzen nicht gewinnbringend behandelt.

Stress im Sinne der Beanspruchung kann somit definiert werden als „Zustand erhöhter psychophysischer Aktiviertheit, der besonders durch das Erleben einer Gefährdung oder gar Bedrohung hervorgerufen wird und mit negativen Emotionen (Angst, Ärger, usw.) verbunden ist" (Rudow, 1994, S. 48). Bei lang anhaltenden Belastungen oder ungenügender Bewältigung kann chronischer Stress entstehen, längerfristig auch Burnout. Der Begriff steht also recht diffus für einen unangenehmen Spannungszustand, der von Emotionen wie Ärger, Wut, Enttäuschung oder Angst teilweise nur schwer abzugrenzen ist (Rudow, 1994, S. 118). Für die Erfassung des subjektiven Stresserlebens – als eine Ausprägung der *affektiven Beanspruchung* – liegen keine klaren Konzeptionen vor (vgl. auch die daraus folgende Problematik der Erfassung in Kapitel 3.2).

Bei den *reizorientierten Ansätzen* (Stress als Reiz), die auch als Stimuluskonzepte, situationsbezogene Modelle und Faktoren-Modelle bezeichnet werden, wird der Fokus auf die stressauslösenden Reize bzw. belastenden Situationen, die als Stressoren bezeichnet werden, gerichtet. Hier ist z. B. die so genannte lifeevent Forschung (Holmes & Rahe, 1967) zu nennen, die sich mit der Bedeutung wesentlicher Lebensereignisse beschäftigt. Daneben beziehen sich andere reizorientierte Ansätze stärker auf die alltäglichen, kleinen Belastungen, so genannte daily hassles (Schulz, 2005). Im Zusammenhang von Stress bei Lehrkräften werden sehr häufig eben jene belastenden Merkmale des Berufs und der Arbeitsbedingungen untersucht.[14] Das reizorientierte Stressverständnis fokussiert die *Belastungen* aus Rudows Rahmenmodell und ist somit hier nicht relevant.

Die *relationalen* Konzepte (Stress als Prozess) entsprechen der heute gängigen Betrachtungsweise; hier ist als bekanntestes Modell das Transaktionale Stresskonzept von Lazarus zu nennen (Lazarus & Folkman, 1987; Lazarus & Launier, 1981; vgl. auch Zusammenfassung bei Krohne, 1997), das Stress als Beziehung zwischen Person und Umwelt versteht und die kognitive Bewertung der Situation und der eigenen Bewältigungsressourcen in den Mittelpunkt stellt. Stress entsteht demnach nur dann, wenn eine Situation von der Person potentiell als Bedrohung, Schädigung/Verlust oder Herausforderung bewertet wird und die eigenen Ressourcen als nicht ausreichend zur Bewältigung eingeschätzt werden. Besonderes Augenmerk wird darüber hinaus auch auf die Bewältigungsprozesse (Coping) gelegt (vgl. z. B. Krohne, 1997; Kaluza & Renneberg, 2009; Schulz, 2005). Der transaktionale Ansatz ist heute eine allgemein akzeptierte Grundlage des Verständnisses der Stressentstehung und Bewältigung und erklärt, weshalb

---

[14] Ein Katalog von Belastungsfaktoren für Lehrkräfte findet sich bei z. B. bei Rudow (1994) oder der Metaanalyse von Montgomery und Rupp (2005).

dieselben Anforderungen bzw. Belastungen nicht bei allen Menschen gleichermaßen stresserzeugend wirken. Auf der Grundlage des transaktionalen Ansatzes, des Ungleichgewichts von Anforderungen und Ressourcen, haben sich weitere Ansätze differenziert.[15] Hinsichtlich des Rahmenmodells wird das transaktionale Konzept in dem Prozess der *Widerspiegelung* abgebildet.

Stresserleben und Unterricht
Hinsichtlich der beruflichen Folgen, die neben den gesundheitlichen Einschränkungen aus dem Beanspruchungserleben entstehen können, finden sich keine Aussagen in den benannten theoretischen Zugangsweisen; die Auswirkungen des Stresses auf die Arbeitstätigkeit werden meist nicht thematisiert. Lediglich im arbeitspsychologischen Stressmodell werden Stressfolgen (kurz- und langfristig) benannt (Bamberg et al., 2003); sie werden jedoch nicht spezifiziert. Schönwälder (2006) nimmt an, dass sich aus der Redefinition des Arbeitsauftrages die Arbeitsleistung und Beanspruchungsreaktion ergeben, die ihrerseits auf Ergebnisse und Effekte der Lehrerarbeit einwirken. Auch hier werden die Annahmen über die Wirkbereiche und -weisen jedoch nicht spezifiziert. Die Stresskonzeptionen können somit keinen Beitrag dazu leisten, die Annahmen über die unterrichtlichen Auswirkungen des Beanspruchungserlebens zu spezifizieren.

2.2.2 Burnout

Burnout ist in der heutigen Zeit ein Modebegriff geworden. Auch wenn Burnout als mögliche Folge lang anhaltender beruflicher Belastungen im medizinischen Sinn keine Erkrankung darstellt (anders als beispielsweise Depression oder Angststörungen; vgl. Lehr, 2011), wird es doch oft im Alltag als Diagnose für eine stark negativ geprägte, beruflich bedingte Befindlichkeit gewählt. Inwieweit sich Burnout jedoch von Stress, Entfremdung, Depression oder Erschöpfung abgrenzt, bleibt im Alltagsverständnis unklar. In der psychologischen Literatur wurde der Begriff erstmals von Freudenberger für Menschen in sozialen Berufen beschrieben.[16] Er definierte es als „versagen, abnutzen oder erschöpfen durch außerordentliche Verausgabung an Energie, Kraft oder Ressourcen" (Freudenberger, 1974, S. 159, zitiert nach Grunder & Bieri, 1995, S. 134) in

---

[15] Beispielsweise zu nennen sind das *Arbeitspsychologische Stressmodell* (Greif, 1991; Greif, Bamberg & Semmer, 1991; Bamberg et al., 2003; Zapf & Semmer, 2004), die *Conservation of Resources Theory* (Hobfoll, 1988) sowie das „*Model of Teacher Stress*" (Kyriacou & Sutcliffe, 1978).

[16] Mitunter wird darauf hingewiesen, dass es sich bei der Symptomatik des Burnout um kein neues Phänomen handelt; Barth (1995, S. 14) beispielsweise berichtet von starken Ähnlichkeiten zur Definition einer Krankheit namens *Neurasthenie* aus dem Jahr 1911 (ebenso bei Körner, 2003).

Berufen, in denen mit anderen Menschen gearbeitet wird (Sozial-/Kontaktberufe; vgl. auch Barth, 1995; Schröder, 2006, S. 34). Burnout wird als eine Krankheit des Überengagements betrachtet (Grunder & Bieri, 1995, S. 134), auch wenn umstritten ist, inwieweit ein Brennen bzw. Entflammtsein dem Ausbrennen voraus gehen muss (Schmitz & Leidl, 1999). Burnout wird als Ergebnis lang anhaltenden, nicht adäquat zu bewältigenden Stresses angesehen und vereint verschiedene Facetten des Erlebens (Sosnowsky, 2007).

Seit Beginn der 1980er Jahre ist Burnout ein sehr populäres Konstrukt, das in den folgenden Jahrzehnten vielfach, gerade auch für Lehrkräfte, erforscht wurde. Die heute existierenden Definitionen zum Burnout sind nicht einheitlich und folgen verschiedenen theoretischen Ansätzen (vgl. Überblicke bei Rudow, 1994, Barth, 1997; Enzmann & Kleiber, 1989; Körner, 2003; Schröder, 2006; van Dick, 2006; Schaufeli & Enzmann, 1998). Einigkeit besteht darüber, dass Burnout ein längerfristiger Prozess ist, der sich schleichend vollzieht (Grunder & Bieri, 1995). Ein grundsätzlicher Unterschied in den Burnout-Konzeptionen ist darin zu sehen, dass entweder die auslösenden Bedingungen, der Zustand der betroffenen Person oder aber die Burnoutentstehung, der Prozess fokussiert wird (vergleichbar mit den verschiedenen Blickwinkeln beim Phänomen Stress).

Zu den *Prozesstheorien* gehören beispielsweise der Ansatz von Edelwich und Brodsky (1984), der fünf bzw. vier Stufen, nämlich Enthusiasmus, Stagnation, Frustration, Apathie/Resignation (und Burnout) beschreibt (zitiert nach Barth, 1997, S. 19). Andere Autoren benennen acht Phasen, die sich aus der unterschiedlichen Ausprägung der drei Dimensionen emotionaler Erschöpfung, Dehumanisierung und verminderter Leistungsfähigkeit ergeben (Golembiewski & Munzenrider, 1988, zit. nach Körner, 2003, S. 48), oder sieben Phasen (Burisch, 1989); bei Maslach und Jackson (1981) sind es nur drei Phasen. Käser und Wasch (2011) vergleichen die postulierte Abfolge aus drei Modellen und stellen fest, dass keines der empirischen Überprüfung standhält: Die drei Komponenten des Burnout folgen also nicht linear aufeinander, sondern stehen in Wechselwirkungen, wobei die Ausprägung einer Dimension die Auftretenshäufigkeit der anderen erhöht. Neben der Uneinigkeit über den Phasenverlauf ist umstritten, ab welchem Zustand bzw. ab welcher Phase jemand als von Burnout betroffen gelten sollte (Sosnowsky, 2007).

Die Theorien, die bestimmte *Ursachen* fokussieren, beschreiben gewisse Arbeitsbedingungen, Persönlichkeitsmerkmale oder aber ein interaktionistisches Geschehen zwischen Arbeits- und Personenmerkmalen als ursächlich für die Burnoutentstehung (z. B. das Defizit-Modell von Jayaratne & Chess, 1983, das Soziale Kompetenz-Modell von Harrison, 1983, die soziale Verstärkertheorie von Meier, 1983).[17] Cherniss (1980) ist beispielhaft für ein *integratives Konzept* zu nennen, das in Anlehnung an Lazarus Burnout als ineffektive/fehlgeschlagene Bewältigung von Stress beschreibt; so sind Rückzug, Distanzierung, Meidung, Herabsetzung von Ansprüchen als intrapsychische Bewältigungsversuche zu deuten (vgl. Barth, 1997; S. 83ff bzw. Körner, 2003, S. 43 f.). Bei Körner (2003) findet sich eine Übersicht über die verschiedenen möglichen individuellen, arbeits-/organisationsbezogenen und gesellschaftlichen Bedingungsfaktoren, die in den theoretischen Ansätzen benannt werden.

Die Prozesstheorien und die Modelle, die eher die Ursachen betonen,[18] fokussieren jeweils unterschiedliche Aspekte aus dem Rahmenmodell von Rudows. Die Ansätze zu den Burnoutursachen entsprechen den Arbeitsbedingungen und -anforderungen sowie den Handlungsvoraussetzungen der Person aus Rudows Rahmenmodell und der Burnoutprozess dem Verlauf von der Beanspruchungsreaktion bis zur Beanspruchungsfolge. Für die Fragestellung dieser Arbeit sind diese Ansätze aus den bereits genannten Gründen nicht relevant. Bedeutsam für die vorliegende Arbeit sind die Beschreibungen bzw. Definitionen von Burnout als Zustand im Sinne einer Beanspruchungsfolge des Rahmenmodells.

Ein recht früh in der Burnout-Forschung entwickelter und aufgrund des zugehörigen Instruments weit verbreiteter Ansatz ist der von Maslach und Jackson (1981). Sie verstehen Burnout als ein Syndrom, das sich aus verschiedenen Problemen der Arbeitstätigkeit ergibt, sich in drei Phasen entwickelt und das zusammengesetzt ist aus verminderter Leistungsfähigkeit, emotionaler Erschöpfung und Dehumanisierung, welche häufig auch als Depersonalisation bezeichnet wird (vgl. Maslach, 1982; Maslach, Schaufeli & Leiter, 2001). Die emotionale Erschöpfung meint dabei ein Gefühl der emotionalen Überforderung, sich ausgelaugt von mitmenschlichen Kontakten zu fühlen, „nichts mehr geben können". Dehumanisierung beschreibt herzlose, nicht-mitfühlende Reaktionen sowie negative, zynische Einstellungen gegenüber den Personen, mit denen gearbeitet wird. Teilweise sind diese verbunden mit der Überzeugung, die Klienten seien selber schuld an ihrer Misere. Die reduzierte Leistungsfähigkeit bezieht sich auf das Gefühl, bei der Arbeit wenig(er) kompetent und erfolgreich zu sein. Es geht mit negativen Selbstbewertungen in der Arbeitstätigkeit und u.U. auch im Privatle-

---

[17] Hinsichtlich der verursachenden Bedingungen betont das *Defizit-Modell* (Jayaratne & Chess, 1983), dass die Abwesenheit von Motivatoren als Burnoutursache anzusehen ist, nicht die Anwesenheit von Stressoren (vgl. ebenso Körner, 2003). Das *Soziale Kompetenz-Modell* (Harrison, 1983) stellt die Motivation zu helfen in den Mittelpunkt und erklärt die Burnout-Entstehung mit geringem Kompetenzgefühl und Erfolg bzgl. des Helfens. Meier (1983) betont die kognitive Komponente und sieht veränderte Erwartungen, nämlich geringere Erwartungen an Belohnung, Ergebnisse und Kompetenz als ursächlich an (zitiert nach Barth, 1997; S. 71ff).

[18] Schmieta (2001) unterteilt die Ansätze in persönlichkeitszentrierte und in sozial-, arbeits-, organisationspsychologische Erklärungsansätze.

ben einher. Die betroffene Person ist unglücklich und unzufrieden mit sich und ihren beruflichen Leistungen (vgl. Darstellung bei Barth, 1995; Körner, 2003). Neben dieser gängigen Syndrombeschreibung definieren andere Autoren Burnout mit etwas abweichenden Symptomen (vgl. verschiedene Herangehensweisen bei Barth (1997, S. 17 ff.): beispielsweise als Zustand von körperlicher, einstellungsmäßiger und emotionaler Erschöpfung infolge der Anwesenheit von Stressoren und Abwesenheit von Satisfaktoren (Pines, Aronson & Kafry, 1985, S. 13, zitiert nach Barth, 1997, S. 17; ebenso bei Körner, 2003). Bei Ulich (1996, S. 96) werden emotionale Erschöpfung, Depersonalisierung und der Verlust der persönlichen Erfüllung im Beruf (Unzufriedenheit, Nutzlosigkeit) als Symptome benannt. Burisch (1989) listet zahlreiche Symptome des Burnout auf, die er in sieben Bereiche kategorisiert. Darin sind neben emotionalen Reaktionen, wie z. B. Depression oder Aggression auch unterrichtsrelevante Aspekte enthalten: so z. B. ein reduziertes Engagement für die Arbeit, der Abbau von kognitiver Leistungsfähigkeit und Motivation (hier auch Nähe zur inneren Kündigung) (Burisch, 1989, S. 12). Stöckli (1999) schlägt eine Definition zum lehrerspezifischen „pädagogischen Ausbrennen" vor, da auch ohne emotionale Erschöpfung bereits negative Reaktionen den Schüler/innen gegenüber nachweisbar waren. Bei der Befragung von 600 Lehrkräften zeigte sich, dass Items der reduzierten persönlichen Leistungsfähigkeit und der Depersonalisierung einen Faktor abbilden. Burnout bei Lehrkräften wäre demnach zweidimensional zu sehen, bestehend aus emotionaler Erschöpfung und dem Gefühl des Versagens (Buschmann & Gamsjäger, 1999).

Lehr (2011) kritisiert, dass die arbeitsbedingte Entstehung häufig in der Definition von Burnout bereits enthalten ist; er plädiert dafür, die Diagnose anhand von Symptomen vorzunehmen und nicht Gründe für die Entstehung einzubeziehen (zu ungelösten Problematiken sowie Gemeinsamkeiten der Definitionen vgl. Körner, 2003). Wie auch andere Autoren kritisiert Sosnowsky (2007) das Burnout-Konstrukt: Sie bemängelt am Maslach Burnout Inventory (MBI) vor allem, dass die drei Konstrukte eher empirisch gewonnen als theoretisch fundiert seien und eher Persönlichkeitsmerkmale prüfen. Zudem werden die nicht zufriedenstellenden Gütekriterien und fehlende Grenz-Normwerte des Instruments problematisiert.

Als Gemeinsamkeit der Ansätze ist festzuhalten, dass der Burnout-Zustand als ein aus mehreren Komponenten bestehendes Erleben (und Verhalten) verstanden wird. Der Burnoutbegriff vereint somit verschiedene Beanspruchungsindikatoren und kann somit als bereichsübergreifende (nicht nur affektive) Beanspruchungsfolge verstanden werden (vgl. auch Rudow, 1994, S. 134). Da das Verständnis von Burnout somit neben der eingeschränkten Befindlichkeit meist auch eine eingeschränkte pädagogische Handlungskompetenz beinhaltet, liegt hier gewissermaßen eine Konfundierung der Indikatoren von Beanspruchungserleben und Unterrichtsverhalten vor; die Bereiche sind nicht trennscharf voneinander abzugrenzen.

Burnout und Unterricht
Aufgrund der Definition von Burnout sind Auswirkungen auf den Unterricht zu erwarten, da eine eingeschränkte Arbeitsfähigkeit Bestandteil des Burnout ist. Farber (1991) geht davon aus, dass sich das Burnout der Lehrkräfte letztendlich auf die Schülerleistungen auswirkt. Stöckli (1999) vermutet, dass sich ein Lehrerburnout zweifach in der persönlichen Begegnung zwischen Lehrkräften und Schüler/innen manifestieren kann: Betroffen sein können aus seiner Sicht die Ebene der Inhaltsvermittlung und/oder die Beziehungsebene zu den Schüler/innen. Rudow (1994, S. 127) beschreibt als mögliche Verhaltensreaktionen beim Burnout den Kontaktverlust zum Schüler, Verlust der Empathie, Desorganisation der Arbeit, fehlende Unterrichtsvorbereitung, Konflikte mit Eltern und der Schulleitung.

Nähere Vorstellungen zu den unterrichtsbezogenen Auswirkungen des Burnout werden über die Definition hinaus in dem Modell von Maslach und Leiter (1999; vgl. Abbildung 2) genauer beschrieben. Sie postulieren bei Lehrkräften mit einem erhöhten subjektiven Beanspruchungserleben problematische unterrichtsbezogene Verhaltensveränderungen, sowohl in einer geringeren Gründlichkeit der Unterrichtsvorbereitung als auch im unterrichtlichen Sozialverhalten gegenüber den Schüler/innen. Dieses wird von den Schülern (negativ) wahrgenommen und führt zu (veränderten) Verhaltensweisen und Leistungen der Schüler/innen. Dies wird von den Lehrkräften wahrgenommen und wirkt zurück auf ihr Burnout (Maslach & Leiter, 1999, S. 297).

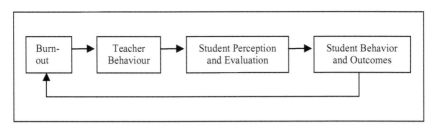

Abbildung 2:   Modifiziertes Modell aus Maslach und Leiter (1999, S. 297).

Burnout wird hier zwar als ursächlich für die folgenden Schritte angenommen, speist sich aber auch wieder aus der unterrichtlichen Situation mit den Schüler/innen, so dass eine zirkuläre Rückkopplung angenommen werden kann (Teufelskreis). Dies verstehen auch Bauer und Kanders (1998, S. 211) so: Aus der inneren Erschöpfung ergibt sich eine schlechte Aufgabenerfüllung, die ihrerseits den wahrgenommenen Sinn der eigenen Arbeit mindert. Dies wiederum wirkt sich negativ auf das Selbst (Selbstkonzept und Selbstwirksamkeitsüberzeugungen) aus, was dann wiederum die innere Erschöpfung verstärkt.

2.2.3 Arbeitszufriedenheit

Zufriedenheit ist im allgemeinen Sprachgebrauch ein Wort, das häufig positiv konnotiert ist im Sinne von „wunschlos glücklich". Daneben kann es auch in einer „sich zurücknehmenden Haltung" als Bescheidenheit, Genügsamkeit u.ä. oder negativ konnotiert als Passivität oder Resignation verstanden werden. In Bezug auf die berufliche Tätigkeit werden zwei Begrifflichkeiten verwendet: es wird sowohl von *Arbeitszufriedenheit* als auch von *Berufszufriedenheit* gesprochen. Auch wenn die Worte zumeist synonym verwendet werden, können Unterschiede im Sinnzusammenhang ausgemacht werden (vgl. Grunder & Bieri, 1995; Ipfling et al., 1995; Stahl, 1995): Der Begriff der Arbeitszufriedenheit kann als die angemessenere Übersetzung des englischen „job satisfaction" verstanden werden (Berufszufriedenheit= vocational satisfaction) und wird insgesamt häufiger verwendet. In der Regel wird unter Berufszufriedenheit eine generelle, umfassendere und längerfristigere Einschätzung der beruflichen Situation als unter Arbeitszufriedenheit verstanden. Berufszufriedenheit kann als generelle Akzeptanz der Berufswahl gedeutet werden und Arbeitszufriedenheit als Haltung gegenüber dem momentanen Arbeitsplatz (vgl. Ipfling et al., 1995; Grunder & Bieri, 1995; Ammann, 2004; Schütz, 2009). Die Berufszufriedenheit ist somit stabiler als die Arbeitszufriedenheit, welche eine größere Variabilität aufweist (van Buer, Squarra & Badel, 1995, S. 132). Für Lehrkräfte scheint die Unterscheidung von Arbeits- und Berufszufriedenheit weniger sinnvoll, da ein Arbeitsplatzwechsel nur selten erfolgt bzw. in der Regel kein anderer Arbeitgeber vorhanden ist (Stahl, 1995, S. 105; Ammann, 2004).

Die Arbeitszufriedenheit wird seit den 1950er Jahren intensiv bearbeitet,[19] dementsprechend ist die Zahl der Theorien zur Arbeitszufriedenheit hoch, und es

---

[19] Die Arbeitszufriedenheit ist in der Arbeits- und Organisationspsychologie eines der am häufigsten untersuchten Konzepte (vgl. Nerdinger, Blickle & Schaper, 2008; Grunder & Bieri, 1995, S. 74; Schütz, 2009, S. 28). Hintergrund des Interesses ist häufig die Annahme, dass zufriedene Mitarbeiter mehr leisten, dass also die Arbeitszufriedenheit mit der Motivation und Leistung des Arbeitenden verknüpft ist. Unabhängig von dieser funktionalistischen Sichtweise wird heutzutage aus humanistischer Sicht eine hohe Arbeitszufriedenheit der Berufstätigen angestrebt (vgl. Grunder & Bieri, 1995, S. 26) und die Arbeitszufriedenheit als integraler Bestandteil von Wohlbefinden gesehen (Rudow, 1994, S. 155).

gibt zur Arbeitszufriedenheit ebenso wenig wie bei den anderen Ausprägungen (Burnout, Stress) ein einheitliches, anerkanntes Konzept bzw. eine Definition (vgl. Grunder & Bieri, 1995, S. 22; Ammann, 2004, S. 38). Stamouli (2003, S. 40 f.) listet insgesamt 20 Definitionen auf. In der Regel werden die folgenden Ansätze, die fast alle aus den 1960er und 1970er Jahren stammen, in den einschlägigen Publikationen näher dargestellt: Die hierarchische Motivations-/Bedürfnistheorie (Maslow, 1954), die Zwei-Faktoren-Theorie (Herzberg, Mausner & Snyderman, 1959), das Erwartungs-Valenz-Modell (Vroom, 1964), das Interaktionsmodell (Katzell, 1964), die Gleichgewichtstheorie (Adams, 1963), die Arbeitszufriedenheitsformen (Bruggemann, 1974), das Grundmodell der Berufszufriedenheit (Merz, 1979), das Job Characteristic Model (Hackman & Oldman, 1976) sowie das dynamisch-interaktive Tätigkeitsmodell der Zufriedenheitsformen (Büssing, 1991) (vgl. Grunder & Bieri, 1995; Ammann, 2004; Stamouli, 2003: Schütz, 2009; Cihlars, 2011).

Eingeteilt werden die verschiedenen Ansätze zumeist in drei Kategorien, wobei die Mehrheit der Ansätze den *Motivationstheorien* zuzurechnen ist (vgl. Grunder & Bieri, 1995, S. 34; Ammann, 2004, S. 38; Brandstätter, 1999). Neben diesen gliedern Stamouli (2003) wie auch viele andere Autoren (z. B. Cihlars, 2011; Brandstätter, 1999) in *Prozess- und Inhaltstheorien*[20]. Die Inhaltstheorien betrachten schwerpunktartig die Faktoren, die Menschen zur Arbeit motivieren und Einfluss auf die Arbeitszufriedenheit haben (z. B. Hackman & Oldman, 1976; Herzberg et al., 1959). Die *Prozesstheorien* liefern hingegen eine Erklärung für die Entstehung der Arbeitszufriedenheit; sie fokussieren kognitive Aspekte der Bewertung und des Verhaltens (z. B. Adams, 1963; Vroom, 1964; Bruggemann, 1974; zitiert nach Cihlars, 2011, S. 50ff). Der Ansatz von Büssing (1991) z. B. betont die dynamische Person-Umwelt-Interaktion, so dass diese als übergreifende Theorie der Entstehung von Arbeitszufriedenheit verstanden werden kann (vgl. Rudow, 1994, S. 157 ff.; Büssing & Bissels, 1998). Als Minimalkonsens bzw. als Grundmodell der Berufszufriedenheit, als gemeinsamer Nenner aller vorliegenden Zufriedenheitstheorien, gilt, dass die Arbeitszufriedenheit als Quotient aus Erreichtem und Erstrebten anzusehen ist. Merz (1979) beschreibt sie als „Ergebnis eines mehr oder weniger bewussten Vergleichs der Merkmale der Berufssituation (IST-Wert) und der individuellen Bedürfnisse und (Berufs-)Erwartungen (SOLL-Wert)" (Merz, 1979, S. 46; ebenso Schütz, 2009, S. 95).

---

[20] Eine andere Eineilung, die Amman (2004, ebenso Barth, 1997) neben den Motivationstheorien vornimmt, ist die Unterscheidung von *kompetenztheoretischen* und *passungstheoretischen Ansätzen*, wobei letztere als Synthese der motivations- und kompetenztheoretischen Positionen verstanden werden können (Barth, 1997, S. 59).

Die verschiedenen Theorien beinhalten verschiedene Grundverständnisse der Arbeitszufriedenheit: So wird die Arbeitszufriedenheit als *emotionaler Zustand*, als *Einstellung*, als *Motiv* oder als *Persönlichkeitsmerkmal* im Sinne einer generellen Tendenz einer Person zu Arbeitszufriedenheit oder -unzufriedenheit verstanden (Rudow, 1994; Stahl, 1995). Darüber hinaus wird nach Schütz (2009) die Arbeitszufriedenheit zusätzlich als *Norm* und bei Grunder und Bieri (1995, S.22) als *Werthaltung* oder *Person-Umwelt-Phänomen* benannt (vgl. auch Ammann, 2004; Cihlars, 2011; Greller, 2003; Stamouli, 2003).Die Ansätze, die Arbeitszufriedenheit als Motiv, Einstellung, Werthaltung oder Persönlichkeitsmerkmal ansehen, sind in Rudows Modell bei den Handlungsvoraussetzungen der Person einzuordnen. Die Arbeitszufriedenheit als Person-Umwelt-Phänomen entspricht dem Aspekt der Widerspiegelung. Arbeitszufriedenheit als positiv ausgeprägtes Beanspruchungserleben, das für die vorliegende Arbeit relevant ist, findet sich in der Betrachtung der Arbeitszufriedenheit als emotionaler Zustand wieder, der die subjektive, affektive Befindlichkeit betont (z. B. Locke, 1969; Brown, Berrien & Russel, 1966; Morse, 1953 zitiert nach Stamouli, 2003, S. 35).

Eine entsprechende Definition liefert Merz (1979): Arbeitszufriedenheit „ist ein innerseelischer Zustand, der aus der emotional-affektiven und rationalen Beurteilung des Arbeitsverhältnisses resultiert und mit dem Verhalten in einem gewissen Zusammenhang steht" (S. 29). Die *Arbeitszufriedenheit als Zustand* ist jedoch nicht nur eine mehr oder weniger starke Ausprägung auf einem Kontinuum zwischen Unzufriedenheit und Zufriedenheit. In dem Modell der Arbeitszufriedenheitsformen von Bruggemann (1974) wird auch davon ausgegangen, dass Personen mit individuell unterschiedlichen Ansprüchen an die Arbeit gehen, so dass die Arbeitstätigkeit unterschiedlich erlebt und bewertet wird (Fischer & Fischer, 2005). Daraus werden sechs Formen der Arbeitszufriedenheit abgeleitet: progressive Arbeitszufriedenheit, stabilisierte Arbeitszufriedenheit, resignative Arbeitszufriedenheit, Pseudo-Arbeitszufriedenheit, fixierte Arbeitsunzufriedenheit und konstruktive Arbeitsunzufriedenheit (Bruggemann, 1974; vgl. auch Ammann, 2004; S. 41ff, Fischer & Fischer, 2005, S. 13).[21] Neben der quantitativen Ausprägung der Arbeitszufriedenheit gibt es also auch qualitative Unterschiede[22]. Das Modell ist im deutschen Sprachraum weit verbreitet und wird häufig zitiert (Lenhard, 2003, S. 20).

Hinsichtlich der Arbeitszufriedenheit als Zustand wird zwischen der globalen Zufriedenheit und der Zufriedenheit mit verschiedenen Facetten der Arbeit unterschieden (vgl. Greller, 2003; Cihlars, 2011). Die allgemeine Arbeitszufrie-

---

[21] Baumgartner und Udris (2006) unterscheiden vier Cluster: progressiv-zufrieden, stabilisiert-zufrieden, resignativ-zufrieden und frustriert-unzufrieden.

[22] Amman (2004, S. 23) regt an, die Lehrkräfte selbst nach ihrem Verständnis von Zufriedenheit zu befragen; Ergebnisse hierzu liegen vor bei Schütz (2009, S. 198ff).

denheit ist als globales Urteil über die Zufriedenheit mit der Arbeit oder dem Beruf zu verstehen, als „overall satisfaction" (Greller, 2003; Cihlars, 2011); sie kann als „Gesamteinstellung des sich Wohlfühlens hinsichtlich der Arbeit und ihrer Umstände" (Merz, 1979, S. 30) definiert werden. Bemängelt wird jedoch das nicht nachvollziehbare Zustandekommen des Gesamteindrucks und der somit eingeschränkte Aussagewert hinsichtlich der Faktoren, die für den Gesamteindruck ursächlich sind (Merz, 1979; Grunder & Bieri, 1995). Zudem ist das Problem zu sehen, dass eine hohe Arbeitszufriedenheit nicht automatisch auf ein positives Arbeitsverhältnis hindeutet, sondern auch auf resignativer Verminderung persönlicher Erwartungen und Ansprüche beruhen kann.

Neben diesem eindimensionalen Verständnis der Arbeitszufriedenheit als globalem Gesamteindruck wird die Arbeitszufriedenheit auch als mehrdimensionales Konstrukt verstanden, d.h., dass die Arbeitszufriedenheit mehrere Teilzufriedenheiten (Facetten, Dimensionen) aufweist (Grunder & Bieri, 1995; Ammann, 2004; Greller, 2003; Cihlars, 2011; Rudow, 1994). Allerdings unterscheiden sich die Dimensionen, die von verschiedenen Autoren benannt werden, voneinander[23] und es ist zu diskutieren, inwieweit diese benannten Aspekte der Arbeitstätigkeit wirklich Dimensionen, also Teile der globalen Arbeitszufriedenheit darstellen oder nicht eher als Determinanten[24] zu verstehen sind, die zur Entstehung des globalen Befindens führen. Ob und wie Dimensionen der Arbeitszufriedenheit und Determinanten voneinander abgegrenzt werden, wird in den Publikationen nicht klar dargestellt.

In der vorliegenden Arbeit sind diese „Einzelzufriedenheiten" jedoch nicht relevant; vielmehr interessiert die globale Arbeitszufriedenheit als Gesamtbefindlichkeit im Sinne einer affektiv geprägten Beanspruchung. Die Bedeutung der allgemeinen Arbeitszufriedenheit wird dadurch unterstrichen, dass sie stärker

---

[23] Die *Dimensionen* der Arbeitszufriedenheit sind beispielsweise für den Lehrerberuf: Zufriedenheit mit dem Schulleiter, der Tätigkeit, der Bezahlung, den Eltern, der Belastung, der Ausstattung, den Kollegen und dem Image (Merz, 1979). Nach Stahl (1995, S. 294) gehören zum Spektrum der Arbeitszufriedenheit: die emotionale und kognitive Arbeitszufriedenheit, Beziehung zu Vorgesetzten und zu Kollegen, individuelle Bedeutung des Berufs, Leistungsdruck, psychosomatische Beschwerden, Arbeitsbedingungen, beruflicher Status und Suchtgefährdung. Ammann (2004) benennt Bezahlung, Vorgesetztenverhalten, Tätigkeit selbst, Beziehung zu Kollegen, Möglichkeit persönlichen Wachstums und die Personalpolitik des Unternehmens als Dimensionen der Arbeitszufriedenheit.

[24] Als *Determinanten* der Arbeitszufriedenheit benennt Rudow (1994, S. 160ff) *Persönlichkeitsmerkmale* (Einstellungen zur Berufstätigkeit, berufliche Wertorientierungen und pädagogische Handlungsziele, berufsbezogene Motivation und Anspruchsniveausetzung, individuelle Bewältigungsstile und -prozesse, Extra- vs. Introversion, Selbstbild, demografische Merkmale) sowie *Tätigkeits- und Organisationsmerkmale* (Lehrer-Schüler-Interaktion, Tätigkeitsspielraum, soziale Beziehungen, Image, Arbeitsbedingungen, Führungsstil, Curriculum, Schulgröße, Bezahlung, Karrierechancen).

mit Leistungsindikatoren korreliert als der Durchschnitt der spezifischen Facetten der Arbeitszufriedenheit (Fischer & Fischer, 2005, S. 6).

Zum Verhältnis von Arbeitszufriedenheit und Belastung
Die ursprüngliche, funktionalistische Sichtweise, die der Annahme folgte, dass zufriedene Mitarbeiter mehr leisten, führte zu einer intensiven Beschäftigung mit der Thematik. Darüber hinaus wird heutzutage auch aus humanistischer Sicht eine hohe Arbeitszufriedenheit der Berufstätigen angestrebt (vgl. z. B. Grunder & Bieri, 1995, S. 26); der Arbeitszufriedenheit wird eine große inhaltliche Nähe zu Konstrukten wie Wohlbefinden, Lebenszufriedenheit und Leistungsfähigkeit zugesprochen (Gehrmann, 2007; Rudow, 1995; Stahl, 1995; Haufe, Vogel & Scheuch, 1999).

Da Stress und Burnout mit negativen Auswirkungen auf Gesundheit, Befindlichkeit und Leistungsfähigkeit assoziiert werden, könnte der Schluss nahe liegen, dass Stress bzw. Burnout und Arbeitszufriedenheit gegensätzliche Pole derselben Dimension sind. Dies ist aber aus zweierlei Gründen eine verkürzte Sichtweise. Zum einen wurde bereits erwähnt, dass verschiedene Ausprägungen der Arbeitszufriedenheit möglich sind; so kann z. B. auch eine resignative Arbeitszufriedenheit vorliegen, die nicht völlig mit Wohlbefinden, Lebenszufriedenheit und Leistungsfähigkeit in Übereinstimmung gebracht werden kann. Zudem ist seit der so genannten Pittsburgh-Studie (1959) bekannt, dass es *verschiedene* Ursachen für Arbeitszufriedenheit und -unzufriedenheit gibt: Die daraus abgeleitete Zwei-Faktoren-Theorie (Herzberg et al., 1959) unterscheidet zwischen Kontext- und Kontentfaktoren. *Kontextfaktoren* („Unzufriedenmacher" oder auch Hygienefaktoren genannt) beziehen sich auf Aspekte außerhalb des Arbeitsumfeldes (extrinsisch) wie z. B. Gehalt, Status, Führungsstil des Vorgesetzten, Arbeitsbedingungen oder Arbeitsplatzsicherheit. *Kontentfaktoren* („Zufriedenmacher", auch Inhaltsfaktoren genannt) beziehen sich auf intrinsische Aspekte: Anerkennung, das Gefühl sich entfalten zu können oder Verantwortung.

Die Zwei-Faktoren-Theorie besagt, dass die Abwesenheit von Faktoren, die zu Unzufriedenheit führen (meist Kontextfaktoren), nicht automatisch Zufriedenheit bedingt, sondern einen neutralen Zustand hervorruft. Vielmehr müssen positive Aspekte (zumeist Kontentfaktoren) vorhanden sein, um Zufriedenheit zu erzeugen; fehlen diese, entsteht auch nicht automatisch Unzufriedenheit sondern ein neutraler Zustand (vgl. Darstellung bei Nerdinger et al., 2008, S. 429 f.; auch Rudow, 1994, S. 157ff). Berufszufriedenheit entsteht also im Vergleich von individuellen Erwartungen bzw. Einstellungen und den realen situativen Bedingungen bzw. Erfahrungen. In der Regel ist die Zufriedenheit durch den *Arbeitsinhalt*, die Unzufriedenheit durch die *Arbeitsbedingungen* verursacht. Es kann

also trotz belastender Arbeitsbedingungen auch eine Arbeitszufriedenheit vorliegen. Rudow (1994) erklärt dies so, dass die Arbeitszufriedenheit eher einstel-
lungs- und motivationsbedingt ist, während Stress und Burnout vor allem von
negativ empfundenen Belastungsfaktoren (wie z. B. belastenden Arbeitsbedingungen) abhängen. Auswirkungen einer negativen Beanspruchung auf die Arbeitszufriedenheit entstehen demnach erst, wenn die subjektiven Belastungen
hoch und dauerhaft sind.

Daher ist also sinnvoll, nicht nur eine Dimension des Beanspruchungserlebens zu betrachten, sondern mehrere Indikatoren bei der Betrachtung der beruflichen Beanspruchung einzubeziehen, so z. B. die empfundene negative Beanspruchung im Sinne des Stresserlebens, daneben aber auch die positiven Aspekte der
Berufstätigkeit, die sich in einer Arbeitszufriedenheit widerspiegeln. Ein Ansatz,
der mehrere Facetten beruflichen Erlebens vereint, ist das arbeitsbezogene Ver-
haltens- und Erlebensmuster (vgl. Kapitel 2.2.4). Inwieweit verschiedene Facetten des Beanspruchungserlebens gleichzeitig auftreten, also Stresserleben bzw.
Burnout *und* Arbeitszufriedenheit, wird in Kapitel 3.2.3 analysiert.

Arbeitszufriedenheit und Unterricht
Annahmen zum positiven Zusammenhang von Arbeitszufriedenheit (AZ) der
Lehrkräfte und ihrem Unterricht werden häufig geäußert: „Es ist zu erwarten,
dass zufriedene Lehrkräfte in ihrem Beruf hohes Engagement zeigen und Zufriedenheit bei Lehrkräften die Arbeitsqualität in einer Schule sicherstellen kann"
(Stamouli, 2003, S. 1; vergleichbare Annahmen zu Zufriedenheit im Beruf und
höherer Effizienz und Unterrichtsqualität finden sich auch bei Ipfling et al.,
1995; Ulich, 1996; Greller, 2003). Hierbei wird aber vermutlich von der genera-
lisierten eindimensionalen Arbeitszufriedenheit ausgegangen; denkt man an die
verschiedenen Zufriedenheitstypen, wie z. B. an eine resignative Arbeitszufriedenheit, ist die Annahme einer damit verbundenen hohen Arbeitsqualität in Frage zu stellen.

Die Sichtweise, nach der Zufriedenheit oder Unzufriedenheit ein bestimmtes Verhalten auslöst, und die Beobachtung des Verhaltens möglich ist, konnte
bisher nicht belegt werden (Schütz, 2009, S. 54); zudem stimmt die durch andere
beobachtete Zufriedenheit oft nicht mit der selbst berichteten überein. Auch
Rudow (1994) äußert sich eher kritisch: „Wieweit und welche Beziehung die AZ
zur gesundheitsrelevanten Handlungs- und Tätigkeitskompetenz hat, ist bislang
ungeklärt. Da der Zusammenhang zwischen AZ und Leistung nicht so einfach
ist, wie er häufig gesehen wird, können auch keine simplen Annahmen über die
Beziehung von AZ und Handlungskompetenz gemacht werden" (Rudow, 1994,
S. 169).

Außerhalb des Lehrerberufs stehen die Auswirkungen der Zufriedenheit auf die Arbeitsleistung traditionell stark im Fokus, da sie – wie oben erwähnt – ehemals Grund für die Erforschung der Arbeitszufriedenheit waren. Dementsprechend liegen nach Fischer und Fischer (2005) zum Zusammenhang von Arbeitszufriedenheit und Leistung zahlreiche Untersuchungen vor, die jedoch keine eindeutigen Ergebnisse aufzeigen. Eine vielfach gelobte und häufig zitierte Metaanalyse (Judge, Bono, Thoresen & Patton, 2001) prüft die vorliegenden empirischen Belege für sieben mögliche Beziehungen zwischen Arbeitszufriedenheit und Leistung (u.a. Arbeitszufriedenheit bewirkt Arbeitsleistung, Arbeitszufriedenheit und Leistung werden von anderen Variablen moderiert, Arbeitsleistung bewirkt Arbeitszufriedenheit; vgl. auch Schütz, 2009) und zeigt im Ergebnis, dass für alle Annahmen Belege vorliegen, außer für die völlige Unabhängigkeit der beiden Variabeln voneinander, so dass sich folglich z.t. auch widersprüchliche Ergebnisse zeigen (zit. nach Fischer & Fischer, 2005). Viel spricht für ein reziprokes Verhältnis von Arbeitszufriedenheit und Leistung und dafür, dass „beide Faktoren in einer nicht zu vernachlässigenden Beziehung stehen, auch wenn die Frage der Kausalität nicht eindeutig geklärt ist" (Fischer & Fischer, 2005, S. 17).

Speziell für Lehrkräfte gibt es keine weiterführenden theoretischen Annahmen oder Modellvorstellungen, wie sich die globale Arbeitszufriedenheit oder ihre verschiedenen Formen auf den Unterricht auswirken. Somit kann also auch die Betrachtung der Ansätze zur Arbeitszufriedenheit keinen Beitrag dazu leisten, die unterrichtliche Relevanz des Beanspruchungserlebens bei Lehrkräften zu spezifizieren.

2.2.4 *Arbeitsbezogenes Verhaltens- und Erlebensmuster*

Das Arbeitsbezogene Verhaltens- und Erlebensmuster (AVEM) weicht von den bisher dargestellten Beanspruchungskonstrukten insofern ab, als dass es nicht eine einzelne Ausprägung der Beanspruchung beinhaltet, sondern einen Ansatz vorstellt, der mehrere Aspekte der Beanspruchung berücksichtigt und zu einem Muster des Beanspruchungserlebens vereint. Diesem Vorgehen wird ein größerer Erkenntnisgewinn und Erklärungswert zugeschrieben.[25] Der Ansatz des Arbeitsbezogenen Verhaltens- und Erlebensmusters trägt somit „der Tatsache Rechnung, dass Personen sich nicht nur durch Stärkegerade einzelner Eigenschaften, also quantitativ, sondern auch nach der jeweils besonderen Kombination von Eigenschaftsausprägungen, also qualitativ, unterscheiden" (Kieschke, 2003b,

---

[25] Dieser Herangehensweise folgen auch Lehr, Schmitz und Hillert (2008), die Bewältigungs*muster* statt einzelner Bewältigungsstrategien einbeziehen; Kaluza (2001) betont ebenfalls die Notwendigkeit, differentielle Bewältigungsprofile statt einzelner Bewältigungsstrategien zu betrachten.

S. 1). Der Ansatz des so genannten *Arbeitsbezogenen Verhaltens- und Erlebens-musters* geht auf Schaarschmidt und Fischer (1996) zurück und ist als mehrdimensionales Konstrukt zu verstehen, das „Aussagen über gesundheitsförderliche bzw. -gefährdende Verhaltens- und Erlebensweisen bei der Bewältigung von Arbeits- und Berufsanforderungen" (Schaarschmidt & Fischer, 2003, S. 5) erlaubt.[26] Die Autoren stellen theoretische Bezüge zu den Gesundheitskonzeptionen von Becker (1986), Antonovsky (1997) und Udris (1990) sowie zum Transaktionalen Stresskonzept von Lazarus her (Lazarus & Folkman, 1987; Lazarus & Launier, 1981). Der Ansatz des Arbeitsbezogenen Verhaltens- und Erlebensmusters knüpft damit an gesundheitspsychologische Konzepte an, welche „die Art und Weise, wie sich Menschen beanspruchenden Situationen stellen, zum entscheidenden Gesundheitskriterium machen" (Schaarschmidt & Fischer, 2003, S. 7).[27]

Für das Arbeitsbezogene Verhaltens- und Erlebensmuster werden Selbstwahrnehmungen zu elf Dimensionen beruflichen Verhaltens und Erlebens herangezogen, die drei übergeordneten Bereichen, den so genannten *Sekundärfaktoren* Arbeitsengagement, Widerstandskräften und Emotionen, zugeordnet werden. Diese theoretischen Überlegungen zur Bedeutung der genannten Dimensionen konnten im Wesentlichen durch die empirischen Ergebnisse bestätigt werden (vgl. z. B. Schaarschmidt, 2004b; vgl. auch Abschnitt 3.2.4).

▪ Das *Arbeitsengagement* wird als zentraler Baustein psychischer Gesundheit gesehen, da hiermit das Erleben von Sinnhaftigkeit des eigenen Tuns und eine aktive Lebenseinstellung verbunden werden können; wünschenswert ist eine optimale, nicht maximale Ausprägung des Engagements. Gerade die Fähigkeit sich von der Arbeitstätigkeit distanzieren zu können, ist als Ausdruck von Erholungsfähigkeit zu verstehen und gesundheitlich bedeutsam (vgl. z. B. Richter, Rudolf & Schmidt, 1996 zitiert nach Schaarschmidt & Fischer, 2003, S. 9). Zum Arbeitsengagement gehören im AVEM die *subjektive Bedeutsamkeit der Arbeit*, der *berufliche Ehrgeiz*, die *Verausgabungsbereitschaft*, das *Perfektionsstreben* und die *Distanzierungsfähigkeit*, die zugleich auch dem zweiten Sekundärfaktor, den Widerstandskräften, zugeordnet wird (Schaarschmidt, 2004b, S. 22).

---

[26] Daneben ist das mehrdimensionale Instrument zur Messung des arbeitsbezogenen Erlebens von Lehrkräften (AEL) von Bauer und Kemna (2009) zu nennen, das vier Dimensionen, nämlich die erlebte pädagogische Wirksamkeit, Schülerinteresse, Vertrauen/Zutrauen und Wohlbefinden im Arbeitsumfeld einbezieht. Somit hebt es mehr auf die unterrichtlichen Wirkungen bzw. Wahrnehmung der Arbeitsbedingungen ab; die erlebte Beanspruchung ist nur in der Dimension Wohlbefinden enthalten, so dass es als affektiver Beanspruchungsindikator nicht geeignet erscheint.

[27] Zur Gesundheitsrelevanz der Muster vgl. z. B. Schaarschmidt (2004b).

- Die *Widerstandskräfte* sind bedeutsam als „Ausdruck von und Voraussetzung für Gesundheit" (Schaarschmidt & Fischer, 2003, S. 9). In Anknüpfung an das Gesundheitsverständnis von Becker (1986, vgl. auch 2.1) sind Zuversicht und Vertrauen in die eigenen Möglichkeiten relevante Faktoren; daneben wird unter anderem auf die Bedeutsamkeit des Kohärenzsinns (Antonovsky, 1997) und der Selbstwirksamkeit (vgl. Bandura, 1977) verwiesen (Schaarschmidt & Fischer, 2003, S. 9). Als Dimensionen der Widerstandskräfte werden die *Resignationstendenz bei Misserfolg*, die *offensive Problembewältigung* und die *innere Ruhe und Ausgeglichenheit* einbezogen.

- Die berufsbegleitenden *Emotionen* stellen den Hintergrund für die Auseinandersetzungen mit den beruflichen Anforderungen dar und sind an sich gesundheitsbedeutsam. Die soziale Unterstützung (Schwarzer & Leppin, 1989) wird als „psychologischer Schutzfaktor" verstanden (vgl. Schaarschmidt & Fischer, 2003, S. 9). Die Emotionen werden im AVEM-Konstrukt durch das *berufliche Erfolgserleben*, die *soziale Unterstützung* und die allgemeine *Lebenszufriedenheit* abgebildet.

Die vier Muster des arbeitsbezogenen Verhaltens und Erlebens
Clusteranalytisch werden aus den Ausprägungen der elf Merkmale vier Muster beruflichen Verhaltens und Erlebens bestimmt – *Gesundheit, Schonung, Risikotyp A und Risikotyp B* –, bei denen die Ausprägungen der elf Merkmale signifikant differieren und somit charakteristische Merkmalskombinationen abbilden. Im Folgenden werden die vier Muster Gesundheit, Schonung, Risikomuster A und Risikomuster B näher vorgestellt (vgl. Schaarschmidt & Fischer, 2003; Schaarschmidt & Fischer, 1997; Schaarschmidt, 2004b).

Das *Muster G (Gesundheit)* ist gekennzeichnet durch ein hohes Arbeitsengagement, verknüpft mit einem starken beruflichen Ehrgeiz und einer guten Distanzierungsfähigkeit. Bezüglich der Widerstandsfähigkeiten sind die vergleichsweise geringste Resignationstendenz bei Misserfolg, die höchste offensive Problembewältigung sowie die größte innere Ruhe hervorzuheben. Alle drei emotionalen Kategorien (Erfolgserleben im Beruf, Lebenszufriedenheit und Erleben sozialer Unterstützung) weisen ebenfalls höchste Werte auf. Das Muster Gesundheit stellt somit die gewünschte, ideale Merkmalskombination beruflichen Verhaltens und Erlebens dar.

Das *Muster S (Schonung)* wird durch das geringste Arbeitsengagement, die stärkste Distanzierungsfähigkeit sowie eine niedrige Resignationstendenz bei vorhandener innerer Ruhe charakterisiert. Die insgesamt positiven Emotionen mit Ausnahme des beruflichen Erfolgserlebens beruhen daher vermutlich auf dem außerberuflichen Bereich. Insgesamt ist durch die guten Widerstandsfähigkeiten und positiven Emotionen keine gesundheitliche Gefährdung mit diesem Muster assoziiert (s.u.), jedoch sind Probleme im motivationalen Bereich festzustellen.[28] Die zwei folgenden Muster gehen im Gegensatz zu den bisher genannten mit deutlichen gesundheitlichen Risiken einher, wie weiter unten ausführlicher erläutert wird, so dass diese Gefährdung von den Autoren in die Musterbezeichnung aufgenommen wurde.

Das *Risikomuster A* ist vor allem durch ein überhöhtes berufliches Engagement und eine exzessive Verausgabung gekennzeichnet, verbunden mit der im Vergleich am geringsten ausgeprägten Distanzierungsfähigkeit. Auch die hohe Resignationstendenz bei Misserfolg und die geringe innere Ruhe verdeutlichen die unzureichend vorhandenen Widerstandsfähigkeiten. Begleitet wird das hohe Engagement von den gering ausgeprägten emotionalen Dimensionen Lebenszufriedenheit und Wahrnehmung sozialer Unterstützung; lediglich das Erfolgserleben im Beruf hat eine nicht ganz so geringe Ausprägung. Schaarschmidt (2004b) stellt für dieses Muster sowohl Verbindungen zu dem Typ-A-Verhaltenskonzept von Friedman und Rosenman (1974) her, auf das auch die Benennung des Musters zurückgeht, als auch zu dem von Siegrist (1991) beschriebenen Phänomen der Gratifikationskrise, das die Problematik eines großen Arbeitseinsatzes bei ausbleibender Anerkennung beschreibt.

Für das *Risikomuster B* sind vor allem die geringen Widerstandsfähigkeiten – besonders die hohe Resignationstendenz und geringe offensive Problembewältigung – sowie die negativen Emotionen, vor allem das fehlende Erfolgserleben im Beruf und die geringe allgemeine Lebenszufriedenheit kennzeichnend. Ergänzt werden diese zwei Bereiche durch ein eingeschränktes Engagement, vor allem in der subjektiven Bedeutsamkeit der Arbeit und des beruflichen Ehrgeizes. Dies ist eine Ähnlichkeit zu den Ausprägungen des Musters Schonung, im Unterschied dazu jedoch mit einer verringerten Distanzierungsfähigkeit verknüpft, woraus die besondere Problematik des Risikomusters B entsteht. Die Bezeichnung des Musters erfolgt aufgrund der Ähnlichkeit zum Burnout-Syndrom, das ebenfalls durch Resignation, Motivationseinschränkung und verminderte Widerstandsfähigkeiten und negative Emotionen gekennzeichnet ist (vgl. Kapitel 2.2.2). Der emotionale Bezug der AVEM-Muster zeigt sich auch im Alltagserleben (Freude): Personen des Gesundheitsmusters zeigen signifikant mehr Freude als Angehörige der Muster S, diese wiederum mehr als Risikotyp A. Beim Risikotyp B ist die Freude am geringsten ausgeprägt (Schaarschmidt & Fischer, 2001).

Die Autoren verstehen die Muster sowohl als Ergebnis der bisherigen Auseinandersetzungen mit beruflichen Anforderungen als auch als Basis für den

---

[28] Dieses Musters zeigt Ähnlichkeiten mit dem Phänomen der inneren Kündigung (vgl. Jehle & Schmitz, 2007; Lauck, 2003; Richter, 1999; Schmitz et al., 2004).

Umgang mit neuen Herausforderungen, so dass hier ein eher zirkuläres Verständnis von Beanspruchungserleben einerseits und Wahrnehmung und Gestaltung der beruflichen Situation andererseits vorliegt. In den Publikationen der Autoren werden die erhobenen Dimensionen bzw. gebildeten Muster meist als *Beanspruchung* bzw. *Beanspruchungsmuster* bezeichnet (Schaarschmidt, Kieschke & Fischer, 1999; Schaarschmidt & Kieschke, 2007, Kieschke, 2004). Im Sinne von Rudows Rahmenmodell ist das Arbeitsbezogene Verhaltens- und Erlebensmuster (AVEM) somit als Form des Beanspruchungserlebens einzuordnen. Aufgrund der grundsätzlichen Stabilität, aber auch der langfristigen Veränderbarkeit der Muster (Kieschke, 2003b) können sie als Beanspruchungs*folge* verstanden werden,[29] aus der sich die gesundheitlichen und pädagogischen Auswirkungen ableiten lassen.

Ebenso wie die Arbeitszufriedenheit als Einstellung, Motiv oder Emotion verstanden werden kann, ist auch die Verortung der AVEM-Muster mehrdeutig. Sie werden überwiegend als Beanspruchungserleben verstanden, teilweise jedoch auch als persönliche Ressource (Schaarschmidt & Fischer, 2003, S. 7) oder Bewältigungsmuster bezeichnet (Krause & Dorsemagen, 2007a; Schmid, 2003, S. 91; vgl. Kritik bei Herzog, 2007; Lehr et al., 2008; Sarges, 2000). Diese Problematik der Einordnung kann als Folge des zirkulären Verständnisses von *Wahrnehmung von* und *Umgang mit* beruflichen Anforderungen verstanden werden: betrachtet man die AVEM-Muster als Ergebnis der Auseinandersetzung mit den beruflichen Anforderungen, sind sie als resultierende Beanspruchung zu verstehen. Da diese aber wieder rückwirkt auf den Umgang mit neuen Situationen, stellen sie dann ein persönliches Merkmal, eine Ressource dar bzw. sind Teil des interaktionistischen Prozesses der Widerspiegelung.

AVEM-Muster und Unterricht
Da von den Autoren keine ausführliche Theorie oder Modellvorstellung vorliegt, gibt es auch keine begründeten Annahmen der Wirkung auf den Unterricht, auch wenn Schaarschmidt, wie in der Einleitung zitiert, eine Relevanz der psychischen Gesundheit für die Unterrichtsqualität annimmt. Dabei wird auch hier keine einseitige Wirkung sondern eine Wechselwirkung zwischen den AVEM-Mustern und der Arbeitstätigkeit postuliert. Auch hier wird also ein zirkulärer Prozess angenommen: „Über die Arbeitsanforderungen beeinflussen die Tätigkeitsmerkmale die Herausbildung der Muster, die dann ihrerseits den Stil der Ausei-

---

[29] Klusmann (2011a, S. 281) berichtet über die Konzeption sog. Typen bzw. *Stilen der Selbstregulation* aus den AVEM-Dimensionen des Arbeitsengagements und der Ressourcen/Widerstandsfähigkeiten – ohne Berücksichtigung der vier emotionalen Dimensionen (vgl. Klusmann, Trautwein, Lüdtke, Kunter & Baumert, 2009, sowie Kapitel 4.1.1). Diese Selbstregulationsstile wären bei den Handlungsvoraussetzungen der Person einzuordnen.

nandersetzung mit eben diesen Merkmalen prägen. Die Bewältigungsmuster haben also Einfluss darauf, wie die Tätigkeitsmerkmale wahrgenommen, genutzt und schließlich auch gestaltet werden" (Schaarschmidt & Fischer, 2001, S. 159).

2.3 Zusammenfassung und Zwischenfazit

Das Rahmenmodell der Belastung und Beanspruchung von Rudow (1994) beinhaltet, dass die Arbeitsbedingungen und Arbeitsaufgaben, zusammen als objektive Belastung verstanden, vor dem Hintergrund der persönlichen Handlungsvoraussetzungen in einem Prozess der Widerspiegelung von der Lehrkraft hinsichtlich ihrer subjektiven Bedeutung bewertet werden. Aus der subjektiven Belastung ergeben sich Beanspruchungsreaktionen und Beanspruchungsfolgen auf verschiedenen Ebenen (physiologisch, affektiv, kognitiv-verhaltensmäßig), aus denen ihrerseits positive oder negative Einflüsse auf die Gesundheit und pädagogische Handlungskompetenz folgen. Für die unterrichtliche Relevanz sind daher die Beanspruchungsfolgen bedeutsam. Die affektiven Beanspruchungsfolgen, also das subjektive Beanspruchungserleben, wurden für die Fragestellung dieser Arbeit als geeigneter Bereich identifiziert. Die theoretischen Ansätze der spezifizierenden Konstrukte des Beanspruchungserlebens (Stresserleben, Burnout, Arbeitszufriedenheit und arbeitsbezogenes Verhaltens- und Erlebensmuster) wurden zum einen hinsichtlich ihrer Eignung als Beanspruchungsindikator und zum anderen in Bezug auf potentielle Auswirkungen auf den Unterricht näher betrachtet. Dabei zeigte sich, dass die verschiedenen Theorien der Beanspruchungskonstrukte kaum Ansätze hinsichtlich der unterrichtlichen Relevanz des Beanspruchungserlebens bieten. Lediglich beim Burnout wird der Zusammenhang zum Unterricht thematisiert: Auswirkungen auf den Unterricht werden sowohl hinsichtlich der Unterrichtsvorbereitung (schlechter, fehlend, geringere Gründlichkeit), der daraus folgenden Unterrichtsgestaltung (Inhaltsebene) als auch in Bezug auf die Beziehungsebene zu den Schüler/innen (Kontaktverlust, Verlust der Empathie) angenommen.

Eignung der Konstrukte für die Fragestellung der unterrichtlichen Relevanz
Hinsichtlich des Stresserlebens wurde festgestellt, dass es für Stress als affektive Beanspruchungsfolge keine klare Konzeption gibt und es somit als Beanspruchungsindikator für die Fragestellung nicht geeignet ist. Das Burnout-Syndrom ist als bereichsübergreifende Beanspruchungsfolge zu verstehen, wobei Aspekte des affektiven Erlebens mit arbeitsbezogenen Variablen gemeinsam auftreten, so dass eine Trennung von Beanspruchungserleben und unterrichtlicher Relevanz nicht möglich ist; somit ist die Nützlichkeit für die Fragestellungen der vorlie-

genden Arbeit hier ebenfalls stark eingeschränkt. Hinsichtlich der Arbeitszufriedenheit sind sowohl die globale Arbeitszufriedenheit als auch die qualitativ unterschiedlich ausprägten Zufriedenheitsformen als Beanspruchungsfolge zu verstehen, wobei die Zufriedenheitsformen eine bessere Eignung aufweisen als die eindimensionale globale Zufriedenheit, da auch deutlich wurde, dass negative Beanspruchung und Zufriedenheit nicht Pole einer Dimension sind, sondern durch verschiedene Faktoren begünstigt werden und somit auch nebeneinander auftreten können, so dass eine mehrdimensionale Erfassung des beruflichen Erlebens aussagekräftiger ist. Dies ist beim arbeitsbezogenen Verhaltens- und Erlebensmuster (AVEM) gegeben: Im Vergleich zu den drei anderen Konstrukten des Beanspruchungserlebens (Stresserleben, Burnout und Arbeitszufriedenheit) ist festzustellen, dass mit dem AVEM-Ansatz deutlich komplexere und differenziertere Aussagen über das Beanspruchungserleben der Personen ermöglicht werden. So können neue Aspekte des Beanspruchungserlebens, nämlich die (gesundheitlich unbedenkliche) innere Schonhaltung oder das (mit gesundheitlichen Risiken verbundene) Gefühl des Überengagements beim Risikomuster A erfasst werden, während mit den bisherigen Ansätzen nur gesunde, ausgebrannte oder zufriedene Personen erfasst werden konnten. Beim Schonungsmuster ist eine Nähe zur Arbeitszufriedenheit zu vermuten, jedoch ist es für die unterrichtliche Relevanz möglicherweise bedeutsam, ob die Person den Beruf als bedeutungsvoll oder eher unwichtig empfindet oder auch inwieweit das berufliche Engagement als ausgeprägt oder eingeschränkt erlebt wird. Das Muster des erlebten Überengagements ohne positive emotionale Entsprechung würde ebenso wie der Schonungstyp durch das Raster der alleinigen Erfassung von Stress, Burnout oder Arbeitszufriedenheit fallen.

Das arbeitsbezogene Verhaltens- und Erlebensmuster (AVEM) kann somit trotz gewisser Kritik an der theoretischen Verortung und Begründung der Auswahl der Dimensionen (vgl. auch entsprechende Kritik am MBI) als der umfassendste und differenzierteste Ansatz beruflichen Beanspruchungserlebens verstanden werden, da nicht nur mehr oder weniger starke Ausprägungen einer Dimension erfasst, sondern beruhend auf sieben Erlebensdimensionen vier qualitativ unterschiedliche Muster unterschieden werden können. Dies ist somit der am besten geeignete Ansatz für die Frage nach der unterrichtlichen Relevanz des Beanspruchungserlebens.

Nach dieser theoretischen Aufarbeitung des Beanspruchungserlebens wird im Folgenden der entsprechende empirische Forschungsstand in den Blick genommen. Dazu wird zunächst im folgenden Kapitel 3 der empirische Forschungsstand zum Beanspruchungserleben von Lehrkräften unter Berücksichtigung der Besonderheiten des Sportunterrichts und des fachspezifischen Beanspruchungserlebens von Sportlehrkräften aufgearbeitet. Die wenigen vorliegenden Erkenntnisse zur unterrichtlichen Relevanz der Beanspruchung werden nach einer Analyse der unterrichtlich bedeutsamen Faktoren in Kapitel 4.3 zusammengefasst.

3 Beanspruchungserleben von (Sport-)Lehrkräften

Dieses Kapitel widmet sich dem empirischen Forschungsstand des Beanspruchungserlebens von Sportlehrkräften, da dieses die Grundlage für die weiterführende Frage nach der unterrichtlichen Relevanz ist. Wie einleitend erwähnt, ist die Beanspruchungsforschung zu Sportlehrkräften, wie auch die Frage der Fachspezifität, ein Desiderat der Belastungs- und Beanspruchungsforschung. Da zum Beanspruchungserleben von Sportlehrkräften nur vereinzelte Studien vorliegen, werden auch fachübergreifende Studien zu Lehrkräften in die Aufarbeitung des Forschungsstandes einbezogen. Somit kann auch der Frage nachgegangen werden, inwieweit die Beanspruchung von Sportlehrkräften mit der anderer Fachlehrkräfte vergleichbar ist oder ob abweichende Ausprägungen vorliegen.

Fachspezifität der Beanspruchung
Die Forschung zur fächervergleichenden Beanspruchung generell zeigt nur eine geringe Zahl von Ergebnissen, die zudem widersprüchlich sind: Eine Studie aus Australien von Hodge, Jupp und Taylor (1994, N= 107) weist fachspezifische Unterschiede für Musik- und Mathematiklehrkräfte nach. Frenzel und Götz (2007) hingegen können für Mathematik- und Physik-Lehrkräfte keine Fachspezifität der Emotionen beim Unterrichten nachweisen. In einer fachspezifischen Auswertung der Potsdamer Lehrerstudie, in welcher die Fächerkombinationen Sport/Zweitfach versus Deutsch/Fremdsprache versus Mathematik/Naturwissenschaft verglichen werden, zeigt sich „kein sehr wesentlicher Effekt auf das Beanspruchungserleben" (Ksienzyk & Schaarschmidt, 2004, S. 75). Allerdings häufen sich ungünstige Beanspruchungsmuster, wenn das Fach Deutsch mit einem weiteren nachbereitungsintensiven Fach kombiniert ist. Die mangelnden Erkenntnisse zur fachspezifischen Beanspruchung sind sicherlich auch damit zu erklären, dass es (methodisch) schwierig ist, die Beanspruchung durch die verschiedenen Fächer zu vergleichen, da Lehrkräfte in Deutschland in der Regel mindestens zwei Fächer unterrichten (vgl. auch Candová, 2005; Wendt, 2001).

Über die möglicherweise *abweichende Beanspruchung durch das Fach Sport* wurde in den vergangenen Jahrzehnten wiederholt diskutiert. Bereits vor 30 Jahren fragte Harnos provokativ in der Zeitschrift sportunterricht, ob Sportlehrkräfte nicht ruhig mehr arbeiten könnten und „ob die Arbeit des Sportlehrers geringer zu bewerten ist als die anderer Fachlehrer" (Harnos, 1983, S. 32). Er selbst vertritt die Ansicht, dass Lehrkräfte im Sportunterricht sogar mehr leisten müssten als in anderen Unterrichtsfächern. Der Sportunterricht wird jedoch von Kolleg/innen, Eltern und in der Öffentlichkeit meist als weniger wichtiges Fach betrachtet und das Ansehen der Sportlehrkräfte geringer eingeschätzt (vgl. Baur, 1982; Escher, 1998; Miethling, 2000; Miethling, 2001; Cachay & Kastrup, 2006). Schierz (2009, S. 63) spricht sogar von einer „Anerkennungskrise" des Faches. Diese äußert sich auch darin, dass in einigen Bundesländern Sport als Prüfungsfach im Abitur nicht mehr zugelassen ist.[30] Andererseits haben das Fach und die Sportlehrkräfte einen hohen Stellenwert aus Sicht der Schüler/innen: hier ist eine besonders positive Einschätzung und Beliebtheit des Faches und der Sportlehrkräfte festzustellen (vgl. Baur, 1982; Escher, 1998; Kruber, 1996; Gerlach, Kussin, Brandl-Bredenbeck & Brettschneider, 2006).

Unstrittig ist, dass der Sportunterricht eine besondere Stellung im schulischen Fächerkanon hat, denn es ist das einzige schulische Unterrichtsfach, in dem körperbezogene Bildungsprozesse im Vordergrund stehen (auch wenn das Konzept des Erziehenden Sportunterrichts über die Vermittlung motorischer Kompetenzen hinausgeht). Daraus folgen einige besondere Arbeitsbedingungen für Sportlehrkräfte, die im Sinne des Rahmenmodells von Rudow (vgl. Kapitel 2.1) zunächst als objektive bzw. subjektive Belastungen zu verstehen sind.

Diese *Besonderheiten des Sportunterrichts* werden im ersten Unterkapitel auf Grundlage von Erfahrungsberichten und empirischen Ergebnissen erläutert (vgl. Abschnitt 3.1). Im Anschluss daran (vgl. Kapitel 3.2) werden die empirischen Befunde zur resultierenden Beanspruchung von Lehrkräften im Allgemeinen und Sportlehrkräften im Besonderen anhand der vier in Kapitel 2.2 herausgearbeiteten Beanspruchungskonstrukte systematisch resümiert. Dabei wird auch die Frage der Fachspezifität durch zwei Herangehensweisen analysiert: Zum einen werden hinsichtlich der vier Beanspruchungskonstrukte die Ausprägungen bei Lehrkräften allgemein verglichen mit denen für Sportlehrkräfte.[31] Zum anderen werden Studien herangezogen, in denen die Sportlehrkräfte selbst nach der empfundenen Beanspruchung durch ihre verschiedenen Unterrichtsfächer und nach ihrem gewünschten Einsatz in ihren Unterrichtsfächern befragt werden. Denn, so die Annahme, wird der Unterricht im Fach Sport als anstrengender als in anderen Fächern empfunden, werden die Lehrkräfte sich weniger Sportunter-

---

[30] Ein herzlicher Dank für die Informationen zu den einzelnen Bundesländern geht an Frau Andrea Schwermer vom Sekretariat der Kultusministerkonferenz.

[31] Die internationalen Publikationen zur Beanspruchung von Sportlehrkräften, vor allem Forschungsergebnisse zum Burnout-Syndrom (Fejgin, Ephraty & Ben-Sira, 1995; Fejgin, Talmor & Erlich, 2005; Al-Mohannadi & Capel, 2007; Koustelios & Tsigilis, 2005; Amarantidou, Mantis & Koustelios, 2009; Koustelios, 2003; Capel, 1990; Danylchuk, 1993a, 1993b) werden aufgrund der sehr unterschiedlichen Ausbildungs- und Arbeitsbedingungen für Sportlehrkräfte wie z. B. Highschool Coaches hier nicht berücksichtigt.

richt wünschen, und wird der Sportunterricht als weniger belastend wahrgenommen, dürfte ein sehr hoher Anteil von Sportunterricht an der Gesamtstundenzahl favorisiert werden. Das Kapitel schließt mit einer Zusammenfassung des Beanspruchungserlebens von Sportlehrkräften und einem Fazit zur potenziellen fachspezifischen Ausprägung des Beanspruchungserlebens (vgl. Kapitel 3.3).

3.1 Besonderheiten des Sportunterrichts

Die überwiegende Mehrheit der deutschsprachigen Veröffentlichungen zu den fachspezifischen Belastungsfaktoren liegt in Form von Erlebnis- und Erfahrungsberichten aus der subjektiven Perspektive der Betroffenen, also von Sportlehrkräften oder deren Ausbildern, vor (vgl. Feuß, 1998; Frommel, 2006; Gröbe, 2006; Harnos, 1983; Jahl, 1996; Kabiersch-Diekmann, 2000; Lange, 1981; Neumann, 2004a; Rohnstock, 2000; Deutscher Sportlehrerverband, 2002; Scheffell & Patzkill, 1994; Thomann, 2006; Wurzel, 1995a, 1995b; Zimmermann, 2005a, 2005b, 2006). Zum Teil sind die Veröffentlichungen in unmittelbarer Reaktion auf die Einführung des Hamburger Arbeitszeitmodells im Jahr 2003 entstanden und unterziehen die Frage nach dem „Traumjob Sportlehrer?" (Cachay, 2003) einer kritischen Revision. Dabei werden die meisten fachspezifischen Unterrichtsaspekte als belastend empfunden, nur eine geringe Anzahl wird als entlastend wahrgenommen (Rohnstock, 2000). Im Folgenden werden die Besonderheiten des Sportunterrichts, die von den Autoren als be- bzw. entlastende Faktoren bewertet werden, kurz zusammengefasst.

Belastende Aspekte des Sportunterrichts
- Eigene physische Beanspruchung (z. B. Hilfestellung, Geräteaufbau und -abbau); Beanspruchung der Stimme; die Lärmbelastung ist sehr hoch und erreicht mitunter gesundheitsgefährdende Werte (Deutscher Sportlehrerverband, 2002; Rohnstock, 2000; Frommel, 2006; Gröbe, 2006; Miethling, 2001)
- Erhöhte Anforderungen an die Organisation des Unterrichtsgeschehens (Miethling, 2001), spezifische Anforderungen an Klassenmanagement und Disziplin
- Veränderungsdruck durch Einbeziehung neuer Trendsportarten (Gröbe, 2006)
- Abnehmende körperlich-motorische Fachkompetenz (Gröbe, 2006; Miethling, 2001): Sportlehrkräfte sind die einzigen Lehrkräfte, deren fachliche Kompetenz (im Sinne der Eigenrealisation) im Lauf des Berufslebens abnimmt (Kirchem, 2002)

- Nicht immer vorhandene Experten-Laien-Differenz zwischen Schüler/innen und Lehrkräften; Verringerung des Expertenstatus (Cachay & Kastrup, 2006) durch umfangreiche Sportsozialisation der Schüler/innen außerhalb der Schule und den mit steigendem biologischen Alter geringer werdenden sportmotorischen Kompetenzen der Lehrkräfte (s.o.)
- Geringere Anerkennung und angezweifelte Fachkompetenz besonders bei *Sportlehrerinnen,* die Schüler unterrichten (vgl. Scheffel & Palzkill, 1994; Firley-Lorenz, 1998)
- Erhöhte psychische Anstrengung: aufgrund der räumlich-organisatorischen Situation ist eine *„Dauerkonzentrationsanspannung"* notwendig (Rohnstock, 2000; Frommel, 2006); Aufsichtsaufgaben und Zeitmanagement; keine Stillarbeitsphasen, Verhaltens- und Disziplinprobleme mit den Schüler/innen und der Schüler/innen untereinander; Interaktionsprobleme (Lange, 1981; Janalik & Treutlein, 1996); viel Druck für unmittelbare Intervention und Entscheidungen. Im Konflikt zwischen Nähe zu den Schülern und schulischen Anforderungen entsteht ein besonders hohes Potential für Konflikte bzw. für das Ausbrennen der Lehrkräfte (Wurzel, 1995a)
- Heterogenere Schülerschaft in Leistung und Verhalten als in anderen Fächern (Gröbe, 2006; Miethling, 2001)
- Erhöhtes Unfall- und Verletzungsrisiko der Schüler/innen (Hundeloh, 2005)
- Leistungsbewertung und Notengebung ist vor dem Hintergrund des fachdidaktischen Konzepts des Erziehenden Sportunterrichts erschwert (Frommel, 2006)
- Ein großes Maß an Zeitknappheit und Hektik im Unterrichtsalltag: Umkleiden, Wege, Kontrolle von Anwesenheit, Sportkleidung und Entschuldigungen; Aufsicht, Aufbau und Abbau von Materialien, Geräte- und Raumkontrollen, persönliche Hygiene (vgl. Frommel, 2006)
- Hoher Kooperations- und Flexibilitätsdruck durch Geräte- und Raumknappheit sowie Mehrfachbelegungen der Sportstätten (Frommel, 2006)
- Längere Anwesenheitszeiten in der Schule und zeitintensive Zusatzverpflichtungen für Sportlehrkräfte, für die es meist keine Stundenermäßigungen gibt (Garske & Holtz, 1985; Stündl & Zimmermann, 2006)

Entlastende Aspekte des Sportunterrichts:

- Geringer(er) Korrekturaufwand (Rohnstock, 2000); zum Teil wird eine geringere Vorbereitungszeit genannt (Wolters, 2010b; Escher, 1998)
- Größerer pädagogisch-kreativer Freiraum in Unterrichtsgestaltung und -inhalten sowie der Notengebung (Rohnstock, 2000; Wolters, 2010b; Escher, 1998)

- Eigene körperliche Aktivität im Unterricht als Ausgleich und Stressabbau (Rohnstock, 2000; Wolters, 2010)
- Freude und Motivation dadurch, dass die Schüler/innen dem Fach gegenüber positiv eingestellt sind und Freude an der Bewegung haben, dass ein besonderer Zugang zu den Schüler/innen im Sportunterricht möglich ist (Wolters, 2010b; Escher, 1998)
- Erziehungs- und Bildungsziele: die Potentiale des Faches hinsichtlich Persönlichkeitsbildung, sozialem Lernen und Gesundheitserziehung werden hervorgehoben. (Miethling, 2001; Wolters, 2010b); Sport bietet besondere Möglichkeiten, alle Schüler/innen einzubeziehen (Inklusion)

Betrachtet man die genannten Aspekte, ist festzustellen, dass mitunter dieselben Faktoren (Beziehung zu den Schüler/innen, Notengebung, körperliche Aktivität, Freiräume im Unterricht) als Quellen der *Be*lastung und *Ent*lastung empfunden werden.

Forschungsstand
Empirische Arbeiten, welche die genannten *potentiellen Stressoren* auf breiter empirischer Basis erfassen, liegen nur in geringer Zahl vor. Hier sind die Entwicklung eines Instruments zur Erfassung fachspezifischer Stressoren, ABIS – Arbeitsbelastungen im Sportlehrerberuf von Heim und Klimek (1999) sowie darauf aufbauende quantitative Untersuchungen von Miethling zu nennen (Miethling & Brand, 2004, Miethling, 2008, Buttkus & Miethling, 2005).[32] König (2004) stellt Befunde zu wahrgenommenen Stressoren des Sportunterrichts vor, die auf der Beantwortung einzelner Items beruhen. Bei einer etwas anders akzentuierten Fragestellung beurteilten die Sportlehrkräfte die Bedeutung von fachspezifischen Aspekten für die (geminderte) Qualität des Sportunterrichts (Oesterreich, 2005b; Oesterreich & Heim, 2006); dazu wurden ebenfalls Auszüge aus den ABIS-Skalen, jedoch mit veränderter Instruktion und Skalierung eingesetzt. Die Rangplätze für die verschiedenen Stressorenbereiche fallen in den genannten Studien unterschiedlich aus, so dass keine einheitlichen Befunde zu fachspezifischen Stressoren vorliegen.

Bei Wendt (2001) werden acht belastende Unterrichtsfaktoren für verschiedene Fächer eingeschätzt, aus deren Verrechnung (Summenwert) sich für das

---

[32] Miethling legt seit den 1980er Jahren auch *qualitative Studien* zur Belastung und Beanspruchung von Sportlehrkräften vor (vgl. Miethling, 1987, 1992, 2000, 2001, 2002a, 2006); diese erfolgen zumeist unter einer (berufs)biografischen Perspektive angelehnt an das theoretische Bezugsmodell zur Abfolge zentraler Themen in der Berufslaufbahn (vgl. Hubermann, 1991). Eine andere qualitative Studie beschäftigt sich mit besonderen Belastungen und deren Bewältigung im Referendariat (vgl. Ziert, 2012).

Fach Sport das Belastungsniveau „niedrig belastet" ergibt (allerdings werden keine statistischen Kennwerte des Fächervergleichs angegeben; die Mittelwertunterschiede sind recht gering). Dieses Etikett erscheint auch deshalb fraglich, da bei der Auswahl der acht Faktoren zwar typische Belastungen erfragt werden (Schüler, Curriculum, Klasse, Eltern, Verwaltung, Kollegen, Zeitmangel, Familie), aber keine unterrichtsspezifischen Momente einbezogen wurden.

Die Frage, ob Sportlehrkräfte nun aufgrund der abweichenden Anforderungen und Belastungen im Vergleich zu anderen Fachlehrkräften ein *vergleichbares oder abweichendes Beanspruchungserleben* aufweisen, wird im folgenden Kapitel durch Betrachtung des empirischen Forschungsstandes zu den verschiedenen Konstrukten des Beanspruchungserlebens dargestellt.

3.2 Beanspruchungserleben – empirischer Forschungsstand

Um die Frage des (fachspezifischen) Beanspruchungserlebens von Sportlehrkräften zu beantworten, werden zunächst drei Studien herangezogen, in denen die Lehrkräfte selbst zu ihrer Beanspruchung durch ihre Unterrichtsfächer befragt werden. Bei *Garske und Holtz (1985)* berichten erwartungsgemäß 79% der Befragten (N= 847) eine höhere physische Belastung durch das Fach Sport. Hinsichtlich der psychischen Belastung gaben 46% der Sportlehrkräfte eine höhere Belastung für den Sportunterricht als für andere Fächer an, rund 40% empfanden die Belastung gleich, nur jede zehnte Lehrkraft empfindet den Sportunterricht als geringer belastend. Nimmt man den gewünschten Einsatz im Fach Sport als Indikator hinzu, zeigt sich eine ähnliche Tendenz: nur jede/r zehnte Befragte wünscht sich einen überwiegenden Einsatz im Fach Sport mit mehr als 50% der Stunden des Gesamtdeputats; 57% der Sportlehrkräfte möchten nur bis zu 50% des Stundendeputats Sportunterricht erteilen, ein Drittel wünscht sich, nicht mehr als 30% der Stundenzahl im Fach Sport zu unterrichten, obwohl 42% einen geringeren Zeitaufwand für die Vor- und Nachbereitung des Sportunterrichts angeben. Mit höherer Anzahl der Sportstunden steigt die empfundene (fächervergleichende) Belastung signifikant (Garske & Holtz, 1985, S. 333). In dieser Studie zeigt sich also eine höhere psychische und physische Belastung durch den Sportunterricht im Vergleich zu anderen Unterrichtsfächern.

Oesterreich und Heim (2006) konnten vergleichbare Tendenzen anhand von Aussagen von ausgebildeten Sportlehrkräften (N= 870) feststellen, die im Rahmen der DSB-SPRINT-Studie zu ihrer Zufriedenheit mit dem Anteil des Faches Sport am Gesamtdeputat und zu ihren Wünschen zum Einsatz im Sport befragt wurden: Diejenigen Sportlehrkräfte, die mit ihrem derzeitigen Einsatz im Fach unzufrieden sind, also subjektiv zu wenig oder zu viel Sport unterrichten, streben überwiegend einen ausgewogenen Einsatz in ihren Unterrichtsfächern an. Ein Bedürfnis nach einem hohen Anteil oder fast ausschließlichem Einsatz im Sportunterricht, wie es bei einer geringeren Beanspruchung anzunehmen wäre, lässt sich ebenso wenig bestätigen, wie ein verbreiteter Wunsch nach sehr wenig Sportunterricht, der mit einer deutlich höheren Belastung einhergehen müsste (vgl. auch Oesterreich, 2005b). Bei *Kastrup et al.* *(2008)* wird die empfundene Belastung mit steigender Sportunterrichtstundenzahl[33] höher (N= 253 Sportlehrkräfte): Die geringste Belastungswahrnehmung (MW= 3.01) liegt bei wenig Sportstunden und die höchste (MW= 4.60) bei der größten Sportstundenzahl vor. Leider werden keine Signifikanzwerte berichtet und keine Anteile der Sportstunden an der Gesamtstundenzahl ausgewiesen, so dass die Ergebnisse, die für eine höhere Belastung durch das Fach Sport sprechen würden, mit Vorsicht zu betrachten sind. Insgesamt liefern diese drei Studien zur fächervergleichenden Beanspruchung Hinweise auf eine vergleichbare oder sogar etwas stärker ausgeprägte negative Beanspruchung bei Sportlehrkräften.

Da dies allein keine verlässliche Datenbasis ist, wird im Folgenden der Forschungsstand für Lehrkräfte und Sportlehrkräfte zu den in Kapitel 2 vorgestellten vier Beanspruchungskonstrukten systematisch zusammengeführt. Für dieses Resümee des beruflichen Beanspruchungserlebens von Lehrkräften im Allgemeinen und Sportlehrkräften im Besonderen werden nur nationale Untersuchungen seit Mitte der 1990er Jahre berücksichtigt.[34] Zum einen weichen die Arbeitsbedingungen für Lehrkräfte in anderen Ländern zum Teil sehr deutlich ab (Döbrich, 1996), so dass die Ergebnisse zur Ausprägung der verschiedenen Formen beruflichen Beanspruchungserlebens nur eine eingeschränkte Vergleichbarkeit aufweisen würden. Zum anderen würden noch ältere Studien keinen sinnvollen Bezugsrahmen für die Einordnung der Befunde liefern, nicht zuletzt auch deshalb, weil sich die Arbeitsbedingungen für Lehrkräfte in den letzten Jahrzehnten gewandelt haben: So werden z. B. verstärkte Erziehungsaufgaben (Dauber & Döring-Seipel, 2010; Schmieta, 2001) sowie z. B. Integration, Sprachförderung und Umgang mit Fremdenfeindlichkeit als neue Aufgaben benannt (Schmitz, 2004). „Konsens besteht in der Literatur darüber, dass schulische Erziehungs- und Unterrichtsarbeit in den vergangenen Jahren zunehmend schwieriger wurde" (Greller, 2003, S. 26; ähnlich Bieri, 2006). Zudem sind in Folge der politischen Wende und Wiedervereinigung in Deutschland Veränderungen im Schulsystem vollzogen worden.[35]

---

[33] Gruppierte Erfassung (0-7 Stunden Sport, 8-14 Stunden, 15-21 Stunden, >22 Std. Sport).
[34] Übersichten zu älteren Studien zu Angst, Stress, Burnout, Arbeitszufriedenheit finden sich z. B. bei Stähling (1998) oder Rudow (1994).
[35] So haben sich Gesundheit, Zufriedenheit und Belastungen von Lehrkräften nach der Wende im Längsschnitt verändert (Vogel, Haufe & Scheuch, 1999).

Mit Blick auf den gesamten Forschungsstand der letzten 20 Jahre sind meist nur wenige Studien zu verzeichnen, die sich schwerpunktmäßig mit dem jeweiligen Konstrukt beschäftigen. Gerade Fragen der Belastung oder Zufriedenheit sind häufig in empirische Untersuchungen mit anderen Zielstellungen eingebunden und stellen dann nur einen kleinen Teilaspekt dar; diese Teilergebnisse zur Beanspruchung werden ebenfalls berücksichtigt und im Folgenden in die in Kapitel 2 entwickelte Systematik eingeordnet. Da einige Studien mehrere Komponenten des Beanspruchungserlebens erfassen, finden sich zum Teil dieselben Studien in den verschiedenen Teilkapiteln wieder.[36] Im Folgenden werden also die empirischen Ergebnisse zu Stresserleben (vgl. Kapitel 3.2.1), Burnout (vgl. Kapitel 3.2.2), Arbeitszufriedenheit (vgl. Kapitel 3.2.3) und AVEM-Mustern (vgl. Kapitel 3.2.4) von Lehrkräften berichtet, wobei jeweils ergänzend die vereinzelten Befunde für Sportlehrkräfte eingeordnet werden. Zur besseren Vergleichbarkeit der Ergebnisse werden jeweils die relevanten Daten der einzelnen Studien (Stichproben, Instrumente, die Ausprägung des Erlebens sowie die Variation der Beanspruchung hinsichtlich der soziostrukturellen Variablen Alter, Geschlecht, Schultyp und Region) tabellarisch zusammengeführt und zusammenfassend kurz resümiert. Einschränkend ist anzumerken, dass nicht in allen Studien bei den Prüfungen der soziostrukturellen Variablen Signifikanzprüfungen berichtet werden; diese werden dann in der zusammenfassenden Tabelle zwar aufgeführt, in das Resümee werden sie jedoch nicht aufgenommen, da es unsicher ist, inwieweit es sich wirklich um überzufällige Unterschiede handelt.

3.2.1 Stresserleben von Lehrkräften und Sportlehrkräften

„Im Zusammenhang mit Untersuchungen zu Belastungen im Lehrerberuf nimmt der Begriff *Stress* eine dominante Position ein" (Grunder & Bieri, 1995, S. 96). Dies liegt jedoch vor allem an der Vielzahl von Untersuchungen zu den Stress auslösenden Faktoren, also den Stressoren bzw. Prädiktoren auf Ebene des Individuums, der Schule und des Systems (vgl. Übersichten bei Barth, 1997; Kramis-Aebischer, 1996; Rudow, 1994; Schröder, 2006; Ebner & Zimmermann, 2006; Schönwälder, 2006; Untersuchung finden sich beispielsweise bei Wendt, 2001; Abele & Candova, 2007). Daneben gibt es deutlich weniger Publikationen zur empirischen Forschung zum Stresserleben als Reaktion der Person (Beanspruchung) oder zum transaktionalen Ansatz. Hier ist z. B. die empirische Studie von Christ (2004) zu nennen, der das transaktionale Stressmodell im Lehramtsrefe-

---

[36] In einigen Forschungsarbeiten, die sich mit der *Entstehung* der jeweiligen Beanspruchung befassen, werden die deskriptiven Befunde zur Beanspruchungssituation leider nicht berichtet.

rendariat überprüft.[37] In einigen Studien wird die resultierende Beanspruchung über körperliche (psychosomatische) Beschwerden erfasst (z. B. van Dick, 2006; van Dick, Wagner & Christ, 2004), oder es werden Parameter wie Herzfrequenz und Blutdruck herangezogen (z. B. Scheuch & Knothe, 1997). Für den hier ausgewählten Bereich des *Stress- bzw. Belastungsgefühls* als affektivem Beanspruchungsparameter sind kaum Studien zu finden oder die erlebte Beanspruchung wird in den Publikationen nicht deskriptiv berichtet (z. B. Fussangel, Dizinger, Böhm-Kasper & Gräsel, 2010). Mitunter soll die Beanspruchung erhoben werden, indem die Lehrkräfte die empfundene Belastung durch *einzelne Aspekte* der Arbeitstätigkeit angeben sollen (z. B. Hübner & Werle, 1997; van Dick, 2006). Dies wäre im Sinne von Rudows Rahmenmodell jedoch als subjektive Belastung und nicht als affektives Beanspruchungserleben zu verstehen, so dass diese Studien unberücksichtigt bleiben. Der Mangel an Erkenntnissen liegt sicherlich nicht zuletzt an der fehlenden theoretischen Konzeption des Stresserlebens als Beanspruchungsindikator (vgl. Kapitel 2.2.1), die dadurch eine messmethodische Problematik nach sich zieht.

Zum Stresserleben von Lehrkräften in Deutschland in den letzten 20 Jahren werden im Folgenden die wesentlichen Ergebnisse der Arbeiten von Bachmann (1999), Böhm-Kasper und Weishaupt (2002), Gehrmann (2003) und Hüfner (2003) zusammengefasst. Für Sportlehrkräfte werden die Ergebnisse der Studie von Kastrup, Dornseifer und Kleindienst-Cachay (2008) berichtet. Diese werden jeweils mit Angaben zu den Stichproben, Instrumenten und Ergebnissen sowie deren Variation hinsichtlich der soziostrukturellen Variablen in Tabelle 2 dargestellt. Es zeigt sich, dass zur Erfassung des Stresserlebens die Personen häufig befragt werden, *wie belastet sie sich fühlen;* dies ist die häufigste Methode der Erfassung des Beanspruchungserlebens (vgl. Schwarzer, 2000). Solche Ein-Item-Fragen sind jedoch hinsichtlich der Messgenauigkeit als unzuverlässig anzusehen. So bemängelt auch Rudow, dass bei der Erfassung von Stress häufig keine Instrumente sondern „ad hoc konstruierte, mitunter suggestive Items" (1994, S. 119) verwendet werden und dass keine explizite Unterscheidung getroffen wird zwischen akutem und chronischem Stress.

---

[37] Krause (2003, S. 258) äußert Zweifel, ob das Modell aufgrund der Komplexität empirisch zu erfassen ist und Schwarzer (2000) bemerkt: „Offensichtlich gelingt es nicht, auf der Ebene verbaler Selbstauskünfte die Kognitionen von den Emotionen zu trennen […]. Dies ist […] ein Dilemma der Theorie von Lazarus, in der absichtlich alles mit allem zusammenhängt, weil dies nämlich im wahren Leben auch so ist" (Schwarzer, 2000, S. 28). In Bezug auf transaktionale Betrachtungen wird im Sinne eines Bausteins die Bewältigung untersucht (z. B. Herzog, 2007; Czerwenka, 1996; Stück, Rigotti & Mohr, 2004). Auch Ressourcen werden beforscht (z. B. Squarra, van Buer, Ebermann-Richter & Kirchner, 1995; Friedel & Dalbert, 2003; König & Dalbert, 2004; Schmitz, 2001; Schmitz & Schwarzer, 2000; van Dick, Wagner & Petzel, 1999).

Tabelle 2:   Stresserleben von Lehrkräften – Forschungsstand

Autor, Jahr Stichprobe	Methode/Instrument	Ausprägung des Stresserlebens	Soziostrukturelle Variablen
Vogel et al., 1999 N= 330, 16% männlich Alter: M= 40,7 GS, MS, GY SN (Dresden)	Gesamteinschätzung der beruflichen Belastung 1 Item, 7-stufig: *7= sehr hohe berufliche Belastung*	Stufe 7: 23% Stufe 6: 66%	
Bachmann, 1999 N= 345, 63% männlich Alter: 25-65, M= 47,3 BS BW	*„Wie belastend empfinden Sie ihre Tätigkeit als Lehrer insgesamt?"* 1 Item, 5-stufig: *nicht belastend bis sehr belastend*	8% sehr belastend 38% belastend 42% mittel belastend 10% wenig belastend 1% nicht belastend	Geschlecht: Männer beanspruchter Alter: n.s. Schulform: gewerbl. Schulen > hauswirtschaftl. Schulen
Böhm-Kasper & Weishaupt, 2002 N= 781, 30-42% männlich (je nach BuLa) GY TH, BY, BB	Skala erlebte Belastung (Tennstädt, 1985); 7 Items, 4-stufig: *1= nicht beansprucht bis 4=stark beansprucht*	Keine Angabe der Gesamtwerte; nur nach Bundesland und Geschlecht: Skalenmittelwert Minimum: 2,40 (SD= 0,64) Maximum: 2,79 (SD= 0,54) => nahe Mittelwert	Geschlecht: Männer weniger beansprucht als Frauen Region: n.s.
Gehrmann, 2003 Datensätze aus 4 Befragungen N= 2958, 27% männlich GS, HS, RS, G/IG, GY, FS BB, BE	*Ich fühle mich häufig überlastet* 1 Item, 5-stufig: *trifft gar nicht zu bis trifft völlig zu*	11% trifft völlig zu 18% trifft überwiegend zu 45% trifft teilweise zu 23% trifft wenig zu 3% trifft gar nicht zu	Geschlecht: n.s. Alter: n.s.
Hüfner, 2003 N= 3438 35% männlich GS, HS, FS, Sonst. (repräsentativ BY) BY	Ausmaß der psychischen und physischen Belastung 1 Item, 5-stufig: *0= keine bis 4= sehr stark*	28% sehr stark 54% stark 15% etwas 3% gering 0% keine	*Keine Signifikanzen berichtet* Geschlecht: Frauen geringer bel. Alter: mit Dienstalter ansteigend Schulform: RS >FS >HS >GS> BS>GY
Sportlehrkräfte			
Kastrup et al., 2008 N= 253, 17%-60% männlich (je nach Schultyp) Alter: M= 47 GS, HS, RS, G/IG, GY NW (Großstadt)	Belastungsgrad 5-stufig: *1= gar nicht belastet bis 5= sehr stark belastet*	5% sehr stark belastet 27% stark belastet 49% mäßig belastet 15% wenig belastet 4% gar nicht belastet	*Keine Signifikanzen berichtet* Geschlecht: Männer belasteter Alter: Belastung nimmt mit Alter zu Schulform: GY/IG stärkere Belastung als HS/RS, HS/RS > GS

Bei Formulierungen, die Zusätze wie „insgesamt" enthalten, ist jedoch eine Fokussierung auf das generalisierte Erleben auszumachen. Daneben wird die Skala „erlebte Belastung" aus dem Instrument „subjektive Aspekte des Lehrerberufs (SAL)" (vgl. Tennstädt, 1985) verwendet, die sieben Items zur subjektiven, physischen und psychischen Beanspruchung durch den Beruf enthält[38] (vgl. Böhm-Kasper, Bos, Körner & Weishaupt, 2001, S. 188).

Die Übersicht zeigt auch, dass die Prozentzahlen sich beansprucht fühlender Lehrkräfte je nach Quelle und Erhebungsmethode schwanken. Während sich bei Vogel et al. (1999) und Hüfner (2003) die überwiegende Mehrheit, nämlich zwischen 80% und 90% der Lehrkräfte, stark belastet fühlen, sind es bei Bachmann (1999) nur knapp 50%. Neben der Einschränkung durch die Ein-Item-Fragen zeigt sich auch die Problematik der unterschiedlichen Skalierung und verbalen Verankerungen. Würde man bei Bachmann (1999) die Kategorie *mittel belastend* hinzurechnen, käme man auch hier auf knapp 90% sich belastet fühlender Lehrkräfte. 10% bis 15% der Lehrkräfte empfinden keine oder nur eine geringe Stressbeanspruchung. Bei Gehrmann (2003) steht mit der Frage nach der Überlastung ein verschärftes Belastungsempfinden zur Bewertung; dementsprechend sind die Prozentwerte etwas geringer: knapp 30% fühlen sich häufig überlastet, weitere 45% zumindest teilweise; nur gut ein Viertel fühlt sich (eher) nicht überlastet.

Die Angaben beruhen jeweils auf durchaus als gut zu bewertenden Befragtenzahlen. Allerdings sind die Stichproben regional oder in Bezug auf die Schulform meist eher selektiv. Daher können auch hinsichtlich der soziostrukturellen Variablen nur bedingt Aussagen getroffen werden: Hinsichtlich des Stresserlebens bei Männern und Frauen gibt es differierende Ergebnisse; einmal zeigen sich Frauen gestresster, ein anderes Mal die Männer. Konfundierungen mit den Schulformen werden dabei nicht durchgängig geprüft. Das Alter zeigt sich bei Bachmann (1999) als nicht signifikante Variable. Zur Schulform liegen nur signifikante Befunde zu den verschiedenen Typen beruflicher Schulen vor. Hinsichtlich des Stresserlebens von Lehrkräften ist für die letzten 20 Jahre insgesamt ein sehr dürftiger Befundstand zu konstatieren.

Sportlehrkräfte
Das Stresserleben von Sportlehrkräften kann nur anhand einer Studie dargestellt werden: Demnach fühlt sich knapp ein Drittel der befragten Sportlehrkräfte *sehr stark oder stark belastet*, knapp die Hälfte empfindet eine mäßige Belastung und das restliche Fünftel fühlt sich wenig oder gar nicht belastet (Kastrup et al.,

---

[38] Beispielitems: „Meine schulische Belastung schränkt meine Freizeitaktivitäten fühlbar ein"; „Ich fühle mich wegen meiner beruflichen Belastung oft müde und abgespannt" (vgl. Böhm-Kasper & Weishaupt, 2002).

2008). Durch die nicht berichtete Itemformulierung ist jedoch nicht klar, ob die Frage auf die empfundene Belastung generell oder speziell auf den Sportunterricht ausgerichtet ist. Im Vergleich zu den Lehrkräften allgemein deutet diese Studie auf ein etwas geringer ausgeprägtes Stresserleben bei Sportlehrkräften hin, wobei auf die möglichen verzerrenden Effekte der abweichenden verbalen Verankerungen hingewiesen werden muss. Belastbare Ergebnisse zur Beurteilung der fachspezifischen Ausprägung des Stresserlebens liegen somit nicht vor.

3.2.2 Burnout von Lehrkräften und Sportlehrkräften

Das Phänomen Burnout fand seit den 1980er Jahren vor allem im angelsächsischen Raum[39] weite Verbreitung und wurde Grundlage zahlreicher Publikationen (vgl. z. B. Übersicht bei Rudow, 1994 sowie die Bibliografie zum Burnout in psychosozialen Berufen von Enzmann & Kleiber, 1989), im Jahr 2007 wird von über 6000 wissenschaftlichen Beiträgen gesprochen (Sosnowsky, 2007). Lehrkräfte gelten dabei als besonders Burnout-gefährdet (vgl. Krause & Dorsemagen, 2007a; Weber 2003), wobei auch kulturelle Unterschiede zwischen Lehrkräften aus den USA und Deutschland nachweisbar sind (Barth, 1997). Die Untersuchung von Barth (1992; 2. Auflage 1997) gilt als erste umfassende deutschsprachige Burnoutstudie mit Lehrkräften.[40]

Seit Mitte der 1990er Jahre wurde zum Burnout bei Lehrkräften in Deutschland viel publiziert (Körner, 2003; Bauer & Kanders, 1998; Schmitz, 2004; van Dick, 1999; Bickhoff 2000; Käser & Wasch, 2009; , 2011, Schmieta, 2001; Wegner, Ladendorf, Mindt-Prüfert & Poschadel, 1998; Hedderich, 1997; Jacob, 2006; Dückers-Klichowski, 2005; Sosnowsky, 2007). Im Mittelpunkt des Forschungsinteresses stehen dabei ähnlich wie beim Stress vor allem die Faktoren, die zur Burnoutentstehung führen. Aber auch Ressourcen, die der Burnoutentstehung entgegen wirken, wie z. B. die Selbstwirksamkeitserwartung (vgl. Schmitz, 2001; Schmitz & Schwarzer, 2000; Abele & Candova 2007), sowie die Ausprägung von Burnout an verschiedenen Schulformen oder bei Lehramtsanwärtern werden berücksichtigt. Käser und Wasch (2011) bilanzieren, dass die Befundlage bzgl. der Auftretenshäufigkeit, Ursachen, Wirkungen und Folgen des Burnout

---

[39] Internationale Veröffentlichungen zum Burnout werden hier aus den genannten Gründen nicht berücksichtigt (vgl. Buschmann & Gamsjäger, 1999; Brouwers & Tomic, 2000; Maslach & Jackson, 1981; Maslach & Leiter, 1999, 2001; Maslach et al., 2001; Edelwich & Brodsky, 1984; Cherniss, 1980; Vandenberghe & Hubermann, 1999; Farber, 1991; Freudenberger & North, 1992; Hodge et al., 1994; Kyriacou, 1987; Stöckli, 1998, 1999).

[40] Aus den 1980er/90er Jahren liegen weitere Publikationen vor (z. B. Burisch, 1989; Enzmann & Kleiber, 1989; Redeker, 1993; Becker & Gonschorek, 1990; Wulk, 1988; Enzmann, 1996); zusammenfassend z. B. Körner (2003).

von Lehrkräften inkonsistent ist und dass Längsschnitte fehlen. Neben den wissenschaftlichen Publikationen gibt es zahlreiche „Burnout-Ratgeber" für Lehrkräfte (vgl. z. B. Besser-Scholz, 2007; Hagemann, 2003; Hammer & Vogt, 2009; Schaaf, 2008; Hillert, 2009; Poschkamp, 2011). Für die Bestandsaufnahme der Ausprägung des Burnout bei Lehrkräften in Deutschland in den letzten 20 Jahren werden die Untersuchungen von Sauerbeck (1996), van Dick (2006), Bauer und Kanders (1998), Körner (2003), Jacob (2006) und Käser und Wasch (2009) herangezogen, deren wichtigste Parameter in Tabelle 3 zusammengefasst sind. Andere der oben genanten Studien können nicht einbezogen werden, da die Auswertungen nur auf Basis der drei Einzeldimensionen, nicht aber hinsichtlich der Gesamtwerte vorgenommen werden.

Die vorliegende Übersicht zeigt, dass das Maslach Burnout Inventory – MBI (Maslach & Jackson, 1981) das am häufigsten eingesetzte diagnostische Verfahren ist. Dies gilt auch für die Burnout-Forschung generell – es ist schätzungsweise Grundlage von ca. 90% aller Burnout-Studien (Schmitz, 2004; van Dick, 2006; Käser & Wasch, 2011). Der MBI besteht aus insgesamt 22 Items, welche die drei Dimensionen emotionale Erschöpfung, Depersonalisation/Dehumanisierung und reduzierte Leistungsfähigkeit (vgl. Abschnitt 2.2.2) abbilden und nach Auftretenshäufigkeit *und* -intensität betrachtet werden (Rudow, 1994, S. 141). In jüngeren Studien wird nur noch eine Beurteilungsdimension, meist die Zustimmung, abgefragt (van Dick, 2006), da sich hohe Korrelationen zeigten. Das Instrument wurde ins Deutsche übersetzt und wird entsprechend als MBI-D bezeichnet (Barth, 1990). Käser und Wasch (2011) ziehen das Fazit, dass das Instrument eine ökonomische, differenzierte, reliable und valide Erfassung erlaubt (ähnlich auch Schmieta, 2001; Schmitz, 2004). Sosnowsky (2007) hingegen bemängelt die nicht zufriedenstellenden Gütekriterien und die fehlenden Grenz- bzw. Normwerte des Instruments. Körner (2003) problematisiert die Festlegung der „Cut-off-points", ab denen eine Person als ausgebrannt gilt (ebenso Barth, 1997), sowie die Festlegung der Phasen und Gewichtung der drei Subskalen, da durch die verschiedenen Einteilungsverfahren unterschiedliche Verbreitungswerte resultieren. Neben dem MBI wurde bei Sauerbeck (1996) das Instrument von Aronson, Pines und Kafry (1983) eingesetzt, das 14 Items enthält und für Hauptschullehrer umformuliert wurde; auch die Skalierung wurde verändert.

Die Studien zeigen im Ergebnis, dass ca. ein Fünftel bis ein Viertel der Lehrkräfte in einem behandlungsbedürftigen Maß („klinisch") von Burnout betroffen ist. Hinsichtlich der Ausprägung nach den Summenwerten und Phaseneinteilungen weichen die Werte der Studien voneinander ab: demnach sind zwischen 12% und 39% stark von Burnout betroffen, wobei die geringen Anteile stark Ausgebrannter von Bauer und Kanders (1998) deutlich aus dem Rahmen fallen; von diesem Ergebnis abgesehen, sind in der Regel eher mind. 25% der Lehrkräfte stark ausgebrannt. Dies übertrifft geringfügig die Zusammenfassung für ältere Studien, nach der zwischen 10% und 30% der Lehrkräfte an deutschen Schulen von Burnout betroffen sind (Körner, 2003, S. 104). Lediglich ein Viertel bis knapp die Hälfte der Lehrkräfte empfindet sich als wenig ausgebrannt. Die unterschiedlichen Versionen der Instrumente und abweichenden Skalierungen bzw. verbalen Verankerungen (Häufigkeit versus Zutreffen der Items) erschweren die Vergleichbarkeit der Ergebnisse. Die Stichproben, die den jeweiligen Studien zugrunde liegen, weisen zwar gute bis sehr gute Probanden-Zahlen auf (N= 123 bis N= 1123), sind jedoch häufig regional oder schulformbezogen eingeschränkt. Bauer und Kanders (1998) geben für ihre Stichprobe Repräsentativität an, setzen jedoch eine deutlich veränderte Version des Instrumentes ein.

Hinsichtlich der soziostrukturellen Variablen zeigt sich übereinstimmend für die Variable *Geschlecht*, dass für die Burnout-Ausprägung zwischen Lehrerinnen und Lehrern keine signifikanten Unterschiede vorzufinden sind.[41] Für das *Alter* werden ebenfalls keine überzufälligen Unterschiede berichtet. Diese Ergebnisse decken sich mit denen für ältere Studien, denn Rudow (1994, S. 143) berichtet, dass es keine Einflüsse der Variablen Geschlecht, Dienstalter und Lebensalter auf das Burnout gibt. Für die Schulform sind in zwei der drei Studien, die den Einfluss prüfen, keine signifikanten Unterschiede der Burnout-Ausprägung zu verzeichnen. Nur bei van Dick (2006) zeigen sich Unterschiede zwischen Lehrkräften an Gymnasien und Hauptschulen mit hohem Burnout und Sonderschullehrkräften mit geringerem Burnout. Hinsichtlich der Region werden Unterschiede nur bei Körner (2003) geprüft, wo sich Differenzen nur für die *Lehrerinnen* in den Ländern Brandenburg, Thüringen und Bayern zeigen. Insgesamt ist die *Forschungslage zur Ausprägung des Burnout-Syndroms* bei Lehrkräften in Deutschland in den letzten 20 Jahren überschaubar. Dieses Fazit wurde bereits vor zehn Jahren gezogen (Schmid, 2003 S. 101) und der von Burisch (1994, S. 208) vor 20 Jahren geforderte Forschungs- und Innovationsbedarf ist somit bisher nur bedingt erfüllt worden.

Sportlehrkräfte
Zum *Burnout von Sportlehrkräften* liegt nur eine explorative Studie von Heim und Gerlach (1998) vor, in der Ergebnisse nur auf Basis der drei Dimensionen berichtet werden: Berliner und Brandenburger Sportlehrer/innen (N= 226) weisen demnach im Vergleich zu amerikanischen Lehrkräften geringere Werte in allen drei Burnout-Dimensionen auf.

---

[41] Bezogen auf die drei Einzeldimensionen sind Frauen stärker von emotionaler Erschöpfung betroffen und die Männer häufiger von der Depersonalisierung.

Tabelle 3: Burnout von Lehrkräften – Forschungsstand

Autor, Jahr Stichprobe	Methode/Instrument	Ausprägung des Burnout	Soziostrukturelle Variablen
Sauerbeck, 1996 N= 544, 78% männlich Alter: 17%<40, 51% 41-50, 33%>51 HS BY (Oberpfalz)	Burnout Test für Helferberufe (Aronson et al., 1983); umformuliert 14 Items, 5-stufig 1= *trifft voll zu* und 5= *trifft überhaupt nicht zu*	Mittelwert (<2,27 kein/geringes BO >2,75 hohes BO) 25% hohes BO 31% mittleres BO 44% kein/geringes BO	*Keine Signifikanzen berichtet* Geschlecht: Frauen geringes BO, Männer mittleres BO/ häufiger hohes BO Alter: Burnout nimmt kontinuierlich zu
Bauer & Kanders 1998 N= 1123 Sek. I-Lehrkräfte „bundesweit, repräsentativ"	Mod. Kurzfassung des MBI-D 8 Items, 5-stufig *überhaupt nie* bis *(fast) täglich*	Summenwert (Sek I): 12% hoch betroffen 42% mittlere Werte 46% niedrig	Geschlecht: n.s. Alter: n.s. Schulform: n.s.
Körner, 2003 N= 975, 44% männlich 54% jünger als 45 Jahre GY BB, BY, TH	MBI-D 21 Items, 4-stufige Skala: 1= *nie*, 2= *selten*, 3=*häufig*, 4= *immer*	Summenwert: 25% klinisch Phasen (nach Golembiewski, 1988): 24% stark ausgebrannt 36% durchschnittlich ausgebrannt 41% wenig ausgebrannt	Geschlecht: n.s. (Subskala EE Frauen betroffener als Männer). Alter: 4 Altersgruppen: n.s. Region: für Frauen signifikante Unterschiede BB > TH > BY
Van Dick, 2006 N= 201, 45% männlich Alter: M= 45 Jahre (SD= 7,3) GS, HS, RS, G/IG, GY, BS BW, BY, HB, NI, RP, TH	MBI-D 22 Items, 6-stufige Skala 1= *trifft nicht zu* bis 6= *trifft genau zu*	Phasen (nach Golembiewski & Munzenrider, 1988): 32% stark ausgebrannt 39% durchschnittlich ausgebrannt 28% wenig ausgebrannt	Geschlecht: n.s. Alter: n.s. Schulform: GY/HS > GS > FS
Jacob, 2006 (Diplomarbeit) N= 123, 11% männlich (15% o.A.) Alter: 71% zw. 40 – 60 Jahre GS, RS, GY, G/IG, FS BE	MBI-D 22 Items, 7-stufig 1= *niemals* bis 7= *täglich*	Summenwert: 18% klinisch Phasen (nach Golembiewski & Munzenrider, 1988): 39% stark ausgebrannt 16% durchschnittlich ausgebrannt 34% wenig ausgebrannt	
Käser & Wasch, 2009:, 2011 N= 406, 33% männlich Alter M= 47.2 Jahre (SD= 10.8) GS, HS, RS, GY NW (Großraum Aachen)	MBI, an Educators Survey angelehnt 12 Items, 5-stufig: 1= *trifft überhaupt nicht zu* bis 5= *trifft völlig zu*	Summenwert: 20% klinisch Phasen (nach Golembiewski & Munzenrider, 1988): 25% stark ausgebrannt 41% durchschnittlich ausgebrannt 25% wenig ausgebrannt	Geschlecht: n.s. Alter: n.s. Schulform: n.s.

Auch im Vergleich zu den süddeutschen Lehrkräften bei Barth (1997) zeigt sich eine etwas geringere Burnout-Betroffenheit der Sportlehrkräfte. Als Hypothesen zur Erklärung der Befunde werden von den Autoren der Schulformeinfluss der Stichprobe, das möglicherweise geringere Belastungspotential des Faches Sport oder die angenommene protektive Wirkung eines sportiven Lebensstils genannt (Heim & Gerlach, 1998, S. 332). Bezogen auf die soziostrukturellen Variablen werden nur Geschlechterunterschiede berichtet: In der Burnoutdimension *emotionale Erschöpfung* zeigen sich Frauen stärker betroffen als Männer; dies entspricht den Ergebnissen für Lehrkräfte generell. Aufgrund dieser Datenlage lassen sich keine belastbaren Schlüsse über eine möglicherweise fachspezifische Ausprägung des Burnout von Sportlehrkräften ziehen.

3.2.3 Arbeitszufriedenheit von Lehrkräften und Sportlehrkräften

Die Arbeits- bzw. Berufszufriedenheit von Lehrkräften ist als Gegenstand der Lehrerforschung etabliert (Rudow, 1994, S. 156). Erstmals beschäftigten sich Kratzsch, Vathke und Bertlein (1967) mit der Berufszufriedenheit von Volksschullehrern.[42] Die Studie von Merz (1979) wird als erste differenzierte empirische Studie zur Berufszufriedenheit von Lehrkräften in Deutschland betrachtet. Seit Mitte der 1990er Jahre liegen etliche Publikationen zur Arbeitszufriedenheit von Lehrkräften in Deutschland vor (Squarra et al., 1995; Stahl, 1995; Ipfling et al., 1995; Pfeiffer, 1994; Grassie & Pasch-Forsthoff, 1998; Bachmann, 1999; Sauerbeck, 1996; van Dick, 1999; Terhart, Czerwenka, Ehrich, Jordan & Schmidt, 1994; Rudow, 1995; Hübner & Gehrmann, 1997; Ulich, 1996; Wegner et al., 1998; Vogel et al., 1999; Greller, 2003; Lenhard, 2003; Stamouli, 2003; Gehrmann, 2003; Körner, 2003; Ammann, 2004; Schütz, 2009;[43] Cihlars, 2011). Allerdings sind dies nicht alles Studien, die sich direkt mit der Arbeitszufriedenheit beschäftigen, sondern teilweise wird die Betrachtung der beruflichen Zufriedenheit in umfangreichere Analysen zum Lehrerberuf oder zur Berufsmotivation integriert. In der Mehrzahl der Studien wird eine quantitative Untersuchungsstra-

---

[42] Es liegen etliche weitere Studien aus der Anfangsphase der Berufszufriedenheitsforschung in Deutschland vor (z. B. Niemann, 1970; Roth, 1972; Boos-Nünning, 1979; Krampen, 1978; Kischkel, 1984; Elbing & Dietrich, 1982; Pfeiffer, 1986). Für Mitte der 1980er bis Mitte der 1990er Jahre wird eine mehrjährige Forschungspause konstatiert. Greller (2003) fasst Prozentwerte der Berufszufriedenheit von Untersuchungen im Lehrerberuf der 70er und 80er Jahre knapp zusammen.

[43] Bei Schütz (2009, S. 64 ff.) findet sich ein breiter Überblick zur Zufriedenheitsforschung im pädagogischen Bereich, der neben dem schulischem Bereich auch den Elementarbereich und den tertiären Bildungsbereich umfasst und sowohl empirische Untersuchungen als auch pädagogisch relevante theoretische Ansätze einbezieht.

tegie verfolgt und es werden vor allem Determinanten und Dimensionen der Arbeitszufriedenheit bei Lehrkräften beforscht; auch verschiedene Schulformen und Korrelate der Arbeitszufriedenheit werden betrachtet. Eine qualitative Studie liegt von Amman (2004) vor.

Für den Überblick zur Arbeitszufriedenheit bei Lehrkräften in Deutschland in den letzten 20 Jahren werden nur solche Studien herangezogen, die eine ausreichende Stichprobengröße aufweisen und deskriptive Befunde zur *globalen* Arbeitszufriedenheit enthalten (Terhart et al., 1994; Ipfling et al., 1995; Sauerbeck, 1996; Hübner & Gehrmann 1997; Grassie & Pasch-Forsthoff, 1998; Vogel et al., 1999; Bachmann, 1999; Greller, 2003; Lenhard, 2003; Gehrmann, 2003; Schütz, 2009; Fastner & von Saldern, 2010). Die relevanten Daten dieser Studien finden sich in Tabelle 4.

Ähnlich wie für die Erfassung des Stresserlebens gilt auch für die globale Arbeitszufriedenheit, dass neben der fehlenden präzisen Definition kein allgemein akzeptiertes Instrument vorliegt (Gehrmann, 2007; Stahl, 1995).[44] Die allgemeine, generalisierte Arbeitszufriedenheit als eindimensionales Konstrukt wird zumeist über einzelne Items abgefragt, wie z. B. „Sind Sie mit Ihrem Beruf (alles in allem/insgesamt) zufrieden?" (vgl. Grunder & Bieri, 1995; Ammann, 2004). Diese Fragen werden hinsichtlich ihres Zutreffens auf mehrstufigen Skalen beurteilt, die verbal oder nonverbal durch die sog. Kunin-Gesichter-Skala (Bachmann, 1999) verankert sind. Eine Variante, die globale Arbeitszufriedenheit indirekt zu erfassen, ist die Frage nach der potentiellen Berufswiederwahl („Würden Sie Ihren Beruf wieder wählen?"), die entweder dichotom mit Ja oder Nein oder mit abgestuften Antwortformaten angeboten wird.

Ebenfalls entsprechend zum Stresserleben ist der Aussagewert (bzgl. Reliabilität und Validität) aufgrund der Ein-Item-Struktur kritisch zu betrachten (vgl. Cihlars, 2011; Rudow, 1994). Über diese Ein-Item-Fragen hinaus wird die Skala Berufszufriedenheit aus dem Fragebogen *Subjektive Aspekte des Lehrerberufs* (SAL) (Tennstädt, 1985) eingesetzt (Beispielitem: „Ich bin mit meinem Beruf sehr zufrieden), die durch zwei Items zur Motivation und Pensionierungsabsicht ergänzt wird, so dass die gefühlsmäßige Zufriedenheit mit dem Lehrerberuf erfasst wird (vgl. Böhm-Kasper et al. 2001). Zu den verschiedenen Formen der Arbeitszufriedenheit, die ebenfalls für die vorliegende Arbeit relevant wären, liegen keine aktuellen Untersuchungen für Lehrkräfte vor.

---

[44] Zur Erfassung der Dimensionen/Facetten der Arbeitszufriedenheit liegen getestete Instrumente vor, die zumeist aus den 70er und 80er Jahren stammen und Teilaspekte abbilden, deren Summe dann als Arbeitszufriedenheit definiert wird (Stahl, 1995, S. 107; Stamouli, 2003, S. 85).

Tabelle 4:   Arbeitszufriedenheit von Lehrkräften – Forschungsstand

Autor, Jahr / Stichprobe	Methode/Instrument	Ausprägung der Wiederwahl/Zufriedenheit	Soziostrukturelle Variablen
Terbart et al. 1994 N= 514, 55% männlich Alter: nur für drei Altersgruppen (30-35, 40-45, 55-60) nach Schulform und Geschlecht unterteilt angegeben (ebd., S. 43) GS, HS, RS, GY NI	„Wenn Sie heute noch einmal vor der Entscheidung für einen Beruf stünden - würden Sie noch einmal Lehrer bzw. Lehrerin werden"? 1 Item, 3-stufig: *Ja, nein, unentschieden* „Mit meiner gegenwärtigen Berufssituation bin ich insgesamt...." 1 Item, 5-stufig *sehr zufrieden bis nicht zufrieden*	Wiederwahl: 62% Ja 30% Unentschieden 9% Nein Zufriedenheit 9% sehr zufrieden 55% zufrieden 24% weder noch 10% nicht zufrieden 2% gar nicht zufrieden	*Wiederwahl (ja versus nein/unentschieden):* Geschlecht: Frauen signifikant mehr Wiederwahl als Männer Alter: n.s. Schulform: n.s. Teilstichprobe der (sehr) zufriedenen: Geschlecht: n.s. Alter: geringe Unterschiede: Zufriedenheit sinkt mit zunehmendem Alter Schulform: n.s.
Ipfling et al., 1995 N=2129, 38% männlich Alter: k.A. GS, HS, GS/HS, FS // BY	„Wenn Sie noch einmal vor der Berufswahl stünden, würden Sie heute wieder Lehrer werden? 1 Item: *Ja - nein*	74% ja 26% nein	Geschlecht: Frauen häufiger Wiederwahl Alter: (Dienstalter) u-förmig: Wiederwähler sind die jüngsten und Ältesten Schulform: n.s.
Sauerbeck, 1996 N= 544, 78% männlich 17% < 40, 51% 41-50, 33% >51 HS BY (Oberpfalz)	„Wenn ich noch einmal vor der Entscheidung stünde, würde ich wieder Lehrer" 1 Item, 5-stufig: *1= trifft voll zu bis 5= trifft überhaupt nicht zu*	Wiederwahl: 48% trifft voll zu/eher ja 29% trifft überhaupt nicht zu/eher nein	*Keine Signifikanzen berichtet* Geschlecht: *trifft voll zu:* Frauen 61% Männer 44% *trifft überhaupt nicht zu:* F: 19%, M: 32% Alter: höchste Wiederwahl bei < 30 und > 60, geringste Wiederwahl bei 40-60 J.
Hübner & Gehrmann, 1997 N= 847, 30% männlich Alter: 43,7 Jahre GS, G/IG, GY // BE	*Alles in allem, wie zufrieden sind Sie mit Ihrer derzeitigen beruflichen Situation?* 1 Item, 5-stufig *1= sehr zufrieden bis 5= sehr unzufrieden*	Ca. 72% sehr zufrieden und durchaus zufrieden	Schulform: große Unterschiede: zwischen 52% Zufriedenheit bei IG ohne Oberstufe und 86% IG mit gymnasialer Oberstufe. GS und GY dazwischen Region: ost-west n.s.
Grassie und Pasch-Forsthoff (1998) N= 612, 36% männlich 30%< 40, 37% 41-50, 33% > 51 Schulen für Lernbehinderte NW (Regierungsbezirke Düsseldorf und Köln)	Zufriedenheit: „Ich bin mit meinem Beruf zufrieden" 1 Item, 6-stufig: *trifft vollständig zu bis trifft gar nicht zu* Wiederwahl „Wenn ich wählen könnte, würde ich sofort wieder Lehrer an einer Schule für Lernbehinderte werden" 1 Item, 6-stufig: *trifft vollständig zu bis trifft gar nicht zu*	Zufriedenheit: 18% trifft vollständig zu 35% trifft überwiegend zu 25% trifft weitgehend zu 16% trifft bedingt zu 5% trifft kaum/gar nicht zu Wiederwahl 21% trifft vollständig zu 21% trifft überwiegend zu 19% trifft weitgehend zu 18% trifft bedingt zu 12% trifft kaum zu 8% trifft gar nicht zu	Zufriedenheit: Geschlecht: n.s. Alter: sig.Korrelation von Zufriedenheit mit ansteigendem Alter, ab 40 Jahren

Autor, Jahr Stichprobe	Methode/Instrument	Ausprägung der Wiederwahl/Zufriedenheit	Soziostrukturelle Variablen
Vogel et al., 1999 N= 330, 16% männlich Alter: M= 40,7 GS, MS, GY // SN (Dresden)	„Ich bin mit meiner Arbeit zufrieden" 1 Item, 4-stufig: Ja (trifft zu) bis nein (trifft nicht zu)	37% ja (trifft zu) 48% mehr ja als nein	
Bachmann 1999 N= 346, 63% männlich Alter: 25-65, M= 47,3 Jahre Berufliche Schulen BW	Wiederwahl „Wenn Sie noch einmal vor der Wahl stünden, würden Sie heute wieder den Beruf als Lehrerin an beruflichen Schulen wählen?" 1 Item, 4-stufig: 1= sicher nicht bis 4= ja sicher Zufriedenheit „Wie zufrieden sind Sie heute, alles in allem, in Ihrer beruflichen Tätigkeit?" 1 Item, 5-stufig, Kunin-Gesichter-Skala	37% ja sicher 38% eher ja 18% eher nein 7% sicher nicht 13% sehr zufrieden 54% zufrieden 22% weder noch 10% unzufrieden 1% sehr unzufrieden	Geschlecht: Frauen höhere Wiederwahlwerte als Männer; Alter: leicht u-förmiger Effekt: Jüngere und Ältere würden eher wieder wählen. Geschlecht: n.s. Alter: n.s Schulform: n.s.
Böhm-Kasper et al., 2001 N= 1079, 49% männlich Alter: 15% < 35 Jahre, 38% 36-45J., 32% 46-55J., 14% > 55J. GY // BB, BY, TH	Skala Berufszufriedenheit (Tennstädt, 1985) und zwei Ergänzungen 14 Items, 4-stufig: 1= trifft nicht zu bis 4= trifft völlig zu	Skalenmittelwert 2,96 (nahe „trifft eher zu") (Ergebnisse beziehen sich auf N= 762 Vollzeit arbeitende Lehrkräfte)	Geschlecht: n.s. Region: n.s.
Lenhard, 2003 Studie 1: N= 278, 54% männlich Studie 2: N= 155, 34% männlich 20% bis 35 J. 37% 35-50, 43% >50 Realschule // BY	„Wenn Sie noch mal vor der Entscheidung stünden, würden Sie heute wieder Lehrerin werden?" 1 Item, dichotom: Ja - Nein	Studie 1: 77% Ja und 23% Nein Studie 2: 69% Ja und 31% Nein	*Keine Signifikanzen berichtet* Geschlecht: in einer Teilstudie mehr Männer Wiederwähler, in der anderen mehr Frauen
Greller, 2003 N= 329, 18% männlich Alter: 25-64, 50% jünger als 37 GS und HS (mobile Reserve) BY (Oberbayern)	„Wenn ich noch mal vor der Entscheidung stünde, würde ich wieder Lehrer werden." 1 Item, 4-stufig: stimme zu bis stimme nicht zu Allg. Zufriedenheit Wie zufrieden sind Sie ganz allgemein mit dem Beruf des Lehrers? 1 Item, 4-stufig: sehr zufrieden bis unzufrieden „Den Beruf des Lehrers übe ich gern aus" 1 Item, 4-stufig: stimme zu bis stimme nicht zu	Wiederwahl: 63% stimme zu 28% stimme eher zu 33% sehr zufrieden 59% zufrieden 9% weniger/ zufriedenunzufrieden 75% stimme zu 20% stimme eher zu	Geschlecht: n.s. Alter: n.s. Schulform: n.s.

Autor, Jahr Stichprobe	Methode/Instrument	Ausprägung der Wiederwahl/Zufriedenheit	Soziostrukturelle Variablen
Gehrmann, 2003 Datensätze aus 4 Befragungen N= 2958, 27% männlich GS, HS, RS, G/IG, GY, FS BB, BE	Bilanzitem Berufszufriedenheit: „Alles in allem, wie zufrieden sind Sie mit Ihrer derzeitigen beruflichen Situation?" 1 Item, 5-stufig: sehr zufrieden bis sehr unzufrieden	7% sehr zufrieden 56% durchaus zufrieden 8% kann ich nicht sagen 26% unzufrieden 3% sehr unzufrieden	Geschlecht: n.s. Alter: n.s.
Schütz 2009 N= 67, 25% männlich Alter: 21->60 Sek I HE (2 Regionen, 2 Städte)	Allgemeine Arbeitszufriedenheit 1 Item, 7-stufig: sehr zufrieden bis sehr unzufrieden	12% sehr zufrieden 45% zufrieden 26% eher zufrieden 14% unentschieden 3% eher unzufrieden 0% unzufrieden 0% sehr unzufrieden	Für Teilstichprobe der Lehrkräfte nicht berichtet; nur für bereichsübergreifende Stichprobe
Fastner & von Saldern, 2010 TALIS (Online-Befragung) N= 2590 Sek I	„Alles in Allem bin ich mit meiner Arbeit zufrieden"	78% stimme ganz/eher zu	
Sportlehrkräfte			
Escher, 1998 N= 1808 SN	„Wenn Sie sich noch einmal entscheiden könnten, würden Sie dann wieder Lehrer für das Fach Sport werden?" 1 Item, 4-stufig: nein bis genau	72% genau 19% eher 4% kaum 4% nein	

Die Datengrundlage ist hinsichtlich der Befragtenzahlen in den meisten Untersuchungen als (sehr) gut einzustufen. Fast durchgängig finden die Befragungen jedoch nur in einem Bundesland statt, so dass regionale Ausprägungen der Arbeitszufriedenheit (zwischen verschiedenen Bundesländern, zwischen alten und neuen Bundesländern) nicht zu beurteilen sind. Schulformen werden zumeist mehrere einbezogen, so dass hier potentielle Einflüsse berichtet werden können. Eine repräsentative Studie für Deutschland liegt nicht vor.

Wie Tabelle 4 zeigt, variieren die Ergebnisse zur globalen Arbeitszufriedenheit von Lehrkräften in Deutschland in den letzten 20 Jahren beträchtlich. Knapp die Hälfte bis drei Viertel der Lehrkräfte würde den Beruf wieder wählen, wenn sie noch einmal vor der Wahl stünden, 10% bis 30% jedoch (eher) nicht. Die Zufriedenheit mit der derzeitigen beruflichen Situation wird sogar noch positiver bewertet: Knapp zwei Drittel bis maximal 92% der Befragten[45] äußern sich zufrieden mit ihrem Beruf. Allerdings sind die Ergebnisse aufgrund der unterschiedlichen Fragestellungen und Skalierungen schlecht vergleichbar. Bei Bachmann (1999) und Grassie und Pasch-Forsthoff (1998) zeigt sich, dass die Anteile zufriedener Lehrkräfte je nach Fragestellung variieren. Die Untersuchung von Greller (2003) hingegen zeigt, dass die Fragen nach der Zufriedenheit und der Berufswiederwahl zu nur leicht abweichenden Ergebnissen führen; hier ergeben sich für die drei etwas unterschiedlichen Fragestellungen stets 91% bis 95% Zufriedene. Diese insgesamt recht hohe Zufriedenheit von ca. 65% bis 90% der Lehrkräfte wurde auch für ältere Untersuchungen bilanziert (vgl. Stamouli, 2003; Gehrmann, 2007; Ammann, 2004). Allerdings wird auch darauf verwiesen, dass durch die hohe Zufriedenheit mitunter auch die Aussagekraft eingeschränkt wird, da die Aussagen zu wenig differenzieren. Immerhin ca. jede zehnte Lehrkraft ist (eher) unzufrieden im Beruf; negativ auffällig sind die Werte von Gehrmann (2003), bei dem sich fast ein Drittel sehr unzufrieden zeigt.

Für die Variable *Geschlecht* lassen sich uneinheitliche Ergebnisse feststellen; sehr häufig finden sich keine signifikanten Unterschiede der Zufriedenheit von Lehrerinnen und Lehrern; wenn sich Unterschiede nachweisen lassen, sind die Frauen zufriedener. Interessanterweise zeigen sich diese Differenzen z.T. auch bei derselben Stichprobe: So finden sich bei Terhart et al. (1994) Geschlechterunterschiede hinsichtlich der Berufswiederwahl, jedoch nicht in Bezug auf die Zufriedenheit. Hier sind die Befunde also uneindeutig. Das *Alter* der Lehrkräfte ist ebenfalls keine eindeutige Variable; wenn Unterschiede vorliegen, handelt es sich zumeist um einen u-förmigen Verlauf: Jüngere und Ältere sind zufriedener als die Kolleg/innen im mittleren Alter; meist ist auch diese Variable nicht signifikant. Auch bezüglich des *Schultyps* finden sich überwiegend keine

---

[45] Van Dick (2011) berichtet aus einer laufenden Studie von 91% Lehrkräften, die der Aussage „Ich bin in meinem Beruf ziemlich zufrieden" zustimmen.

signifikanten Differenzen; lediglich bei Hübner und Gehrmann (1997) sind Unterschiede zu verzeichnen; unklar ist jedoch, inwieweit die mögliche Konfundierung mit der Variable Geschlecht geprüft wird, da an den verschiedenen Schulformen die Geschlechterverhältnisse meist differieren. Für die Regionen liegen kaum Befunde vor, diese zeigen keine signifikanten Unterschiede.

Sportlehrkräfte
Zur Arbeits- bzw. Berufszufriedenheit von Sportlehrkräften liegen nur zwei Untersuchungen vor. Lediglich Escher (1998) und Wolters (2010) haben sich bisher des Themas angenommen,[46] wobei sehr unterschiedliche Akzentuierungen vorliegen. Während Escher (1998) sich mit der Ausprägung der Zufriedenheit insgesamt und verschiedenen Teilzufriedenheiten beschäftigt, wendet sich Wolters (2010) den fachspezifischen Merkmalen zu, die zur Berufszufriedenheit beitragen (vgl. 3.1). Escher (1998) stellt für die befragten sächsischen Sportlehrkräfte (N= 1 808) eine hohe Berufszufriedenheit fest: Auf die Frage nach einer möglichen erneuten Berufswahl antworten 91% der sächsischen Sportlehrkräfte, dass sie den derzeitigen Beruf wieder ergreifen würden (Kategorien „genau" und „eher" zusammengefasst). Somit zeigen die Sportlehrkräfte in Sachsen, zu denen jedoch leider keine weiteren Stichprobenangaben verfügbar sind, vergleichbar hohe Werte, wie sie auch in der Untersuchung von Greller (2003) zu finden sind; im Vergleich zu den allgemeinen Ergebnissen für Lehrkräfte sind die Sportlehrkräfte, gemessen an der potentiellen Wiederwahlquote, etwas überdurchschnittlich zufrieden.

Bei der Betrachtung der Ergebnisse von „Gesamtzufriedenheit" als bilanzierendem beruflichen Eindruck kommt Gehrmann (2003, S. 132) zu dem Schluss, dass sich „die eingelebte Klage besonderer Disponibilität für Unzufriedenheit und Belastung […] relativiert" (Gehrmann, 2007, S. 189). Dies gilt jedoch nur, wenn man davon ausgeht, dass sich Zufriedenheit und Belastung bzw. Unzufriedenheit ausschließen. Wie in Kapitel 2.2.3 gezeigt wurde, ist ein Nebeneinander von Zufriedenheit und Unzufriedenheit aus theoretischer Sicht durchaus möglich. Entsprechende empirische Ergebnisse für Lehrkräfte werden im Folgenden berichtet.

Exkurs: Zum Verhältnis von Zufriedenheit und Beanspruchung
In der Forschung zur Arbeitszufriedenheit wurde seit den 1970er/80er Jahren dem Phänomen nachgegangen, dass Berufszufriedenheit und Belastungen

---

[46] Im Rahmen einer Studie zur täglichen Sportstunde an Grundschulen in NRW (vgl. Thiele & Seyda, 2011) wurden die Lehrkräfte unter anderem auch zu Belastungen, Berufswiederwahl und Burnoutsymptomen befragt (vgl. Burrmann, 2011). Da diese jedoch häufig fachfremd Sport unterrichten, werden die Ergebnisse hier nicht berichtet.

zugleich geäußert werden (vgl. Ammann, 2004, S. 63). Für Lehrkräfte gibt es vielfältige Belege für das Nebeneinander von *Belastung* und Arbeitszufriedenheit (Bieri, 2006; Stähling, 1998; Ulich, 1996; Candová, 2005; Greller, 2003). Terhart bilanziert, dass sich Lehrkräfte entgegen den Erwartungen und im Verhältnis zur kritisierten Berufssituation „erstaunlich zufrieden" zeigen (Terhart et al., 1994, S. 124). Vielfach wird in diesem Zusammenhang auf die These von Elbing und Dietrich (1982) verwiesen, die dies als „ambivalente Grundstruktur der Lehrertätigkeit" beschreiben. Die Erfahrung und Empfindung von massiven Unzulänglichkeiten der Berufssituation sind zugleich durchaus verträglich mit Erfahrung und Akzeptanz positiv gewerteter Komponenten der Arbeitssituation. Der Aspekt der beruflichen Belastung ist demnach für die Bewertung der beruflichen Gesamtsituation nur partiell wichtig (zitiert nach Barth, 1997, S. 111). Das Auftreten von Arbeitszufriedenheit trotz wahrgenommener Belastungen lässt sich mit Rudows Rahmenmodell gut erklären, denn belastende Faktoren sind als objektive bzw. subjektive Belastungen zu verstehen, die mit den personalen Variablen und positiven Arbeitsbedingungen im Prozess der Widerspiegelung abgeglichen werden und erst dann die resultierende Beanspruchung ergeben. „Das Gefühl massive Unzulänglichkeiten zu erleben, verträgt sich offensichtlich mit dem Erfahren positiv gewerteter Komponenten der beruflichen Situation" (Grunder & Bieri, 1995, S. 147).

Fraglich ist jedoch vor dem Hintergrund der Zwei-Faktoren-Theorie, die davon ausgeht, dass Zufriedenheit und Unzufriedenheit durch verschiedene Faktoren bedingt werden und nebeneinander existieren können (vgl. Kapitel 2.2.3), inwieweit das *Beanspruchungserleben* selbst unterschiedliche, gleichzeitig auftretende Komponenten aufweisen kann (s.o.). Betrachtet man Stresserleben und Burnout als Aspekte, die eine große Nähe zur Unzufriedenheit aufweisen, müssten Arbeitszufriedenheit einerseits und Stresserleben oder Burnout andererseits auch nebeneinander ausgeprägt sein können. Lehr hält es auch für sinnvoll, „sowohl Maße des Wohlbefindens als auch gesundheitliche Beschwerden zu berücksichtigen, da die jeweiligen Prädiktoren unterschiedlich sein können" (2011, S. 768). Im Folgenden werden die Ergebnisse von empirischen Studien im Lehrerberuf, die verschiedene Beanspruchungsformen erfasst haben, zitiert.

Es gibt nur wenige Erkenntnisse zum Auftreten von *Stresserleben und Arbeitszufriedenheit*. Rudow (1994, S. 110) berichtet von einem negativen Zusammenhang von subjektivem (kurzfristigem und chronischem) Stress und Arbeitszufriedenheit, wonach sich Stresserleben und Arbeitszufriedenheit eher auszuschließen scheinen. Für die Beziehung zwischen *Burnout und Arbeitszufriedenheit* gibt es unterschiedliche Befunde. Zum einen finden sich Belege, dass Burnout und Arbeitszufriedenheit gleichzeitig erlebt werden können: Buschmann und Gamsjäger (1999, S. 288 ff.) interpretieren ihre Befunde so, dass Burnout und Zufriedenheit voneinander unabhängige Konstrukte sind. Auch Burisch berichtet, dass Burnout mit Zufriedenheit teilweise nur gering korreliert: Skalen der Arbeitszufriedenheit korrelieren mit der Überdruss-Skala (Pines et al., 1985) mit r= -.44 und mit Skalen des MBI (Maslach & Jackson, 1981) sogar nur mit r= -.17 bis r= -.23 mit der Arbeitszufriedenheit. Er folgert, dass es Menschen geben muss, „die sich als ‚ausgebrannt' aber ‚zufrieden mit der Arbeit' bezeichnen" (Burisch, 1989, S. 60). Zum anderen gibt es aber auch Befunde, die dafür sprechen, dass sich Burnout und Arbeitszufriedenheit eher ausschließen: Bei Körner (2003), Barth (1995) und van Dick (2006) zeigen sich z.T. hohe negative Korrelationen zwischen Burnout und Arbeitszufriedenheit. Dies wird auch von Bauer und Kanders (1998) gestützt, die berichten, dass 88% der nicht ausgebrannten Lehrkräfte den Beruf wieder wählen würden, gegenüber nur 56% der Lehrkräfte, die burnoutgefährdet oder -betroffen sind. Allerdings bedeutet das auch, dass knapp die Hälfte der von Burnout betroffenen Lehrkräfte den Beruf wieder wählen würden, eine grundsätzliche Arbeitszufriedenheit also gegeben ist. Van Dick (2011) weist auch darauf hin, dass in vielen Fällen zufriedene Lehrkräfte weniger unter Burnout leiden, es daneben aber auch Lehrkräfte gibt, bei denen beide Beanspruchungsformen nebeneinander existieren. Auch wenn Rudow der Meinung ist, dass „Allgemeine AZ, Stress und Burnout voneinander relativ unabhängige Befindenszustände mit unterschiedlichen Determinanten sind" (1994. S. 169), sind die Ergebnisse insgesamt doch widersprüchlich.

Möglicherweise ist dies eine Frage der Intensität des erlebten Beanspruchungszustandes. In ersten Phasen bzw. geringeren Ausprägungen ist ein paralleles Empfinden der unterschiedlichen Komponenten denkbar, während eine extreme Ausprägung einer Erlebensform die andere Erlebensform eher auszuschließen scheint. Für diesen Aspekt könnte die Trennung in Arbeitszufriedenheit (mit der derzeitigen Situation) und der Berufszufriedenheit (grundsätzliche Berufswahl) möglicherweise bedeutsam sein. Differenziertere Betrachtungen des Beanspruchungserlebens bzw. der verschiedenen Indikatoren erscheinen notwendig.

Dies spricht dafür, dass die Beachtung *einer* Dimension des Beanspruchungserlebens nur eine eingeschränkte Sicht auf das affektive Erleben bietet. Eine weitergehende Betrachtung des Beanspruchungserlebens, die mehrere Aspekte einbezieht, verspricht somit ein realistischeres Bild des beruflichen Erlebens zu zeichnen und einen größeren Erklärungswert für Handlungen zu haben. Dies wird unterstützt durch die Ergebnisse von van Dick (1999, 2006), die zeigen, dass Pensionierungsabsichten und Fehlzeiten von Lehrkräften besser erklärt werden können, wenn mehrere Aspekte des Erlebens, nämlich Beschwerden, Burnout und Arbeitszufriedenheit einbezogen werden. Im Folgenden werden die empirischen Befunde zum Arbeitsbezogenen Verhaltens- und Erlebensmuster (AVEM) vorgestellt, das mehrere Facetten des Beanspruchungserlebens vereint.

3.2.4 Arbeitsbezogenes Verhaltens- und Erlebensmuster von Lehrkräften und Sportlehrkräften

Der Ansatz des Arbeitsbezogenen Verhaltens- und Erlebensmusters (AVEM) ist das jüngste der ausgewählten Konstrukte des Beanspruchungserlebens (vgl. Abschnitt 2.2). Seit der Entwicklung des Instruments (Schaarschmidt & Fischer, 1996) gibt es vor allem zahlreiche Publikationen der Autorengruppe um Schaarschmidt (Schaarschmidt & Fischer, 1997, 2001 2003; Schaarschmidt, 1999, 2001, 2003b, 2003c, 2004a, 2004b, 2005, 2009, 2010; Schaarschmidt et al., 1999; Schaarschmidt & Kieschke, 2007; Ksienzyk & Schaarschmidt, 2004; Kieschke, 2003a, 2004; Schröder & Kieschke, 2006). Neben den Ausprägungen der Muster bei Lehrkräften wird auch die Situation bei anderen Berufsgruppen mit hoher beruflicher psychosozialer Belastung – Existenzgründer, Erzieher, Pflegepersonal, Mitarbeiter aus Polizei, Strafvollzug und Sozialämtern – publiziert. Es zeigt sich dabei zum einen, dass die vier Muster arbeitsbezogenen Verhaltens und Erlebens berufsübergreifende Gültigkeit aufweisen[47] und zum anderen, dass Lehrkräfte die Berufsgruppe mit der ungünstigsten Musterverteilung sind: wenig Muster Gesundheit, hoher Anteil der Risikomuster (s.u.). Über die Publikationen der Potsdamer Arbeitsgruppe hinaus liegen bisher nur wenige Studien zur Ausprägung der AVEM-Muster im Lehrerberuf vor. Verschiedene Zusammenhänge der Beanspruchungsmuster wurden von einer Forschergruppe des Max-Planck-Instituts für Bildungsforschung im Rahmen des COACTIV-Projekts analysiert, das mit den Mathematiklehrkräften der in PISA 2003 untersuchten Klassen arbeitet (Klusmann, Kunter, Trautwein, Lüdtke & Baumert, 2008a; Klusmann, Kunter & Trautwein, 2009; Klusmann, Kunter, Trautwein & Baumert, 2006). Darüber hinaus liegen eine Validierungsstudie zum Instrument selbst (van Dick & Wagner, 2001) und Untersuchungen zu AVEM-Mustern und Helfermotiven (Schröder, 2006), Lehrkräften an Schulen zur Erziehungshilfe (Schmid, 2003) sowie bei Lehramtsstudierenden (Schröder & Kieschke, 2006) vor. Käser und Wasch (2009) erheben die AVEM-Muster in ihrer Burnoutstudie mit; Bröking (2011) beschäftigt sich mit Widerstandsressourcen im Lehrerberuf und bezieht den AVEM ein.

Die Ergebnisse der Studien für Lehrkräfte allgemein (Schaarschmidt, 2004b; Klusmann et al., 2006; van Dick & Wagner, 2001; Schmid, 2003;

---

[47] Der Nutzen des AVEM wird auch für den Einsatz bei psychisch Erkrankten bestätigt (Beutel, Zwerenz, Kayser, Schattenburg & Knickenberg, 2004).

Schröder, 2006; Bauer, 2004; Käser & Wasch, 2009; Bröking, 2011) und für Sportlehrkräfte (Belz, 2008a; Miethling & Sohnsmeyer, 2009) werden in Tabelle 5 zusammengefasst. Zunächst ist festzustellen, dass in den Studien verschiedene Versionen des Instruments eingesetzt werden: Neben der Vollversion kommen auch verschiedene Kurzfassungen zum Einsatz. In der Vollversion des Instruments AVEM werden Selbstberichte der Befragten zu 66 Items auf einer fünfstufigen Skala beantwortet. Jeweils sechs Items bilden eine der genannten Dimensionen des arbeitsbezogenen Verhaltens und Erlebens ab. Nach einem aus der Normstichprobe berechneten Algorithmus werden über die Diskriminanzfunktion die Aussagen der Probanden einem der vier beschriebenen Muster zugeordnet. Dabei liegen unterschiedliche Wahrscheinlichkeiten für die Zuordnung vor – in Abhängigkeit von der Ähnlichkeit mit dem „Normprofil". Grundsätzlich entspricht nur ein kleiner Teil der Befragten dem jeweiligen Prototyp der Muster (Zuordnungswahrscheinlichkeit >95%); der überwiegende Teil stellt Mischtypen dar, die dann nach dem dominierenden Musteranteil zugeordnet und benannt werden (tendenzielle Zuordnung). Daneben existiert eine von den Autoren entwickelte Kurzversion mit je vier Items pro Dimension, die bei Klusmann et al. (2006) Verwendung findet. Die Kennwerte des Instruments und die Validität werden trotz einiger Kritik insgesamt positiv beurteilt (Sarges, 2000; van Dick & Wagner, 2001; Schmid 2003). Allerdings werden die Zusammensetzung der Eichstichprobe und die daraus abgeleiteten Normwerte als grundlegendes Problem beanstandet (van Dick & Wagner, 2001; Sarges, 2000).

In der Validierungsstudie von van Dick und Wagner (2001) unterscheiden sich die Musterbildungen aus einer neu durchgeführten Clusterlösung mit den Clustern, die nach Zuordnungen mit dem Algorithmus (Diskriminanzfunktion) der Normstichprobe berechnet wurden, beträchtlich. Für die Lehrkräfte konnten van Dick und Wagner (2001) in der neu durchgeführten Quick-Cluster-Prozedur nur drei der Muster, nämlich Gesundheit, Schonung und Risikomuster B replizieren; der Risikotyp A findet sich nicht wieder, das vierte Muster wird als U= Unzufrieden gekennzeichnet. Differenzen zeigen sich auch in den Mittelwertprofilen, wenn mit verschiedenen Clustermethoden gerechnet wird (Quick-Cluster mit gleitender Mittelwertbildung versus Kombination aus ward- und k-means-Verfahren). So zeigt zum Beispiel die Ausprägung der Dimension Bedeutsamkeit der Arbeit (BA) bei Klusmann et al. (2006) für die Risikomuster A und Gesundheit eine gleich hohe Ausprägung, während im Original der Risikotyp A höhere Werte als der Typ Gesundheit aufweist (Schaarschmidt, 2004b).

„Um die psychische Gesundheit im Lehrerberuf ist es nicht gut bestellt" – so bilanziert Schaarschmidt (2004b, S. 69) die problematische Situation für die Lehrkräfte, die in seiner Untersuchung zu knapp 60% Risikomuster aufweisen.

Ähnliche Ergebnisse finden sich bei van Dick und Wagner (2001) und Schröder (2006), während die Ergebnisse von Bröking (2011) noch schlechter ausfallen. Schmid (2003) und Klusmann et al. (2006) hingegen können in ihren Untersuchungen die ungünstige Musterverteilung nicht bestätigen; hier entfallen „nur" 28% bzw. 45% auf die Risikomuster. Auf das gesundheitlich ungefährlichere, aber pädagogisch vermutlich bedenkliche Schonungsmuster entfallen ca. ein Fünftel bis gut ein Drittel der Lehrkräfte; dies variiert auch in Abhängigkeit der Männeranteile der Stichprobe (s.u.). Die Anteile des wünschenswerten Gesundheitsmusters sind gering; im Allgemeinen sind hier nur 12% bis 17% der Lehrkräfte einzuordnen. Besonders wenig Gesundheitstypen finden sich bei Schröder (2006), besonders viele bei Klusmann et al. (2006).

Es ist zu vermuten, dass die variierenden Ergebnisse auch durch die unterschiedlichen Clustermethoden bedingt sind (Clusterung mittels Quickcluster oder ward- und *k*-means-Verfahren oder Zuordnungen der Personen zu den Mustern über den Algorithmus von Schaarschmidt & Fischer). Dies zeigt sich recht eindrücklich bei van Dick und Wagner (2001), bei denen die Werte der Muster Gesundheit, Schonung und Risikotyp B in *derselben* Stichprobe im Vergleich der beiden Berechnungsmethoden beträchtlich differieren. Den Befunden von Klusmann et al. (2006) kommt insofern eine besondere Bedeutung zu, da hier eine für Deutschland repräsentative Stichprobe zugrunde liegt, deren Daten im Rahmen der PISA-Studie 2003 erhoben wurden und bei der Muster mit einem hochwertigen Clusterverfahren berechnet wurden; einschränkend ist allerdings die Fachspezifität (Mathematiklehrkräfte) zu erwähnen.

Die Musterverteilungen fallen also recht unterschiedlich aus; dies ist unter anderem auch durch die verschiedenen Zusammensetzungen der Stichproben hinsichtlich Geschlecht, Alter, Region, Schultyp bedingt. Die Variation der Muster hinsichtlich der soziostrukturellen Variablen fällt recht unterschiedlich aus: Für die Variable Geschlecht ist eine recht eindeutige Befundlage zu konstatieren: so finden sich im Muster Schonung meist signifikant mehr Männer, und im Risikomuster B sind die Frauen häufiger vertreten. Die Häufigkeit der Muster Gesundheit und Risikotyp A zeigen meist keine Geschlechterunterschiede.[48] Die Ursachen für die Geschlechterdifferenzen werden u.a. auf die bestehende Problematik der Doppelbelastung durch Beruf und Familie, konstitutionelle Unterschiede, geschlechtstypische Attributionstendenzen bei Misserfolg und motivationale Unterschiede zurückgeführt (Schaarschmidt, 2004b, S. 54f).

Die Schulform spielt keine Rolle in Bezug auf das Beanspruchungserleben; scheinbare Unterschiede erklären sich durch die unterschiedlichen Geschlechteranteile an den verschiedenen Schulformen.

---

[48] Ausnahme sind die Befunde von Schmid (2003): Risikomuster A ist bei Frauen häufiger (11%) als bei Männern (0%) ausgeprägt; allerdings sind die Stichproben sehr klein (N= 27 Männer).

Tabelle 5: Arbeitsbezogenes Verhaltens- und Erlebensmuster (AVEM) von Lehrkräften – Forschungsstand

Autor, Jahr Stichprobe	Methode/Instrument	Ausprägung der AVEM-Muster	Soziostrukturelle Variablen
van Dick & Wagner, 2001 N=434, 41% männlich Alter: 24-62, M=47 Jahre (SD=7.8) GS, HS, RS, G/IG, GY, FS, BS, Sonstige BE, BW, BY, HE, NI, NW, TH	Vollversion, 66 Items, 5-stufig: 1= *trifft überhaupt nicht zu* bis 5= *trifft völlig zu* Methode I: Quickcluster, gleitende Mittelwertbildung Methode II: Zuordnung über Diskriminanzfunktion von Schaarschmidt & Fischer (30% sicher, 70% tendenziell)	34% G 21% S 27% U 18% B 12% G 26% S 21% A 41% B	Geschlecht: Frauen signifikant häufiger beide Risikomuster, v.a. mehr Risikomuster B, seltener S (kein Mann A); für G ähnliche Werte Alter: n.s.
Schmid, 2003 N=89, 32% männlich, Alter: 24-60. Alter: M= 42.8 (SD=9.8) Schulen zur Erziehungshilfe BY (Oberbayern)	Keine expliziten Angaben, vermutlich Vollversion und Zuordnung über Diskriminanzfunktion	14% G 58% S 8% A 20% B	
Bauer, 2004 N=438, 54% männlich GY BW (Südbaden)	Kein expliziten Angaben, vermutlich Vollversion und Zuordnung über Diskriminanzfunktion	12% G 37% S 16% A 35% B	Geschlecht: Frauen häufiger B
Schaarschmidt, 2004b N=7693, 34% männlich Alter: 24-67. M=47,4 (SD= 9.0) Schulformen: GS, Sek.I, Sek.II, FS, BS BB, BE, HB, MV, NI, NW, RP, SN, ST, BW, BY	Vollversion, 66 Items, 5-stufig: 1= *trifft überhaupt nicht zu* bis 5= *trifft völlig zu* (verbale Verankerung und Kreissymbole) Quickcluster, gleitende Mittelwertbildung Zuordnung über Diskriminanzfunktion	17% G 23% S 30% A 29% B	Geschlecht: Frauen häufiger B, seltener G Alter: Verschlechterung in ersten fünf Jahren; ab 35 Dienstjahren weniger B, mehr A Schulform: keine bedeutsamen Befunde Region: neue Länder mehr A, weniger S
Schröder, 2006 N=278, 27% männlich Alter: 29-65, M=52,3 GS, GY BE	Keine expliziten Angaben, vermutlich Vollversion und Zuordnung über Diskriminanzfunktion „Tendenzielle Typenzuordnung" (S. 268)	8% G 30% S 17% A 45% B	*Keine Signifikanzen berichtet* Geschlecht: Frauen deutlich häufiger B, seltener S (G und A gleich). Alter: n.s. Schulform: geringe Unterschiede, keine Signifikanzangabe
Klusmann et al., 2006 Mathematiklehrkräfte, PISA 2003 N=314, 57% männlich Alter: 25-64 Jahre, M= 47.9 (SD= 9.0) HS, SekS. RS, G/IG, GY, repräsentativ	Kurzversion, 44 Items, 5-stufig 1= trifft überhaupt nicht zu bis 5= trifft völlig zu Ward- und k-means-Verfahren	31% G 23% S 19% A 26% B	*Geschlecht: Frauen häufiger B, seltener S Alter: Muster G durchschnittlich rund vier Jahre jünger als Muster S und B Schulform: n.s.*

Autor, Jahr Stichprobe	Methode/Instrument	Ausprägung der AVEM-Muster	Soziostrukturelle Variablen
Käser & Wasch, 2009, 2011 N=406, 33% männlich Alter M=47,2 Jahre (SD=10.8) GS, HS, RS, GY NW (Großraum Aachen)	Kurzversion 44 Items, 5-stufig Zuordnung über Diskriminanzfunktion, tendenzielle Musterzuordnung	16% G 35% S 27% A 23% B	
Bröking, 2011 N=250, 111 Männer, 89 Frauen Alter: 27-65 GS, RS, G/IG, GY // NW	Vollversion Zuordnung über Diskriminanzfunktion, tendenzielle Musterzuordnung	12% G 21% S 20% A 47% B	
Sportlehrkräfte			
Betz, 2008a N=698, 56% männlich Alter: M=45.9 GY // NI	Keine expliziten Angaben, vermutlich Vollversion und Zuordnung über Diskriminanzfunktion, tendenzielle Musterzuordnung	14% Gesundheit 43% Schonung 12% Muster A 30% Muster B	Keine Signifikanzen berichtet Geschlecht: Männer weniger B, mehr S + G Alter: 4 Alterskategorien mit unterschiedlichen Anteilen der Muster
Miething & Sohnsmeyer, 2009 N=1043, 56% männlich Dienstjahre: 1-46 (M=16,9, SD=12) HS, RS, G/IG, GY BW, HH, SH	5 von 11 AVEM-Dimensionen, dazu 6 ABIS-Stressoren-Skalen (Heim & Klimek, 1999) Ward- und k-means-Verfahren	26% Gesundheit* 26% Schonung* 25% Muster A* 23% Muster B*	Geschlecht n.s. Alter: G und S signifikant jünger als Risikotypen A und B Schulform: n.s. Region: HH verstärkt Risikomuster B

Hinsichtlich des Alters (Lebensalter, Dienstalter) sind die Befunde uneinheitlich, häufig zeigt sich kein signifikanter Zusammenhang, zum Teil verschlechtern sich die Werte im Berufsverlauf. Die Veränderungen im hohen Dienstalter (weniger B) werden als musterspezifisches Dropout interpretiert. Die Befunde zum *Dienstalter* sind nach Schaarschmidt (2004b, S. 56 ff.) allerdings für die einzelnen Regionen unterschiedlich.[49] Einschränkend muss hinsichtlich des Alters hervorgehoben werden, dass alle Studien querschnittliche Befunde bieten und keine echten Längsschnitte zu finden sind.

Regionale Unterschiede für den Lehrerberuf innerhalb Deutschlands werden kaum untersucht; lediglich Schaarschmidt zeigt, dass in den neuen Bundesländern nahezu durchgängig signifikant höhere Anteile des Risikomusters A und geringere Werte für das Muster Schonung zu finden sind als in den alten Bundesländern (Schaarschmidt, 2004b); besonders trennscharf ist dabei der Aspekt der Bedeutsamkeit der Arbeit. Die erhöhten Anforderungen der Nachwendezeit, aber auch andere berufliche Sozialisationserfahrungen und anders geprägte Haltungen zum Lehrerberuf und den pädagogischen Aufgaben werden als ursächlich angesehen (Schaarschmidt, 2004b, S. 48 f.). Weniger deutliche Unterschiede zeigen sich im Nord-Süd-Vergleich zugunsten der südlichen Länder (Baden-Württemberg und Bayern).

Sportlehrkräfte
Eine erste fächerspezifische Auswertung der Potsdamer Lehrerstudie zeigte für Sportlehrkräfte insgesamt ein vergleichbar hohes gesundheitliches Gefährdungspotenzial wie für Lehrkräfte generell. Insgesamt gibt es also „keine Anhaltspunkte für eine privilegierte Situation der vorrangig Sport unterrichtenden Lehrerinnen und Lehrer" (Schaarschmidt, 2005, S. 137).[50] Allerdings berichtet er für Sportlehrkräfte am Gymnasium von Unterschieden, wenn die Musterverteilung nach Geschlecht getrennt betrachtet wird: Sportlehrerinnen sind hier noch häufiger dem Risikomuster B (47%) und nur zu 8% dem Gesundheitsmuster zuzuordnen, während die Sportlehrer sich im Vergleich zu Lehrkräften anderer Fächer überdurchschnittlich häufig im Schonungsmuster befinden (40%). Dies entspricht den oben berichteten allgemeinen Geschlechtertendenzen.

Bei Belz (2008b) in einer niedersächsischen Stichprobe von Sportlehrkräften an Gymnasien gehören nur gut 14% der Sportlehrkräfte dem Muster Gesundheit an, während das Muster Schonung in der Stichprobe mit 43% am stärksten vertreten ist. Bei den beiden Risikomustern ist der Anteil des Musters B mit rund 30% vertreten, Muster A hingegen nur zu gut 12%, wobei sich eine problemati-

---

[49] Schaarschmidt (2004b) vermutet Gründe in den verschiedenen Altersstrukturen der Lehrerschaft und den spezifischen Regelungen von Altersteilzeit, Frühpensionierung etc.

[50] Da keine Angaben zu der Teilstichprobe vorliegen, wurde dies nicht in die Tabelle aufgenommen.

schere Situation für die Frauen zeigt. Miethling und Sohnsmeyer (2009) haben ebenfalls Muster beruflichen Erlebens in einer größeren Stichprobe von Sportlehrkräften (N= 1043) identifiziert. Sie haben dafür allerdings nur fünf ausgewählte Dimensionen des AVEM-Instruments verwendet und mit den sechs Stressorenskalen des ABIS von Heim und Klimek (1999, s.o.) verknüpft. Die vier clusteranalytisch gewonnenen Muster werden von den Autoren dahingehend interpretiert, dass die wesentlichen Charakteristika der Muster Gesundheit, Schonung, Burnout, Selbstüberforderung erkennbar sind, jedoch in einer fachspezifischen Ausprägung vorliegen: Der Typ, der dem Gesundheitsmuster zugeordnet wird (hohe Arbeitsbedeutsamkeit, gute Widerstandsfähigkeiten, positive Emotionen), ist mit knapp 26% vertreten und gibt in allen Stressorenskalen niedrige Werte an; die ebenfalls guten Werte des Schontyps in den Bereichen Widerstandsfähigkeiten und Emotionen bei allerdings geringer Arbeitsbedeutung sind mit recht hohen Werten bzgl. der Stressoren kombiniert (ebenfalls knapp 26% der Stichprobe). Es wird interpretiert, dass die durchaus hohe wahrgenommene Belastung zu einem inneren Rückzug aus dem Beruf geführt hat. Der Risikotyp A (25%) mit der überhöhten Arbeitsbedeutung bei geringer Distanzierungsfähigkeit und eher negativen Emotionen bewertet überraschenderweise die Stressoren eher gering (höhere Werte nur bei körperlicher Beanspruchung); eine mögliche Interpretation „findet sich im hohen Arbeitsengagement, das die belastenden Elemente des Sportunterrichts verschleiert" (ebd. S. 52). Die typischen Charakteristika des B-Typus (verminderte Arbeitsbedeutung, geringe Widerstandsfähigkeiten und negativ geprägte Emotionen) finden ihre (erwartungskonforme) Entsprechung in den höchsten Werten sportunterrichtlicher Belastungen, vor allem bzgl. der Disziplin, Motivation und Benotung der Schüler/innen (geringster Anteil mit 23%).

Die etwas günstigere Musterverteilung als in den Angaben für die Gesamtlehrerschaft interpretieren Miethling und Sohnsmeyer als möglichen moderierenden Effekt der sportspezifischen Fachkultur, die mit erhöhter Beliebtheit bei Schüler/innen einhergeht (2009, S. 54). Wie die Autoren selbst anmerken, ist der Vergleich zu den Werten von Schaarschmidt aufgrund der eingesetzten Instrumente (Abweichungen der einbezogenen Dimensionen) jedoch problematisch.

Hinsichtlich der soziostrukturellen Variablen zeigen sich einige interessante Ergebnisse für die Muster bei Sportlehrkräften: Für die Variable *Geschlecht* spricht Miethling (2008, S. 127) von einem „No-Difference-Befund". Er interpretiert dies als sportspezifisches Resultat von sportbezogenen Sozialisationsprozessen verbunden mit Selektionseffekten: So sieht er die Auflösung von Geschlechterdomänen im Sport vor allem bedingt durch die Eroberung des männlich geprägten Sports durch Frauen, sowie die benötigten Qualifikationen aus

einem leistungsorientiertem Vereinssport für die Wahl eines Sportstudiums als
Gründe dieser Befunde:

„Sportlehrerinnen wären aufgrund der beschriebenen sportbezogenen Sozialisations-
und Selektionseffekte ihren Kollegen in den leitenden Orientierungen und sportunterrichtlichen Belastungswahrnehmungen ähnlicher als das ansonsten bei Lehrern
und Lehrerinnen der Fall ist" (Miethling, 2008, S. 127; vgl. auch Buttkus &
Miethling, 2005).

Die Erklärung für die schlechtere Musterverteilung bei Sportlehrkräften in Hamburg sehen die Autoren im Hamburger Lehrerarbeitszeitmodell (vgl. Kapitel 3),
durch das Sportlehrkräfte mehr Sportunterricht geben müssen. Dies wird unterstützt durch Befunde von Oesterreich und Heim (2006, S. 170), nach denen vor
allem Hamburger Sportlehrkräfte stärker als Lehrkräfte aus anderen Bundesländern die Qualitätseinschränkungen des Sportunterrichts auf eine verminderte
Vorbereitungszeit zurückführen.

Für den Vergleich der Befunde von Sportlehrkräften mit den Ergebnissen
von Lehrkräften allgemein werden wegen der Vergleichbarkeit der Methode nur
die Ergebnisse von Belz einbezogen: Für die Risikomuster A und B zeigt sich in
der Summe ein geringerer Wert (42%) als für die fächergemischten Stichproben,
während das Schonungsmuster bei Sportlehrkräften stark überrepräsentiert
scheint (allerdings ist der vergleichsweise hohe Männeranteil der Stichprobe zu
beachten). Der Anteil der Sportlehrkräfte mit dem Muster Gesundheit ist vergleichbar. Insofern gibt es hier Hinweise auf eine etwas günstigere Musterverteilung bei Sportlehrkräften in Bezug auf die Risikomuster.

3.3 Zusammenfassung

Zu Beginn des Kapitels wurde deutlich, dass der Unterricht im Fach Sport spezifische Arbeitsbedingungen aufweist und somit andere Anforderungen an die
Sportlehrkräfte stellt. Die besonderen Bedingungen und Anforderungen (objektive Belastungen) können – je nach individueller Bewertung – zu fachspezifischen
subjektiven Belastungen werden. In den zitierten Publikationen wird die Mehrheit der fachspezifischen Aspekte als potentiell belastend eingeordnet, nur wenige Merkmale stellen eine Entlastung dar. In Bezug auf die resultierende Beanspruchung wurden zwei Aspekte erörtert: Wie ist die Beanspruchung von Sportlehrkräften ausgeprägt und inwieweit ergibt sich aus den abweichenden Belastungen ein fachspezifisch ausgeprägtes Beanspruchungserleben?

Beanspruchungserleben von Lehrkräften und Sportlehrkräften
Für Lehrkräfte zeigte sich, dass der Forschungsstand zu den vier Beanspruchungsindikatoren Stresserleben, Burnout, Arbeitszufriedenheit und AVEM-Muster unterschiedlich ausgeprägt ist; die meisten Daten liegen zur globalen Arbeitszufriedenheit vor, während für das Stresserleben, Burnout und AVEM-Muster jeweils nur wenige Studien existieren. Für das Stresserleben und die Arbeitszufriedenheit zeigt sich die Problematik, dass überwiegend Messungen mit Ein-Item-Fragen vorgenommen werden, so dass hinsichtlich der Gütekriterien Einschränkungen zu konstatieren sind. Demgegenüber kann der AVEM-Ansatz auch aus methodischer Sicht als gut geeignet für die vorliegende Arbeit betrachtet werden, da mit ihm ein validiertes Instrument zur Verfügung steht, das eine verlässliche Erfassung des Beanspruchungserlebens erlaubt.

Repräsentative Stichproben für die Lehrkräfte in Deutschland liegen den Studien nur im Einzelfall zugrunde. Insgesamt sind die Aussagekraft und Vergleichbarkeit vieler Ergebnisse trotz der z.t. hohen Befragtenzahl nur als eingeschränkt zu beurteilen, da Verallgemeinerungen neben den methodischen Aspekten auch aufgrund der Stichproben (ein Bundesland/eine Region/ein Schultyp, Zufallsstichproben) schwierig erscheinen. Es ist festzustellen, dass „die Frage nach dem tatsächlichen Beanspruchungsniveau bislang nicht eindeutig zu beantworten" ist (Klusmann, 2011b, S. 815).

Die Befunde zum *Beanspruchungserleben von Sportlehrkräften* sind insgesamt als dürftig zu bezeichnen; es liegen lediglich fünf Studien zu den vier Indikatoren des Beanspruchungserlebens vor (Kastrup et al., 2008; Escher, 1998; Belz, 2008a; Miethling & Sohnsmeyer, 2009; Heim & Gerlach, 1998). Die Ergebnisse zeigen, dass sich ein Drittel der Sportlehrkräfte (sehr) stark belastet fühlt und weitere 50% ein mäßiges Belastungserleben angaben; zusammen genommen fühlen sich damit acht von zehn Sportlehrkräften belastet. Nur jede fünfte Sportlehrkraft ist wenig oder gar nicht belastet. Aber auch die Arbeitszufriedenheit ist hoch ausgeprägt: Gut neun von zehn Sportlehrkräften würden sich eher oder sicher wieder für den Sportlehrerberuf entscheiden, wenn sie noch einmal wählen könnten. Auch für Sportlehrkräfte zeigt sich also, dass die Gefühle von Belastungen und Arbeitszufriedenheit zeitgleich ausgeprägt sein können. Zum arbeitsbezogenen Verhaltens- und Erlebensmuster variieren die Ergebnisse: Niedersächsische Gymnasiallehrkräfte (Belz, 2008a) zeigen nur zu 14% ein gesundes Beanspruchungserleben, während sich gut vier von zehn Sportlehrkräften in einem gesundheitlich bedenklichen Risikomuster befinden. Ebenso viele, zumeist Männer, entfallen auf das Schonungsmuster. In der breiteren Stichprobe von Miethling und Sohnsmeyer (2009) entfallen grob betrachtet jeweils ein Viertel der Lehrkräfte auf die vier Muster, so dass fast die Hälfte ein Risikomuster aufweist. Allerdings liegen hier der Clusterbildung teilweise andere Dimensionen zugrunde, so dass nur eine eingeschränkte Vergleichbarkeit gegeben ist. Die Stichproben sind häufig regional begrenzt, nur auf eine Schulform bezogen und klein oder aus verschiedenen Untersuchungen zusammengefasst. Aussagen auf breiter Datenbasis mit einer systematischen Stichprobenziehung fehlen. Hinsichtlich der soziostrukturellen Variablen zeigen sich für das *Geschlecht* häufig signifikante Unterschiede in der Ausprägung des Beanspruchungserlebens, die sich jedoch z.T. widersprechen: Männer fühlen sich belasteter, Frauen sind stärker von emotionaler Erschöpfung betroffen und häufiger einem gesundheitlich bedenklichen Risikomuster zuzuordnen, während die Männer eher zum Schonungsmuster neigen (dies entspricht den Ergebnissen der allgemeinen Lehrerbeanspruchung). Nur bei Miethling und Sohnsmeyer (2009) zeigten sich keine Geschlechterunterschiede. Hinsichtlich der *Schulform* sind nur beim Belastungserleben Unterschiede zu verzeichnen, die aber möglicherweise durch den variierenden Geschlechteranteil an den Schulformen bedingt sind. *Regionale* Befunde zeigen, dass Hamburger Sportlehrkräfte beanspruchter sind, vermutlich ist dies durch das Hamburger Lehrerarbeitszeitmodell bedingt. Zur Bedeutung des Alters der Sportlehrkräfte deutet sich bei Miethling und Sohnsmeyer (2009) an, dass jüngere Lehrkräfte positivere Musterverteilungen aufweisen als ältere; in den anderen Untersuchungen finden sich keine Angaben zur Bedeutung des Alters.

Insgesamt ist der Forschungsstand zum Beanspruchungserleben von Sportlehrkräften und zur Bedeutung soziostruktureller Variablen rudimentär. Die empirische Untersuchung im zweiten Teil der Arbeit kann somit für diese beiden Aspekte einen großen Beitrag leisten, da erstmals Erkenntnisse auf breiter empirischer Basis geliefert werden.

Fachspezifische Beanspruchung
Zur Prüfung der möglicherweise fachspezifisch ausgeprägten Beanspruchung wurden zwei Herangehensweisen gewählt: Zunächst wurden Ergebnisse zur fächervergleichenden Beanspruchungswahrnehmung aus Sicht der Sportlehrkräfte selbst berichtet. Die drei vorliegenden Studien zeigten, dass für den Unterricht im Fach Sport eine vergleichbare oder sogar etwas höhere negative Beanspruchung wahrgenommen wird und auch keine Wünsche nach einem überwiegenden Einsatz im Fach Sport vorliegen. Anschließend wurden die Ergebnisse zum Beanspruchungserleben von Sportlehrkräften mit denen für Lehrkräfte allgemein vergleichen, wobei insgesamt nur drei Forschungsarbeiten zu Sportlehrkräften vorliegen, die in die Ergebnisse der allgemeinen Lehrerforschung eingeordnet werden können (vgl. Kapitel 3.2). Daher – und auch aufgrund der differierenden Stichproben und Methoden – gibt es auch bei dieser Herangehensweise zu wenig

belastbare Daten, um die Frage nach der möglicherweise fachspezifisch ausgeprägten Beanspruchung verlässlich zu beantworten. Im vorsichtigen Vergleich
können für Sportlehrkräfte Indizien für ein etwas geringeres Stresserleben, etwas
geringer ausgeprägte Burnout-Dimensionen, eine etwas höhere Arbeitszufriedenheit und einen geringeren Anteil der bedenklichen Risikomuster A und B
gewonnen werden. Insgesamt gibt es also ein widersprüchliches Bild zur fachspezifischen Beanspruchung der Sportlehrkräfte. Unabhängig von der Tatsache, dass immer
individuelle Verarbeitungsprozesse stattfinden und somit innerhalb der Sportleh-
rerschaft interindividuell differierende Wahrnehmungen der Beanspruchung
existieren, könnte man in der Gesamtschau beider Herangehensweisen zu dem
Schluss kommen, dass die Sportlehrkräfte insgesamt ein besonderes Beanspruchungserleben aufweisen. Wenn sie den Unterricht im Fach Sport als gleich oder
etwas beanspruchender erleben als in ihrem Zweitfach, gleichzeitig aber in den
Ausprägungen der Erlebensformen tendenziell etwas günstigere Ergebnisse als
Lehrkräfte generell zeigen, könnte dies bedeuten, dass sie grundsätzlich zu einem
positiver geprägten Beanspruchungserleben tendieren bzw. zu einer geringeren
Ausprägung der negativen Beanspruchungsformen und zwar *nicht* durch ein
geringeres Belastungspotenzial des Faches Sport (denn dann müsste die fächervergleichende Wahrnehmung anders ausfallen), sondern möglicherweise durch
andere personale Ressourcen, wie beispielsweise einen sportiven Lebensstil, der
neben der gesundheitlich förderlichen körperlichen Aktivität auch häufig eine
soziale Einbindung mit sich bringt. Denkbar wären auch eine pragmatischere
Grundhaltung oder andere Verarbeitungsmechanismen der Belastungen. Um auf
diese Frage begründete Antworten geben zu können, müsste die Forschungslage
noch erheblich erweitert werden.

4 Unterrichtliche Relevanz des Beanspruchungserlebens

Die Analyse der theoretischen Ansätze der Belastungs-/Beanspruchungsforschung in Kapitel 2 hat gezeigt, dass es in den theoretischen Ansätzen kaum begründete Vorstellungen gibt, ob und wie sich die erlebte Beanspruchung auf den Unterricht auswirkt. Allenfalls finden sich Hinweise auf eine verringerte Unterrichtsvorbereitung sowie Veränderungen des Unterrichts hinsichtlich der Inhalte, der Unterrichtsgestaltung und der Lehrer-Schüler-Beziehung. In diesem Kapitel soll daher systematisch diskutiert werden, ob und wie die erlebte Beanspruchung der Lehrkraft in der Unterrichtsforschung thematisiert wird, welche Merkmale für die Unterrichtsqualität bedeutsam sind und potentiell durch die Beanspruchung der Lehrkraft beeinflusst werden könnten. Es geht also zunächst um theoretische Klärungen und nachfolgend um den empirischen Forschungsstand

Dazu wird zunächst das zugrunde liegende Unterrichtsverständnis mit seinen verschiedenen Komponenten erläutert, in dem auf das sog. *Angebots-Nutzungs-Modell* der Unterrichtswirksamkeit (vgl. Kapitel 4.1) zurückgegriffen wird (Helmke, 2003, 2009, 2010). In dieser Modellvorstellung werden Ergebnisse (inter-)nationaler Untersuchungen[51] und theoretische Überlegungen zu relevanten Unterrichtsvariablen zusammengefasst. Die relevanten Merkmale der Lehrkraft und die fachübergreifenden Prozessvariablen der Unterrichtsqualität werden daher in zwei Unterkapiteln genauer betrachtet (vgl. Abschnitt 4.1.1 und Abschnitt 4.1.2). Im Anschluss daran wird über fachspezifische Ergebnisse der Schulsportforschung berichtet (Kapitel 4.2). Darauf folgend werden die Erkenntnisse zur potentiellen Wirkung des Beanspruchungserlebens sowie die wenigen dazu vorliegenden Forschungsergebnisse dargestellt (vgl. Kapitel 4.3). Zum Abschluss des Kapitels erfolgt eine Zusammenfassung (vgl. Abschnitt 4.4).

---

[51] Da die empirische Basis der Unterrichtsforschung im deutschen Sprachraum noch schmal ist, werden von Helmke (2011, 2010) Erkenntnisse aus der angloamerikanischen, niederländischen oder skandinavischen Forschung herangezogen.

4.1 Das Angebots-Nutzungs-Modell der Unterrichtswirksamkeit

Dem Angebots-Nutzungs-Modell (vgl. Helmke 2003, 2009, 2010) liegt eine Weiterentwicklung des *Prozess-Produkt-Paradigmas* schulischen Lernens zugrunde, das eine Wirkung bestimmter Merkmale des Unterrichts bzw. Lehrerverhaltens (Prozess) auf die Schülerleistungen oder den Leistungszuwachs in einem bestimmten Unterrichtsfach (Produkt) postulierte. Diese Vorstellung greift jedoch für die Beschreibung von Lernprozessen erwiesenermaßen zu kurz: So ist seit Doyle (1977) und Winne und Marx (1977) das *mediating process paradigm*, das die Bedeutung der individuellen Verarbeitungsprozesse der Schüler/innen hervorhebt, „state of the art" (zitiert nach Helmke, 2010, S. 82; vgl. auch Fend, 2002). Bedeutsam ist hierbei, dass erst die *individuelle Wahrnehmung* und *Interpretation* des unterrichtlichen Angebots die Lernaktivitäten der Schüler/innen bestimmt. Die Wahrnehmung des unterrichtlichen Angebots durch die Schüler/innen wird ihrerseits durch die individuellen *Kognitionen, Emotionen* und *Motivationen* der Schüler/innen moderiert. Die konstruktivistischen Elemente des Lehr-Lernprozesses werden somit hervorgehoben, ohne die Bedeutung der Instruktion zu negieren. Im Folgenden wird ein Überblick zu den Bereichen des Modells, das in Abbildung 3 dargestellt ist, gegeben.

Ausgangspunkt der unterrichtlichen Prozesse ist die *Lehrkraft* (1) mit ihren Wissensbeständen, Kompetenzen, Orientierungen und Eigenschaften. Diese sind verantwortlich für das unterrichtliche Angebot. Das *unterrichtliche Angebot* (2) [52] wird sowohl durch die Qualität des Lehr-Lernmaterials als auch durch die fachspezifische und fachübergreifende Prozessqualität des Unterrichts charakterisiert. Darüber hinaus wird im Modell auch der Einfluss der *Unterrichtsquantität* (3) beschrieben, bei der eine Unterscheidung in nominale und tatsächliche Unterrichtszeit, nutzbare Instruktionszeit (opportunity to learn), Schüleranwesenheit und aktive Lernzeit vorgenommen wird. Aus der individuellen Interpretation des unterrichtlichen Angebots folgen die *Lernaktivitäten der Schüler/innen* (4), die sich aus der aktiven Lernzeit im Unterricht und den außerschulischen Lernaktivitäten zusammensetzen. Das *Lernpotenzial* der Schüler/innen (5) in Form von individuellen *kognitiven, motivationalen* und *volitiven* Lernvoraussetzungen wirkt dabei entscheidend auf die Lernaktivitäten ein: Neben Intelligenz und Vorkenntnissen spielen unter anderem Lern- und Gedächtnisstrategien, Lernmotivation, Anstrengungsbereitschaft, Fähigkeitsselbstkonzept, Ausdauer, Selbstvertrauen, Selbstwirksamkeitserwartung, Leistungsangst und auch die Lernemotionen eine bedeutende Rolle.

---

[52] Helmke (2010, S. 78) weist darauf hin, dass das unterrichtliche Angebot nicht mit dem Input der Lehrkraft gleichzusetzen ist, da die Schüler/innen das unterrichtliche Angebot mit gestalten.

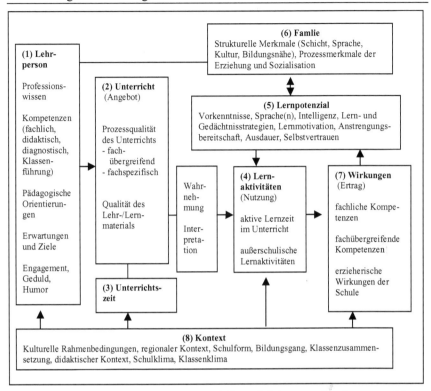

Abbildung 3: Angebots-Nutzungs-Modell der Wirkungsweise des Unterrichts (Helmke, 2010, S. 73).

Merkmale der *Familie* (6), wie beispielsweise die Sprache oder Bildungsnähe, bilden den Hintergrund für das Lernpotenzial der Schüler/innen. Die *Wirkungen des Unterrichts* (7) erklären sich aus den Lernaktivitäten der Schüler/innen. Im Vergleich zu früheren Versionen des Modells (vgl. Helmke, 2003) sind als Ertrag des Unterrichts neben den Wirkungen in fachlicher Hinsicht auch *fachübergreifende Kompetenzentwicklungen* und die *erzieherischen Wirkungen* des Unterrichts in das Modell integriert worden. Die erzielten Wirkungen, der Ertrag des Unterrichts auf Schülerseite, haben wiederum Auswirkungen auf das Lernpotenzial. Der *Kontext* (8) in Form von soziokulturellen Faktoren wie Altersstufe, Bildungsgang und Unterrichtsfach hat Einfluss auf fast alle anderen Bereiche des Modells: Sowohl die Lehrkraft als auch das unterrichtliche Angebot, die Lernaktivitäten und der Ertrag unterliegen diesen Rahmenbedingungen bzw. stehen mit dem Kontext in einem dynamischen Verhältnis. Hinsichtlich der Bedeutung einzelner Aspekte für die resultierenden Leistungen der Schüler/innen unternimmt Meyer (2009, S. 138) nach Ergebnissen von Wang, Haertel und Walberg (1993), Hattie (2003), Terhart (2007) und Lipowsky (2007) den Versuch einer Quantifizierung der Einflussgrößen für den Lernerfolg: so sind seiner Einschätzung nach die Nutzung des unterrichtlichen Angebots und die Lernzeit zu 25%, das Lernpotenzial der Schüler/innen zu 50% und die Lehrkompetenz der Lehrkräfte sowie die Prozessqualität des Unterrichts zu 25% verantwortlich. Somit hat die Lehrkraft zwar einen begrenzten Bedeutungsgehalt für die Unterrichtsergebnisse, doch ist sie entscheidend für die Unterrichtsqualität verantwortlich und somit *die* bedeutende Größe auf schulischer Ebene.

Einschränkend ist zu dem Modell zum einen festzuhalten, dass im Rahmen der empirischen Unterrichtsforschung vor allem die *Schulleistung* der Schüler/innen die zentrale Bezugsgröße ist; zu anderen unterrichtlichen Zielbereichen sind bisher kaum Forschungsaktivitäten zu verzeichnen. Im engeren Sinn ist hier also von Ergebnissen der Schulleistungsforschung bzw. *effektivem* Unterricht zu sprechen (zu den Determinanten der Schulleistungen vgl. Helmke & Schrader, 1998, 2006; Helmke & Weinert, 1997; Schrader & Helmke, 2008). Zum anderen besteht das Problem, dass die Bereiche nicht immer ganz trennscharf sind. Auf diese Abgrenzungsschwierigkeiten macht Helmke selbst am Beispiel der Expertise deutlich: Sie wird (bei Betonung der Wissensgrundlagen) als Merkmal der Lehrperson angesehen und aus anderer Perspektive kann sie als Merkmal des Unterrichtsangebots verstanden werden, wenn das resultierende Unterrichtsverhalten betont wird (Helmke 2010, S. 79).[53] In ähnlicher Weise kann dies auf Persönlichkeitsmerkmale wie Humor und Geduld oder die Emotionen der Lehrkraft übertragen werden: es sind relevante Lehrermerkmale (vgl. Kapitel 4.1.1), aber zugleich auch entscheidende Bestandteile eines lernförderlichen Klimas (vgl. Kapitel 4.1.2).

Diese Abgrenzungsproblematik mag begründen, warum die Lehrkräfte in früheren Versionen des Angebots-Nutzungs-Modells (vgl. Helmke, 2003) als ein Bestandteil der Unterrichtqualität und nicht als ein eigener Bereich wie in den neueren Varianten des Modells aufgeführt waren. Helmke (2010, S. 78) favorisiert das Verständnis, dass die Merkmale der Lehrperson getrennt von den Unterrichtsmerkmalen betrachtet werden, da die personalen Merkmale den Unterricht zwar beeinflussen, aber nicht selbst als Aspekt der Unterrichtsqualität zu verstehen sind. Gläser-Zikuda und Fuß hingegen betonen, dass die Lehrkräfte selbst ein „Teil des Systems ‚Unterricht' sind" (2008, S. 114). Ein Lösungsansatz wäre hier eine Unterscheidung in grundsätzliche Merkmale der Lehrkraft und das

---

[53] Auch bei Gläser-Zikuda und Fuß (2008) werden als Bestandteile der Lehrerkompetenzen unter anderem die Aspekte Klassenführung und Fürsorglichkeit des Lehrers benannt, die klassischerweise als Unterrichtsmerkmale aufgeführt werden.

konkrete Verhalten der Lehrkraft im Unterricht, die jeweils unterschiedlich zu erheben wären.

Für die Frage der *unterrichtlichen Relevanz des beruflichen Beanspruchungserlebens* sind vor dem Hintergrund des Angebots-Nutzungs-Modells zunächst sowohl die *Merkmale der Lehrperson* als auch die *Unterrichtsqualität* näher zu betrachten, auch wenn die Bedeutung des Beanspruchungserlebens letztendlich in einer Auswirkung auf die Leistungen und Lernprozesse der Schüler/innen läge, also in den Resultaten des Unterrichts. Da diese aber durch viele Faktoren moderiert werden, ist ein eindeutiger, monokausaler Wirkungszusammenhang nicht zu erwarten. Insofern wird die Frage der unterrichtlichen Relevanz des Beanspruchungserlebens auf die Veränderung des unterrichtlichen Angebots beschränkt.

Die Analyse der bedeutsamen Merkmale der Lehrkraft (vgl. Kapitel 4.1.1) folgt der Frage, welche Merkmale der Lehrkraft grundsätzlich für den Unterricht bedeutsam sind und inwieweit die Bewältigung beruflicher Anforderungen bzw. das berufliche Beanspruchungserleben hier thematisiert werden.

4.1.1 Relevante Merkmale der Lehrperson

In der zweiten Hälfte des vorigen Jahrhunderts wurden unter dem *Persönlichkeitsparadigma* neben normativen Überlegungen vor allem empirische Untersuchungen zur Bedeutung der Lehrerpersönlichkeit im Sinne von günstigen *Persönlichkeitsmerkmalen*, wie z. B. emotionale Stabilität[54] oder Offenheit durchgeführt (z. B. Getzels & Jackson, 1970, zitiert nach Klusmann, 2011a, S. 291). Auch wenn kritisiert wird, dass (neben den fehlenden empirischen Belegen für die Bedeutung einzelner Merkmale) mit der Fokussierung auf die Persönlichkeitsmerkmale der Lehrkraft der gesamte Bereich des unterrichtlichen Handelns der Lehrkraft sowie der Lehrer-Schüler-Interaktion ausgeblendet wurde (vgl. z. B. Helmke, 2010, 2011), wird diese Herangehensweise weiterhin verfolgt (vgl. Beiträge von Mayr & Neuweg, 2006; Mayr, 2011).

Neben den klassischen Persönlichkeitsmerkmalen („Big Five") werden in jüngerer Zeit auch spezielle Personenmerkmale wie z. B. die Selbstwirksamkeit, Enthusiasmus oder berufsspezifische Interessen hierunter subsumiert (vgl. Mayr, 2011). Hinsichtlich dieser Merkmale zeigen sich Überschneidungen mit Ergebnissen der neueren Forschung unter dem *Experten-Paradigma*, welches in Bezug auf die Lehrkraft inzwischen das Persönlichkeitsparadigma abgelöst hat (Helm-

---

[54] Emotionale Stabilität wird als eine zentrale psychohygienische Voraussetzung der Lehrerwirksamkeit angesehen. Das von Mayr (2006, S. 161) berichtete Ausmaß der Varianzaufklärung ist beträchtlich und z. B. für das Befinden im Beruf größer als jenes von Kompetenzstandards.

ke, 2010, S. 49; Krauss, 2011). Unter dem Experten-Paradigma wird der Blick auf unterrichtsrelevante *Wissensbestände, Kompetenzen* und *Orientierungen* von Lehrkräften gerichtet. Dies geschieht unter der leitenden Annahme, dass vermittelbare[55] Kenntnisse, Fähigkeiten, Einstellungen und Orientierungen der Lehrkräfte für den Unterrichtserfolg bedeutsam sind (vgl. Kunter, 2011), indem sie sich über die unterrichtliche Wirkungskette letztlich auf die Schülerleistungen auswirken (Frey & Jung, 2011). Es wird jedoch auf den erheblichen Mangel an „empirischer Evidenz hinsichtlich der Bedeutung professioneller Kompetenzen für die Qualität von Unterricht sowie den Lernfortschritt und die Persönlichkeitsentwicklung der Schülerinnen und Schüler" (Baumert & Kunter, 2006, S. 469) verwiesen. Die unterrichtsrelevanten Merkmale der Lehrperson werden aufgrund der Vielfalt der wissenschaftlichen Herangehensweisen mit einer uneinheitlichen Terminologie belegt (Frey & Jung 2011; Helmke, 2010, S. 113) und beispielsweise als Wissen, Kompetenzen oder Expertise bezeichnet.

Zur Bestimmung von *relevanten Lehrermerkmalen* können nach Helmke (2010, S. 114) folgende Zugangsweisen genutzt werden, die aus verschiedenen Perspektiven die bedeutsamen Merkmale der Lehrkraft betrachten und in ihren Ergebnissen Überlappungen aufweisen: (a) (professionelles) *Wissen und Expertise* (z. B. Shulmann, 1986; Überblick bei Neuweg, 2011), (b) *Schlüsselkompetenzen* für das Unterrichten (vgl. Weinert, 2001) und (c) unterrichtsrelevante Merkmale der *Lehrerpersönlichkeit* (z. B. Bromme & Haag, 2004; Überblick bei Mayr, 2011). Daneben können (d) die *Standards der Lehrerbildung* (vgl. Oser, 2001; KMK, 2004) herangezogen werden. Diese definieren (bildungspolitisch) erwünschtes, optimales Lehrerverhalten, während die Kompetenzmodelle das zugrunde liegende Wissen und Können fokussieren (vgl. Frey & Jung 2011; vgl. dort auch den Überblick und die Beispiele für Kompetenz- und Standardmodelle). Die Standards beruhen teils auf theoretischen Kompetenzmodellen, zumeist aber auf Expertenmeinungen über festgelegte Normen, die Lehrkräfte erfüllen sollten.[56] Bekannte Beispiele sind nach Helmke (2010, S. 144, sowie Frey & Jung, 2011) die zehn Kernstandards INTASC (1992), die darauf aufbauenden zehn Professionsstandards der Pädagogischen Hochschule Zentralschweiz (PHZ, 2007), die Standards for Teaching der NBPTS[57] sowie die Standards der Lehrerbildung (vgl. Oser, 2001 und KMK, 2004).

---

[55] Mayr und Neuweg sehen allerdings durch die vorherrschenden Kompetenz- und Expertenansätze der Professionalisierungsdebatte, die sich auch in den Standards der Lehrerbildung niederschlagen, die Gefahr der „Lernbarkeitsillusion" (2006, S. 185).

[56] Die theoretische Fundierung der Standards wird kritisiert und auf mangelnde empirische Belege verwiesen (vgl. Herzog, 2005; Arnold, 2007; Frey & Jung 2011; Baumert & Kunter, 2006).

[57] www.nbpts.org

Aus den genannten Herangehensweisen lassen sich folgende Aspekte extrahieren (Helmke, 2010, S. 115 ff.; Baumert & Kunter, 2006; Kunter et al., 2011; Klusmann, 2011a), die hier in fachliche und überfachliche Merkmalsbereiche eingeteilt werden:

- *Fachliche Kompetenzen* in verschiedenen Bereichen (Fachkompetenz, didaktische Kompetenz, Klassenführungskompetenz, diagnostische Kompetenz) auf der Basis *professionellen Wissens (Expertise)* in verschiedenen Bereichen (fachliches, fachdidaktisches, pädagogisch-psychologisches und entwicklungspsychologisches Wissen).
- *Unterrichtsrelevante Merkmale, Orientierungen und Motivationen,* wie z. B. Zielorientierungen, Leistungsmotiv, Selbstwirksamkeit (Schwarzer & Warner, 2011; Abele & Candova, 2007), berufsspezifische Motivation (Kunter, 2011), Engagement, Enthusiasmus, subjektive Theorien und epistemologische Überzeugungen,[58] Bereitschaft zur Selbstreflexion, Humor und neuerdings auch die sog. *Selbstregulationskompetenz*. Letztere ist für die vorliegende Arbeit von besonderer Relevanz.

Unter *Selbstregulationskompetenz* wird die Fähigkeit einer Lehrperson verstanden, „im beruflichen Kontext effektiv mit den eigenen Ressourcen haushalten zu können" (Klusmann, 2011a, S. 277). Hohe Selbstregulation ist demnach einerseits gekennzeichnet durch ein *hohes berufliches Engagement,* das den Anforderungen des Berufs genügt, und andererseits durch die *Fähigkeit zur Distanzierung* und Ressourcenschonung.[59] Die Einbeziehung der Selbstregulationskompetenz wird als überfachliche Erweiterung bisheriger Vorstellungen von professioneller Kompetenz verstanden, die sich v.a. auf kognitive und fachspezifische Aspekte stützen (Klusmann, 2011a). Als Resultat der erfolgreichen Selbstregulation, des Umgangs mit den Anforderungen des Berufs, entstehe Wohlbefinden, ausgedrückt in Arbeitszufriedenheit und Abwesenheit von Beanspruchungssymptomen.[60] Die Bedeutung der Selbstregulationskompetenz ist nicht nur für das Wohlbefinden, sondern vermutlich auch für das Unterrichtsverhalten der Lehrkraft relevant, wie erstmals anhand von Daten der COACTIV-Studie empirisch

---

[58] Ein Überblick zu „teacher beliefs" findet sich bei Reusser, Pauli und Elmer (2011).

[59] Klusmann (2011a, S. 278) verortet die Selbstregulation, verstanden als Fähigkeit der Person im Umgang mit den eigenen Ressourcen, in der „Conservation of Resources Theory" (Hobfoll, 1988).

[60] Auch wenn dies auf den ersten Blick einleuchtend erscheint, wird auf Kapitel 2.2.3 bzw. 3.2.3 verwiesen, wo aufgezeigt werden konnte, dass die Beziehung zwischen Wohlbefinden bzw. Arbeitszufriedenheit und Belastung durchaus komplexer sein kann, als hier von den Autoren angenommen wird.

nachgewiesen werden konnte (vgl. Klusmann, Kunter, Trautwein, Lüdtke & Baumert, 2008b; Klusmann, 2011a).

Entsprechende Fähigkeiten im Umgang mit den Anforderungen des Berufs werden in ähnlicher Weise auch in den Standards der Lehrerbildung gefordert: So wird zum einen in den zwölf Standards von Oser eine *Selbstorganisationskompetenz* der Lehrperson gefordert; sie wird als „die Kompetenz seinen eigenen psychischen Haushalt zu steuern" (Oser, 2001, S. 240) beschrieben bzw. als „das Wissen, die Fähigkeiten und persönlichen Ressourcen, die eine Lehrkraft benötigt, um den Schulalltag ohne unnötigen Kräfteverschleiß erfolgreich bewältigen zu können" (Oser, 1997, S. 34). Auch in den elf Standards des Lehrerhandelns der KMK (vgl. Kultusministerkonferenz, 2004), die auf dem sog. Terhart-Gutachten beruhen (vgl. Terhart, 2000; Terhart, 2002), werden Schlüsselkompetenzen zu den Anforderungen Unterrichten, Erziehen, Beurteilen und Innovieren beschrieben. In der Rubrik Innovieren wird von (angehenden) Lehrkräften gefordert, Wissen über die Belastungs- und Stressforschung zu erwerben und den *Umgang mit Belastungen zu erlernen.*

Neben der zunächst erfolgten Fokussierung auf das Wissen und Können der Lehrkräfte unter dem Experten-Paradigma werden inzwischen also auch andere Aspekte, sog. „nicht-kognitive Kompetenzen" in die Betrachtung relevanter Merkmale von Lehrkräften einbezogen. „Erst in neuerer Zeit ist die *emotionale Kompetenz* als notwendiges Merkmal des professionellen Lehrers in den Fokus der Aufmerksamkeit gerückt worden" (Schmitz & Voreck, 2011, S. 361). Frenzel et al. (2008) beschreiben dies so:

> „In Klassenzimmern wird nicht nur gearbeitet und gelernt, es wird auch gelacht, gemurrt und geweint – Emotionen sind im schulischen Instruktions- und Interaktionsgeschehen allgegenwärtig. Dies gilt sowohl für Schülerinnen und Schüler […] als auch für Lehrkräfte" (Frenzel et al, 2008, S. 187).

Allerdings wird national und international ein auffälliges Forschungsdefizit zu den Lehreremotionen konstatiert (vgl. Frenzel et al. 2008; Krapp & Hascher, 2011; Mayr & Neuweg, 2006). „There is surprisingly little research about the emotional aspects of teachers' lives" (Sutton & Wheatley, 2003, S. 327). Da empirische Nachweise bisher also weitgehend fehlen, ist unklar, inwieweit ausgeprägte positive Emotionen von Lehrkräften (Wohlbefinden, Zufriedenheit, Freude) einen positiven Effekt auf den Unterricht und Lernerfolg der Schüler/innen haben. Für den *Enthusiasmus* von Lehrkräften beim Unterrichten, der als Kombination aus motivationalen Überzeugungen und emotionaler Befindlichkeit verstanden werden kann, ist die Bedeutung für die Unterrichtsqualität nachgewiesen (vgl. Kunter et al., 2008).

Neben den *fachbezogenen Kompetenzen, Überzeugungen, Orientierungen* und *Motivationen* kann also ein *positives Beanspruchungserleben* (als Ergebnis einer gelingenden Anforderungsbewältigung bzw. Selbstregulation) als relevantes Merkmal einer Lehrkraft angesehen werden. Der Forschungsfokus ist allerdings zumeist auf die Erhaltung der Gesundheit und Leistungsfähigkeit der Lehrkraft beschränkt; Zusammenhänge mit der Unterrichtsqualität wurden bisher nur in der COACTIV-Studie hergestellt. Die angenommene unterrichtliche Relevanz kann man mit dem Gedanken von Helmke (2010, S. 112) stützen, der allgemein auf die zweifache Wirkung der Lehrperson verweist: die Lehrkraft verantwortet zum einen die Qualität des Unterrichts und wirkt zum anderen als Modell (Vorbildwirkung) direkt auf das Lernen und die Persönlichkeitsentwicklung der Schüler/innen ein. Somit kann eine unterrichtliche Relevanz des Beanspruchungserlebens begründet angenommen werden.

Im Folgenden werden die bedeutsamen, qualitätsrelevanten fachübergreifenden (vgl. Kapitel 4.1.2) und fachspezifischen Prozessmerkmale (vgl. Kapitel 4.2) von Unterricht analysiert, um für die angenommene direkte Wirkung des Beanspruchungserlebens auf die Unterrichtsgestaltung genauere Annahmen entwickeln zu können.[61]

4.1.2 Relevante Unterrichtsmerkmale

Im Rahmen des Angebots-Nutzungs-Modells wird die Unterrichtsqualität differenziert in fachspezifische und fachübergreifende *Prozessmerkmale* sowie die *Qualität des Lehr- und Lernmaterials*.[62] Zur Klärung der Frage nach qualitätsrelevanten Merkmalen von Unterricht sind drei Herangehensweisen auszumachen (vgl. Clausen, 2002):

▪ Die Ableitung *normativer Unterrichtsmerkmale* aus pädagogisch-didaktischen Theorien und Unterrichtskonzeptionen, wie es in früheren Ansätzen fast ausschließlich zur Anwendung kam (vergleichbar zu den Überlegungen zur guten Lehrkraft; vgl. Kapitel 4.1.1).

---

[61] Es sind daneben auch *indirekte* Wirkungen des Beanspruchungserlebens auf den Unterricht anzunehmen, da sich das Beanspruchungserleben mit anderen Bereichen relevanter Lehrermerkmale, wie beispielsweise den fachlichen Kompetenzen oder Orientierungen in einem wechselseitigen Wirkungszusammenhang befindet, die ihrerseits dann das Unterrichtsangebot bestimmen. So ist beispielsweise davon auszugehen, dass Stress das kognitive Leistungsniveau senkt (vgl. Litzcke & Schuh, 2007) oder Zusammenhänge von bestimmten Helfer-Motiven und Beanspruchungen vorliegen (Schröder, 2006), wobei sich hier immer die Frage von Ursache und Wirkung stellt.

[62] Dies weicht insofern von dem häufig benutzten Verständnis von Unterrichtsqualität ab, als dass unter dieser meist nur die Prozessmerkmale verstanden werden.

- Die Berücksichtigung von empirischen Forschungen aus der unterrichtsbezogenen *Lehr-Lernforschung*: Seit Ende des letzten Jahrhunderts hat sich im
  Rahmen der Diskussion um Unterrichts- und Schulqualität und die Ergeb-
  nisse der (inter-)nationalen Schulleistungsstudien eine output-orientierte
  Perspektive entwickelt, in der Aspekte der Unterrichtsqualität über die Bezugsgröße der resultierenden Schülerleistungen beurteilt wurden; hier wird
  auch von der „empirischen Wende" gesprochen (Helmke, 2002, S. 261).
- Klassifikationen zur Unterrichtsqualität liegen unter anderem vor von
  Brophy (2002), Walberg und Paik (2000), Meyer (2004), Borich (2007),
  Slavin (1997) und zusammenfassend Helmke (2010). Helmke und Schrader
  (2006) stellen beim Vergleich verschiedener Quellen fest, dass sich im Ergebnis ein „recht homogenes Bild" der bedeutsamen Unterrichtsmerkmale
  ergibt.
- Ergänzend werden empirische Ergebnisse der *Klimaforschung* (Schul-,
  Klassenklima; vgl. z. B. Eder, 1996, 1998, 2002) berücksichtigt, die traditionell die subjektive Schülerperspektive in den Mittelpunkt stellt (Clausen,
  2002, S. 27).

Die beiden Forschungsbereiche, die Lehr-Lernforschung und die Klimaforschung, weisen getrennte Forschungshistorien auf (Helmke, 2002; Kunter et al.,
2011). Uneinigkeit besteht darüber, inwieweit klimatische Aspekte als ein (zentraler) Teil der Unterrichtsqualität betrachtet werden oder eher als Kontextfaktor
bedeutsam sind (vgl. z. B. Eder, 2002). Es wurden teilweise jedoch gleiche Aspekte beforscht, so dass die beiden Forschungsbereiche letztendlich nicht wirklich trennscharf sind – nicht zuletzt seit die Lehr-Lernforschung auch Aspekte
der emotionalen Schülerentwicklung und des subjektiven Erlebens einbezogen
hat und seit die Klimaforschung sich methodisch erweitert und neben der Schülerbefragung andere Datenquellen zur Erfassung des Unterrichts einbezieht.
Damit werden in Bezug auf die Unterrichtsqualität zwei Forschungslinien miteinander verbunden, „die in der bisherigen Tradition eher getrennt voneinander
schulisches Lernen untersucht haben: die Unterrichtsforschung auf der einen
Seite, die Klimaforschung auf der anderen Seite" (vgl. Gruehn, 2000, S. 14;
Clausen, 2002, S. 25; ausführlich zu beiden Forschungsbereichen: Gruehn,
2000).

Das *Verständnis von Unterrichtsqualität* ist demnach auch unterschiedlich
weit oder eng gefasst. So kann einer gängigen Definition zufolge Unterrichtsqualität in einem engeren Sinn verstanden werden als „jedes stabile Muster von
Instruktionsverhalten, das als Ganzes oder durch einzelne Komponenten die
substantielle Vorhersage und/oder Erklärung von Schulleistungen erlaubt"
(Weinert, Schrader & Helmke, 1989, S. 899, zitiert nach Clausen, 2002, S. 15).

An diesem Verständnis wird von Clausen (2002, S. 15) unter Bezug auf andere Autoren (Einsiedler, 1999; Oser, Dick & Patry, 1992) kritisiert, dass es zu einseitig auf das Produkt der Leistung der Schüler/innen bezogen ist, und andere Zielbereiche des Unterrichts neben der Leistungsförderung, wie die psychosoziale Entwicklung der Schüler/innen, nicht beachtet werden. Das weitere Verständnis von Unterrichtsqualität findet sich u.a. im Produktivitätsmodell von Walberg (vgl. Wang et al., 1993) wieder, da es „neben den personalen und unterrichtlichen Aspekten Merkmale psychologischer Umwelten aufgreift und ihnen eine recht hohe Bedeutung für die Schulleistung zumisst" (Gruehn, 2000, S. 13). In diesem weiter gefassten Verständnis ist Unterrichtsqualität demnach wie folgt zu definieren: „Das Metakonstrukt Unterrichtsqualität beinhaltet die Wirksamkeit von verschiedenen Aspekten des Unterrichts hinsichtlich pädagogischer Zielkriterien i. S. der Förderung der kognitiven und psychosozialen Entwicklung der Schüler" (Clausen, 2002, S. 186).

Die empirische Basis für die im Folgenden aufgelisteten, zehn bedeutsamen, fachübergreifenden Merkmale, deren Darstellung Helmke (2010) folgt, sind Studien aus der (deutschen) Bildungsforschung wie TIMMS, PISA, DESI, Münchner Studie, SCHOLASTIK und VERA, einige Metaanalysen (z. B. Walberg, 1986; Scheerens & Bosker, 1997) sowie Beiträge aus dem „Handbook of Research on Teaching" und dem „Handbook of Educational Theory" (vgl. Helmke, 2010).

Fachübergreifende Prozessmerkmale
Diese zehn fachübergreifenden Unterrichtsmerkmale sind nicht als Ausdruck einer didaktischen Theorie zu verstehen, sondern nach Helmke (2010) als Merkmalsammlung, deren Relevanz (unterschiedlich gut) nachgewiesen ist.
Klassenführung: Die Klassenführung wird übereinstimmend als Schlüsselmerkmal der Unterrichtsqualität angesehen, deren Bedeutung für die *Lernleistung* und das *Lerninteresse* nachgewiesen wurde (z. B. Walberg & Paik, 2000; Brophy, 2002; Einsiedler, 1997; Wang et al., 1993; vgl. Helmke, 2010). Im international vorherrschenden Verständnis von Klassenführung sind präventive, proaktive und reaktive Elemente enthalten (vgl. u.a. Kounin, 2006). Es geht zum einen um einen *geordneten Rahmen des Unterrichts* und zum anderen um die *aktive Lernzeit*. Dazu gehören (a) Regeln, Routinen und Rituale, (b) Klassenmanagement als vorausplanendes Handeln (u.a. Raum vorbereiten, Regeln, Verhaltensweisen und Konsequenzen planen und festlegen, Unterbindung von unangemessenem Schülerverhalten, Beaufsichtigen bzw. Überwachen, Strategien für potentielle Probleme, Verantwortlichkeit der Schüler/innen, unterrichtliche Klarheit), (c) Zeitnutzung und (d) Umgang mit Störungen (vgl. Helmke, 2010).

Klarheit und Strukturiertheit: Die Informationsvermittlung sollte korrekt, klar, verständlich und strukturiert verlaufen; gerade auch die sprachlichen Äußerungen der Lehrkraft sollten diesen Kriterien genügen. Helmke (2010, S. 190 f.) versteht *Klarheit* (akustisch, sprachlich, inhaltlich, fachlich) eher senderbezogen, während die *Verständlichkeit* auf die Empfänger bezogen ist. Beim Merkmal *Strukturiertheit* geht es zum einen um den Aufbau gut organisierter Wissensbestände und zum anderen aus didaktischer Perspektive um den geplanten Aufbau des Unterrichts. Die Merkmale sind elementare Bestandteile des QuAIT-Modells von Slavin (1994): Quality, Appropriateness, Incentives to learn, Time. Auch bei Brophy (2000) ist die Strukturiertheit als „establishing learning orientations" ein Kernmerkmal. Von besonderer Bedeutung ist Strukturiertheit in Fächern mit hierarchisch strukturiertem Wissen (z. B. Mathematik; für Deutsch und Englisch konnte die hohe Bedeutung nicht nachgewiesen werden) und für leistungsschwächere Schüler/innen (vgl. Helmke, 2010).

Konsolidierung, Sicherung: Über die Informationsaufnahme hinaus müssen Wiederholungen und Erstellen von Verbindungen oder Anwendungen des Wissens erfolgen, um tatsächlich ein nachhaltiges Lernergebnis zu erzielen. Bei Meyer (2003) findet sich der Aspekt unter dem Stichwort „intelligentes Üben" und bei Ditton (2000) als „Übungsintensität". Auch bei Brophy (2002) ist der Aspekt wiederum enthalten (Practice and Application Activities). Es wird unterschieden in elaboriertes und repetitives Üben in Bezug auf die Inhalte (Faktenwissen, Problemlösen, Handlungen und Fertigkeiten). Relevante Aspekte des Übens sind Häufigkeit, Motivierung, Passung, Vorkenntnisse, zeitliche Verteilung, Einzel- vs. Gruppenarbeit, Variation und Erfolgskontrolle (vgl. Helmke, 2010).

Aktivierung: Hierunter fallen vier Bereiche: Bedeutsam ist die *kognitive Aktivierung*, „im Sinne der Selbststeuerung des Lernens durch den Einsatz von Lernstrategien und den Methoden eigenverantwortlichen Lernens" (Helmke, 2009, S. 205). Das eigenverantwortliche Lernen ist somit sowohl *Ziel* schulischer Bildungsprozesse als auch *Mittel,* um Leistungsziele zu erreichen. Neben der kognitiven Aktivierung sind hier auch die *soziale Aktivierung* (Förderung sozialer Kompetenzen) durch Formen kooperativen Lernens enthalten, sowie die *aktive Teilhabe* von Schüler/innen an der Planung und Durchführung des Unterrichts (vgl. auch *Schülerorientierung*) und als Grenzbereich auch Formen der *körperlichen Aktivierung* als Kontrapunkt zur passiv-sitzenden Lernhaltung (vgl. Helmke, 2010).

Motivierung: Ein ausreichendes Maß an Motivierung bei den Schüler/innen ist notwendig, um Lernprozesse in Gang zu setzen (Motor des Handelns) und spielt auch im gesamten Lernprozess weiter eine große Rolle; dabei sollten die Schüler/innen zunehmend lernen sich selbst zu motivieren. Die Lernmotivation ist ein heterogenes Konstrukt, das bedeutsame Motive als überdauernde Verhaltenstendenzen voraussetzt: das Leistungs-, Macht- und Anschlussmotiv. Nach Schiefele (2008, S. 43) sind extrinsische und intrinsische Lernmotivation zu unterscheiden: extrinsische Aspekte sind das Streben nach positiver Leistungsrückmeldung, Wettbewerbsorientierung, Bemühen um soziale Anerkennung, Verfolgen materieller Ziele oder berufsbezogene Motivation. Intrinsisch sind das Lernen aus Interesse und Neugier (gegenstandszentriert) und die Freude am Lernen (tätigkeitszentriert). In der Psychologie wird der Wert der intrinsischen Motivation höher geschätzt, aber auch die extrinsische Motivierung als notwendig erachtet (zit. nach Helmke, 2009, S. 215 ff.). Der Unterricht sollte also so gestaltet werden, dass die Motive der Schüler/innen positiv angeregt werden und sie lernen, sich selbst zu motivieren. Dazu sind nach Helmke (2010) der *Lebensweltbezug, kognitive Konflikte* bzw. *Neugier,* die *Vorbildwirkung* der Lehrkraft (z. B. Enthusiasmus) und die *Erwartungen der Lehrkraft* bedeutsam: In der DE-SI-Studie erwies sich die Höhe der wahrgenommenen fachlichen Lehrererwartungen als stärkster Prädiktor der Kompetenzsteigerung (vgl. Helmke 2010, S. 218). Besonders förderlich für die Lernmotivation ist auch die Anwendung der *individuellen Bezugsnormorientierung.*

Lernförderliches Klima: Diese Merkmal ist in fast allen Zusammenstellungen zur Unterrichtsqualität enthalten (z. B. Meyer, 2004; Brophy, 2000): Das Klima (die Lernumgebung) erleichtert, begünstigt oder fördert das Lernen der Schüler/innen, wobei die Begrifflichkeiten unscharf sind. Es beinhaltet den Umgang mit Fehlern (vgl. z. B. Oser & Oelkers, 2001), Schaffung von Erfolgssituationen, angemessene Wartezeiten (Passung des Unterrichtstempos), eine entspannte Lernatmosphäre, für die auch Humor wichtig ist, und den Abbau von Angst (transparenter Umgang mit Leistungssituationen, Lehrer-Schüler-Vertrauen, u.ä.).[63] Die empirischen Befunde für eine direkte Beziehung zwischen Lernklima und Schulleistung sind nur schwach; größere Relevanz hat das Klima vor dem Hintergrund, dass Wohlbefinden und Zufriedenheit der Schüler/innen ebenso wichtige bildungspolitische Ziele sind[64] (Helmke, 2009, S. 221).

---

[63] Tausch (2008) verweist auf die Bedeutung eines *personenzentrierten Lehrerverhaltens* für das fachliche und persönliche Lernen der Schüler/innen (bessere mündliche Beiträge, bessere Denkprozesse, mehr Kooperation, weniger Aggressivität, günstigere seelische Befindlichkeit), die durch verschiedene amerikanische und deutsche Studien, überwiegend aus den 1970er Jahren, belegt wurde. Diese auf den amerikanischen Psychotherapeuten Carl Rogers zurückgehende Haltung besteht aus den vier Merkmalen (1) Achtung-Wärme-Wertschätzung, (2) Einfühlung-Verständnis, (3) Aufrichtigkeit-Echtheit und (4) nicht dirigierende Aktivität (sondern aktiv fördernd) (zu den einzelnen Komponenten vgl. Tausch, 2008 sowie Tausch & Tausch, 1998).

[64] Frenzel und Götz (2007, S. 290) belegen, dass die Emotionen bei den Schüler/innen fachspezifisch variieren und Gläser-Zikuda und Fuß (2008, S. 135) konnten zeigen, dass das emotionale Erleben der Schüler/innen stark von der jeweiligen Lehrperson abhängt und über mehrere Stunden

Schülerorientierung: Das Merkmal stellt trotz der Nähe zum lernförderlichen Klima ein eigenes Merkmal dar, da es um den Schüler/die Schülerin als Person geht. Die affektive Lehrer-Schüler-Beziehung, das Interesse und die Fürsorglichkeit der Lehrkraft sowie das Wohlbefinden der Schüler/innen sind wichtige Bestandteile (Helmke, 2010, S. 230). Es beinhaltet die konsequente Orientierung an Interessen, Vorwissen und Aktivierung der Schüler/innen bei der Unterrichtsplanung und -durchführung und entspricht damit der erzieherischen Aufgabe von Lehrkräften. Die von den Schülern wahrgenommene Schülerorientierung geht einher mit einer positiven Einstellung zu Schule, Lernen und Lehrern, mit Wohlbefinden, Selbstvertrauen und Lernmotivation (Helmke, 2009, S. 231). Für die Förderung der Lernmotivation ist es wichtig, ein regelmäßiges Schülerfeedback durchzuführen und Beteiligungsmöglichkeiten zu schaffen: Mitentscheidung, Mitgestaltung und aktive Beteiligung am Unterricht[65] (vgl. Helmke, 2010).

Kompetenzentwicklung: Der Unterricht sollte sich an den Bildungsstandards orientieren und auf die Förderung der entsprechenden Kompetenzen ausgerichtet sein. Hierfür sind andere didaktische Strategien und ein Ausgehen vom angestrebten Kompetenzerwerb notwendig. Neben der Kompetenzorientierung sind Leistungsmessungen und Evaluationsmethoden sowie die pädagogische Nutzung der Vergleichsarbeiten bedeutsame Aspekte (vgl. Helmke, 2010).

Umgang mit Heterogenität: Der Umgang mit den interindividuellen Unterschieden der Schüler/innen hinsichtlich Vorwissen, Entwicklungsstand, Migrationshintergrund, Lernstil und anderem ist kein neues Thema. Die daraus entstehenden Forderungen beziehen sich auf die Binnendifferenzierung bzw. den Adaptiven Unterricht, d.h. die Anforderungen an die Schüler/innen sollten zwischen der individuellen Unter- und Überforderung liegen. Die Anpassungen können dabei im Lernziel, in der Lehrmethode oder der Zeit liegen. Die Leistungsdifferenzierung nutzt oder schadet dabei nicht per se; vielmehr kommt es auf die Passung und Qualität der Maßnahmen und die diagnostische Kompetenz der Lehrkraft an.

Angebotsvielfalt: Die Unterrichtsmethoden, wie z. B. Gruppenpuzzle, Stationenarbeit, Wochenplan, Frontalunterricht, Entdeckendes Lernen usw. können auf zwei Koordinaten eingeordnet werden, dem Vermittlungsstil (lehrend versus entdeckend) und der Lenkung (lehrergelenkt versus selbstbestimmt). Dabei sind offene Formen nicht grundsätzlich als besser einzustufen im Vergleich zu bewährten, lehrerzentrierten Formen wie z. B. dem direkten Unterricht, dessen Wirksamkeit für bestimmte Fächer und Schüler/innen vielfach nachgewiesen wurde (Helmke, 2009, S. 260). Insgesamt ist eine Angebotsvielfalt der Methoden

---

hinweg recht stabil bleibt; das Wohlbefinden im Unterricht und die wahrgenommene Lehrerkompetenzen korrelieren stark.

[65] Zu Schülerwahrnehmungen von engagierten Lehrkräften vgl. Schmitz und Voreck (2011).

gefordert (vgl. auch Brophy, 2000). Die Auswahl der Methode und damit ihre Sinnhaftigkeit ergeben sich aus dem Unterrichtsziel und der Adressatengruppe; auch hier ist wieder die Passung bedeutsam. Darüber hinaus ist auch bzgl. Medien, Aufgabentypen, Textsorten, Stimmvariationen, Lernorten, Sinnesmodalitäten und Wechsel von Lern- und Entspannungsphasen Vielfalt wichtig (vgl. Helmke, 2010, S. 261 f.); insgesamt ist ein Optimum besser als ein Maximum an Methodenvielfalt. Nach Helmke (2011) sind diese zehn Unterrichtsmerkmale in drei übergeordnete Bereiche einzuteilen:

- die *effiziente Klassenführung* als notwendige Voraussetzung für einen geordneten Unterricht,
- Prozessmerkmale, die sich direkt auf die Initiierung und *Förderung der Informationsverarbeitung* beziehen, wie Klarheit, Strukturiertheit, Aktivierung, und
- Merkmale, die sich primär auf die *Förderung der Lernbereitschaft* und somit indirekt auf den Lernerfolg beziehen, wie das lernförderliche Klima, Motivierung, Unterstützung und Schülerorientierung.

Auch Klieme, Lipowsky, Rakocy und Ratzka (2006) sehen die effektive Klassenführung und die kognitive Aktivierung neben dem unterstützenden Unterrichtsklima als bedeutsame Basisdimensionen der Unterrichtsqualität. Klusmann (2011a, S. 280) benennt die Effektivität der Klassenführung, adäquates Unterrichtstempo (Zeit zum Nachdenken), selbstständigkeitsfördernde und kognitiv aktivierende Aufgabenstellungen sowie die Wahrnehmung der pädagogischen Verantwortung durch emotionale und motivationale Unterstützung der Schüler/innen als klassische Dimensionen der Unterrichtsqualität (vgl. auch Baumert et al., 2004).

Neben der Bedeutung für die Lernleistung sind in den zehn Merkmalen auch förderliche Unterrichtsmerkmale für die anderen Zielbereiche von Unterricht, wie Selbstständigkeit, Mündigkeit, Kooperationsfähigkeit, soziale Kompetenzen oder motivational-psychische Merkmale enthalten. Nach Clausen (2002) sind zur Förderung dieser Eigenschaften vor allem das Anwenden einer individuellen Bezugsnorm und Maßnahmen der inneren Differenzierung sowie Formen des offenen Unterrichts mit einer veränderten Lehrerrolle und qualitativ veränderten Lernsituationen zielführend. Auch Helmke und Weinert (1997, S. 136 f.) bestätigen die Wirksamkeit offenen Unterrichts für die Motivation der Schüler, für deren soziales Verhalten und die Selbstständigkeit. Die entsprechenden Unterrichtsmerkmale weisen somit eine doppelte Bedeutung auf; sie sind sowohl indirekt für die Lernleistung förderlich als auch für die fachübergreifenden, erzieherisch orientierten Zielkriterien eines kompetenzorientierten Unterrichts. Bei

Satow (2000) wird deutlich, dass die Förderung der Selbstwirksamkeitserwartung (die ihrerseits eine hohe Bedeutung für die Schulleistung aufweist) vor allem aus einer *Kombination* bestimmter Merkmale entsteht, dem sog. „mastery climate": In diesem sind die Konstellation aus ausgeprägter Fürsorglichkeit und Offenheit der Lehrkraft und das Anwenden einer individueller Bezugsnorm, der vertrauensvollen Schüler-Schüler-Beziehungen, Autonomie und Mitbestimmungsmöglichkeiten für die Schüler/innen sowie förderliche Rahmen- und Randbedingungen (Ausstattung, Unterstützung durch das Kollegium) relevant. Insgesamt zeigt sich, dass sich zwischen isolierten Unterrichtsmerkmalen und den verschiedenen Erfolgskriterien des Unterrichts keine substantiellen, stabilen und generell gültigen Zusammenhänge nachweisen lassen. Hier ist eine *Verknüpfung einzelner Merkmale zu Lehrstilen* von größerem Erklärungswert. Für die Wirksamkeit des Unterrichts sind dabei jedoch nie die Merkmale oder Stile an sich, sondern immer die kompetente Umsetzung durch die Lehrkraft und die situationsangepasste Schwerpunktsetzung ausschlaggebend.[66] Guter Unterricht bedeutet also nicht eine maximale Ausprägung aller Merkmalsbereiche, sondern die Anwendung unterschiedlicher Muster erfolgreichen Unterrichts jeweils abhängig von Fach, Klasse, Bildungsziel oder Startbedingungen (Helmke, 2011);[67] *den* guten Unterricht gibt es nicht.

4.1.3 Unterrichtsmerkmale – eine Frage der Perspektive

Bei der Betrachtung der Unterrichtsmerkmale ist aus methodischer Sicht zu bedenken, welche Perspektive zur Datenerfassung gewählt wird, denn „Unterrichtsqualität lässt sich nicht unmittelbar erfassen, sondern nur vermittelt über die Urteile von Schülern, Lehrern oder Unterrichtsbeobachtern" (Clausen, 2002, S. 13). Während in der Lehr-Lernforschung traditionell mit Verhaltensbeobachtungen durch externe Beurteiler Daten erhoben wurden, kamen in der Klimafor-

---

[66] Gruehn (2000, S. 41) unterscheidet direkte Instruktion, schülerorientierten Unterricht, konstruktivistischen Unterricht und adaptiven Unterricht. Auch Helmke und Weinert (1997, S. 136 f.) plädieren für systematische Verknüpfungen der Merkmale zu Bereichen.

[67] Die ATI-Forschung (Aptitude-Treatment-Interaction), die sich mit den Wechselwirkungen von Unterrichtsmethode und Schülermerkmalen beschäftigt, zeigt deutlich, dass Schüler mit niedriger Intelligenz, geringem Vorkenntnisniveau und hoher Angst von einem hoch strukturierten Unterricht profitieren. Intelligentere und leistungsstärkere Schüler profitieren hingegen eher von einem entgegengesetzten Unterrichtsmuster (vgl. Helmke & Weinert, 1997, S. 140 f.). Während an Gymnasien konstruktivistische Unterrichtsansätze besonders leistungsförderlich sind, kann vor allem an Hauptschulen durch repetitives Üben eine Erhöhung des Lernerfolges bewirkt werden (Gruehn, 2000).

schung eher Schülerbefragungen v.a. im Sinne von Fragebogenverfahren zum Einsatz (zum Überblick über die entsprechenden Studien vgl. Clausen, 2002). Dabei wurde die Schülerwahrnehmung[68] in der Klimaforschung als eigenständiges Konstrukt, in der Lehr-Lernforschung hingegen als latente, vermittelnde Variable zwischen Lernleistung und Unterricht konzeptualisiert (Gruehn, 2000). Dem liegt die Annahme zugrunde, dass von einem quasi „objektiven Unterricht" ausgegangen wird, der in bestimmter subjektiver Weise von den Schüler/innen perzipiert wird. Die wegweisende Untersuchung von Clausen (2002), die als „Pionierdienst" (Helmke, 2009, S. 86) gewürdigt wurde, zeigt auf, dass jede der drei Perspektiven (Lehrkräfte, Schüler/innen, Beobachter/innen) eigene Korrelationsmuster der Beurteilungsaspekte aufweist. Es liegt „keine der drei Sichtweisen generell näher an einer ‚Unterrichtswirklichkeit' als die anderen Perspektiven" (Clausen, 2002, S. 186). Es gibt also keinen *objektiven* Unterricht, sondern es ist eine „differentielle Expertise von Schüler, Lehrern und Beobachtern für verschiedene Aspekte des Unterrichts" zu konstatieren (Clausen, 2002, S. 41).[69]

Die Übereinstimmung der drei Perspektiven (Schüler/innen, Beobachter/innen, Lehrkraft) ist dabei häufig gering und hängt auch von dem zu beurteilenden Unterrichtsmerkmal ab: Niedrig-inferente Merkmale der Lernumwelt sind der direkten Beobachtung zugänglich, so z. B. Disziplin und Ordnung in der Klasse. Hoch-inferente Merkmale hingegen sind abstraktere psychische Prozesse, die nur indirekt erschlossen werden können, so z. B. die Identifikation mit der Unterrichtsarbeit. Dabei gibt es keine absolute Einteilung, da die Einordnung eines Merkmals in eine Kategorie abhängig ist von der Beobachter-Perspektive. „Optimale Bedingungen für eine Übereinstimmung zwischen allen drei Perspektiven bestehen für Konstrukte mit niedrigem evaluativen Gehalt, hoher Beobachtbarkeit und geringen Anforderungen an pädagogisch-didaktisches Verständnis" (Clausen, 2002, S. 89). Neben der differentiellen Expertise für bestimmte Unterrichtsmerkmale gibt es weitere Aspekte, die als Vor- bzw. Nachteil der jeweiligen Perspektiven angesehen werden können (vgl. Clausen, 2002; teilweise auch Ditton, 2002):

▪ Die Selbstberichtsdaten der *Lehrkräfte* sind bedeutsam aufgrund der fachlichen Expertise der Lehrkräfte und des längeren Zeitraumes, auf den sich die Daten beziehen; auch ist die Datengewinnung ökonomisch. Einschränkun-

---

[68] Ein Beispiel zur Wahrnehmung der Lehrkräfte und des Mathematikunterrichts aus Schülersicht, bei dem verschiedene Ebenen verglichen werden, findet sich bei Ditton (2002).

[69] Es ist davon auszugehen, dass dies in gleicher Weise auch für Lehrermerkmale (vgl. Kapitel 4.1.1) gilt; z. B. die Fachkompetenz der Lehrkraft wird vermutlich je nach Erhebungsart (Test, Selbsteinschätzung, Beobachtung, Schülerbefragung) etwas unterschiedlich bewertet werden.

gen ergeben sich durch die geringere Objektivität (selbstwertdienliche Verzerrungen sind nicht auszuschließen) und die in geringerem Maß vorhandene prädiktive Validität für die Leistungen der Schüler/innen.

- Die Unterrichtsbeurteilung durch *Beobachter* zeichnet sich durch hohe Objektivität und Reliabilität aus, denen aber der kurze Datenerhebungszeitraum und hohe Aufwand gegenübersteht (Clausen, 2002).

- Die *Schülerperspektive* zeichnet sich durch positive Aspekte aus: die relativ einfache Datenerhebung, der längere Beobachtungszeitraum und die hohe Reliabilität aggregierter Schülerwahrnehmungen für die Entwicklung der Schüler/innen. Einschränkend ist zu nennen, dass es Antworttendenzen bei der Einschätzung neutraler Unterrichtsaspekte aufgrund individueller, affektiv geprägter Beurteilungen gibt. Schüler/innen neigen dazu, neben einer differenzierten Beurteilung auch eine globale Beurteilung der Lehrkräfte vorzunehmen. Hinsichtlich der Prädiktion von Entwicklungsverläufen der Schüler/innen wird zumeist festgestellt, dass die Schülersicht eine größere Erklärungskraft besitzt als die beiden anderen Datenquellen (Clausen, 2002, S. 56, S.188). Hier wird auch auf die Arbeit von Gruehn (2000) verwiesen, die zur Abschätzung der Bedeutung von Schülerurteilen über Unterricht und Klima mehrebenenanalytisch Schülerdaten auf Individual- und Klassenebene vergleicht, welche „die Abschätzung der differentiellen Bedeutung individueller versus kollektiv geteilter Wahrnehmungen der Lernumwelt für die Leistungsentwicklung einzelner Schüler/innen bzw. ganzer Klassen erlauben" (Gruehn, 2000, S. 15).

Die Vor- und Nachteile der verschiedenen Datenquellen zur Erfassung von Unterrichtsqualität sind zusammenfassend in Tabelle 6 zusammengestellt. Im Ergebnis zeigt sich für die schulische Leistungsentwicklung, dass substantielle Zusammenhänge von Lernumweltwahrnehmungen der Schüler/innen primär auf Ebene der Klassenmittelwerte vorliegen: Die gemittelten Schülerurteile zeigen einen höheren empirischen Gehalt im Vergleich zur individuellen Ebene.[70] Ditton bestätigt nach Analyse verschiedener Quellen, dass „durch Befragungen der Schüler relevante Unterrichtsmerkmale vergleichsweise zuverlässig ermittelt werden können" (2002, S. 267).

---

[70] Dies ist bemerkenswert, da es dem Postulat des Angebots-Nutzungs-Modells in gewisser Weise widerspricht.

Tabelle 6: Vergleich verschiedener Datenquellen zur Erfassung der Unterrichtsqualität (nach Clausen, 2002, S. 45 ff.).

Merkmal	Lehrer-wahrnehmung	Beobachter-wahrnehmung	Schüler-wahrnehmung
Erhebungsauf-wand	*gering*	groß	*gering*
Durchführung	*ökonomisch*	aufwendig	*ökonomisch*
Kosten	*günstig*	hoch	*günstig*
Beobachtungs-stichprobe	*meist längerer Erfah-rungszeitraum*	meist kürzerer Beo-bachtungszeitraum	*meist längerer Erfah-rungszeitraum*
Objektivität	*gering*	*hoch*	
Reliabilität		*hoch*	*hohe Reliabilität als Folge der klassenweisen Aggregierung*
Prädiktive Validität	relativ zur Schüler- und Beobachtersicht geringer Erklärungs-wert für schulische Entwicklungsverläufe		*relativ hoher Erklä-rungswert für schulische Entwicklungsverläufe*
Potentielle Antworttenden-zen	selbstdienliche Verzer-rungen		Halo-Effekt potentieller Einfluss des Leistungsstandes inner-halb der Klasse auf Individualebene

Anmerkung: positive Aspekte sind kursiv gesetzt

4.1.4 Zwischenfazit

Aus den vorangegangenen Analysen hat sich ergeben, dass vor dem Hintergrund des Angebots-Nutzungs-Modells die Bereiche *Merkmale der Lehrkraft* und *un-terrichtliches Angebot* für die Fragestellung der Arbeit bedeutsam sind, da sich die Beanspruchung der Lehrkraft als relevante Größe potentiell auf die Gestal-tung des Unterrichts auswirkt.

Für das unterrichtliche Angebot unterscheidet Helmke (2010) zwischen fachübergreifenden und fachspezifischen Prozessmerkmalen einerseits sowie der Qualität des Lehr-/Lernmaterials andererseits. Da letzteres im Sportunterricht in der Regel kaum eine Rolle spielt, erfolgt eine Eingrenzung auf die Prozess-merkmale. Als *fachübergreifende* Merkmale sind Klassenführung, Klarheit und Strukturiertheit, Konsolidierung und Sicherung, Aktivierung, Motivierung, lern-förderliches Klima, Schülerorientierung, Kompetenzorientierung, Umgang mit

Heterogenität und Angebotsvielfalt relevant. Dabei ist die Perspektive, aus der die Ausprägung dieser Merkmale erhoben wird, zu berücksichtigen, denn diese stimmen häufig nicht überein (differentielle Expertise, vgl. Clausen, 2002). Für die Frage der unterrichtlichen Relevanz sind also verschiedene Personengruppen zur Datengewinnung heranzuziehen.

Im Folgenden (vgl. Kapitel 4.2) werden zunächst die fachspezifischen Ergebnisse der Schulsportforschung im Hinblick auf fachspezifische Prozessmerkmale der Unterrichtsqualität analysiert bevor im anschließenden Kapitel 4.3 die unterrichtliche Relevanz des Beanspruchungserlebens genauer in den Blick genommen wird.

4.2 Ergebnisse der Schulsportforschung

Der Sport ist über den Schulsport hinaus ein enorm großes gesellschaftliches Feld. Ein Phänomen, das so für kaum ein anderes Unterrichtsfach existiert. Dadurch bezieht sich ein (Groß)Teil der sportpädagogischen Forschungen auf den Bereich informeller und organisierter außerschulischer Sportangebote und weniger auf den Schulsport und Sportunterricht – sicherlich nicht zuletzt auch wegen der problemloseren Datenerhebung bzw. der leichteren Umsetzung der Studien. (Auch fehlende Geldgeber für eine Sportunterrichtsforschung könnten vermutet werden, da anderen Schulfächern eine größere Bedeutung zugemessen wird). Die Sportpädagogik – und die Sportdidaktik als deren Teilgebiet (vgl. Scherler, 1992) – sind die vorrangig zuständigen Wissenschaftsdisziplinen für die *Schulsportforschung* und waren lange Zeit eher theoretisch-normativ geprägt (vgl. Wolters, 2010a), bevor sich in den letzten Jahren eine deutliche empirische Ausrichtung entwickelt hat (vgl. Oesterhelt, Sygusch, Bähr & Gerlach, 2010), die inzwischen zu einer kaum zu überblickenden Datenlage zu verschiedensten Aspekten des Schulsports geführt hat; auch die Forschungsmethoden sind zahlreicher geworden (vgl. Friedrich & Miethling, 2004; Friedrich, 2010). Dabei wird der gesamte Schulsport, zu dem neben dem Sportunterricht auch der außerunterrichtliche Schulsport gehört (vgl. Brodtmann, 1984) beforscht.[71]

Eine breit angelegte Untersuchung zur Situation des Schulsports, die sog. DSB-*SPRINT*-Studie, die 2004/2005 von einem Forschungsverbund verschiedener Universitäten durchgeführt wurde (vgl. Deutscher Sportbund, 2006), stellt nach wie vor die umfangreichste Datenbasis zum Schulsport dar (vgl. ausführlich Kapitel 5.2). Eine systematische Aufbereitung der zahlreichen empirischen Befunde zum Schulsport liegt bisher nicht vor; dies wird aber seit Jahren, unter

---

[71] Z. B. die Wirksamkeit erlebnispädagogisch orientierter Schulfahrten (Reuker, 2008, 2009).

anderem im Memorandum zum Schulsport (vgl. DOSB, DSLV & dvs, 2009), gefordert.

Balz, Bräutigam, Miethling und Wolters (2011) fassen ausgewählte Ergebnisse der empirischen Schulsportforschung zu den Forschungsfeldern Unterricht, Schüler/innen, Sportlehrer und Schulsportentwicklung zusammen.[72] Eine Problematik besteht dabei auch in den multiplen Zielstellungen des Sportunterrichts vor dem Hintergrund des fachdidaktischen Konzepts des Erziehenden Sportunterrichts (Neumann, 2004b), das inzwischen in fast allen Bundesländern in den Lehrplänen verwirklicht ist (vgl. Prohl & Krick, 2006). Dieses vertritt einen, im Vergleich zu den anderen Fächern, deutlich verstärkten Erziehungsanspruch: neben der fachbezogenen *Erziehung zum Sport* wird die überfachliche *Erziehung durch Sport* angestrebt. Der Sportunterricht wird in besonderer Weise als geeignet betrachtet, die schulischen Aufgaben der Persönlichkeitsentwicklung, Gesundheits- und Sozialerziehung umzusetzen. Somit bestehen hohe Erwartungen an die Wirkungen des Sportunterrichts, die für die Sportlehrkräfte eine stärkere Fokussierung auf solche Aufgaben bedeuten, die über die Vermittlung fachlicher Inhalte hinausgehen, wobei die Erfolge schwer messbar sind. Gröben resümiert, dass es an Paradigmen fehlt,

> „die in der Lage wären, die sachbezogenen, sozialen und emotionalen Lernziele eines ‚Erziehenden Sportunterrichts' zu analysieren. Eine systematische Tatsachenforschung zu den intendierten Effekten eines bildungstheoretisch fundierten Sportunterrichts ist demzufolge allenfalls ein Desiderat" (Gröben, 2007, S. 35).

Hinsichtlich der *Sportunterrichtsforschung,* deren Ergebnisse hier von besonderem Interesse sind, können nach Wolters (2010a) Forschungen zu *Unterrichtsprozessen* und zu *Effekten* bzw. *Wirkungen,* des Unterrichts unterschieden werden[73] (vgl. auch ähnlich Friedrich & Miethling, 2004). Zu den *Unterrichtsprozessen* werden in den Überblicksbeiträgen zur Sportunterrichts- bzw. Schulsportforschung (vgl. Friedrich & Miethling, 2004; Wolters, 2010a, 2011) exemplarisch folgende Forschungsthemen aufgeführt:[74] Sprache und Kommunikation im Sportunterricht (z. B. Frei, 1999, 2011), Forschung zur Sichtweise von Schüler/innen und Lehrkräften im Sportunterricht (z. B. Miethling & Krieger, 2004;

---

[72] Die genannten Bereiche weisen Überschneidungen auf; Friedrich (2010) schlägt eine (andere) Systematik für die Schulsportforschung vor.

[73] Daneben werden auch *Merkmale der Sportlehrkräfte,* z. B. deren Einstellungen und Orientierungen (z. B. Kastrup, 2011; Kramczynski, 2011; Oesterreich, 2005b; Oesterreich & Heim, 2006) sowie Kompetenzen (z. B. interkulturelle Kompetenzen bei Frohn & Grimminger, 2011) beforscht. Reuker (2011) geht (in einer methodisch anspruchsvollen, DFG-geförderten Studie) der Frage nach, inwieweit Wissen und Können der Lehrkräfte den professionellen Blick auf Unterrichtssituationen verändern.

[74] Aktuelle Überblicke zu den Ergebnissen der empirischen Lehrer- bzw. Schülerforschung finden sich bei Miethling (2011) bzw. Bräutigam (2011).

Janalik & Treutlein, 1996; Gerlach et al., 2006; Oesterreich & Heim 2006; Miethling 2008; Heim & Wolf, 2008; Opper, 1996a, 1996b; Theis 2010) sowie Forschungen zum unterrichtlichen Handeln der Lehrkräfte nach dem Ansatz der kasuistischen Sportdidaktik (z. B. Scherler & Schierz, 1993; Lüsebrink, 2006). Darüber hinaus sind Untersuchungen zu Bewegungszeit und Belastung im Sportunterricht zu nennen (vgl. Hoffmann, 2011; Adler, Erdtel & Hummel, 2006; Wydra, 2009). Diese Studien haben in der Regel deskriptiven Charakter, so dass sie zur Identifikation empirisch abgesicherter qualitätsrelevanter Prozessmerkmale des Sportunterrichts nicht genutzt werden können.

Hinsichtlich der *unterrichtlichen Wirkungen* unterscheidet Wolters (2011) Studien, die *Unterrichtseffekte* im Hinblick auf die verschiedenen Zielbereiche des Sportunterrichts konstatieren (fachliche Kompetenzen und überfachliche Kompetenzen wie Sozial- oder Selbstkompetenz),[75] und Forschungsarbeiten, die *Zusammenhänge von Prozessen und Produkten* thematisieren und so die Ableitung fachspezifischer Prozessmerkmale erlauben würden. Eine solche sportunterrichtliche *Wirkungsforschung* (vgl. Überblicksartikel und Systematisierungsvorschlag von Gerlach, Bund, Bähr & Sygusch, 2010), die kausale Beziehungen des sportunterrichtlichen Lehr-Lernprozesses beleuchtet, ist bisher nur in Ansätzen vorzufinden (vgl. auch Bähr et al., 2011).[76] So sind für die *Förderung der sozialen Kompetenzen* im Sportunterricht offene methodische Wege und Unterrichtsgespräche bedeutsam, während lehrerzentrierte Vermittlungen hinderlich sind (vgl. Ungerer-Röhrich, 1984 und Kähler, 1985 zitiert nach Reuker, 2008, S. 76 f.). Gröben (2007, S. 36) berichtet über die Entwicklung von *Selbstständigkeit im Üben*, die ebenfalls durch offene Lösungswege gefördert werden kann. Die Förderung der Kreativität und Persönlichkeitsentwicklung durch ein eigens entwickeltes Unterrichtskonzept – als Beispiele für den Bereich personaler Kompetenzen – belegt Neuber (2000) bei Grundschüler/innen. Die Förderung fachlicher *und* überfachlicher Kompetenzen betrachtet die Frankfurter Arbeits-

---

[75] In Bezug auf die motorischen Fähigkeiten liegen keine groß angelegten Studien zur Wirkungen des Sportunterrichts vor, aber nach Hohmann (2007) existieren verschiedene kleinere Studien, die Effekte durch den Schulsport nachweisen. Diese Wirkungen haben allerdings meist keinen mittel- oder längerfristigen Effekt (Sygusch & Töpfer, 2011). Auf den Gesundheitszustand der Schüler/innen hat die *Quantität* des Sportunterrichts nach Analysen von Daten aus KiGGS und MoMo keine Auswirkungen (vgl. Tittelbach, Sygusch, Brehm, Seidel & Bös, 2010). Hinsichtlich der *Vermittlung* von motor. Fertigkeiten oder Sportspielen liegen bisher kaum Studien vor (vgl. Bähr, Bund, Gerlach & Sygusch, 2011). Beispielhaft ist auf den Vergleich verschiedener Methoden für die Förderung koordinativer Fähigkeiten zu verweisen (Röttger, Janssen & Schöllhorn, 2009).

[76] Neben Unterrichtsmerkmalen als Aspekt der Unterrichtsqualität wird auch die Wirkung der Quantität, also der Unterrichtshäufigkeit in Form der täglichen Sportstunde auf körperliche Aspekte (Ziroli, 2009), auf koordinative Fähigkeiten (Thienes, 2009), auf die kognitive Entwicklung (Haas, Väth, Bappert & Bös, 2009) oder auf psychosoziale Dimensionen der Schüler/innen (vgl. Seyda, 2009) untersucht.

gruppe: Es zeigen sich messbare Effekte in verschiedenen Zieldimensionen des Unterrichts (fachliche Lernerfolge und Erhöhung der Teamkompetenz in der Selbsteinschätzung der Schüler/innen durch kooperatives Lernen (vgl. Bähr, Prohl & Gröben, 2008; Bähr, Koch & Gröben, 2007).

Insgesamt können also fachliche und überfachliche Wirkungen des Sportunterrichts nachgewiesen werden, allerdings gibt es nur wenige Studien, die Daten von Prozessen und Effekten vernetzen. Ergebnisse, die eine Ableitung *fachspezifischer Prozessmerkmale* der Sportunterrichtsqualität[77] erlauben würden, liegen bisher somit noch nicht vor. Folglich muss sich die Frage der unterrichtlichen Relevanz auf die Ausprägung der fachübergreifenden Merkmale beziehen. Für diese lassen sich aufgrund der in Kapitel 3.1 geschilderten Besonderheiten des Sportunterrichts unterschiedliche Bedeutungen einzelner fachübergreifender Prozessmerkmale (vgl. Kapitel 4.1.2) für den Sportunterricht ableiten.

Bedeutung der fachübergreifenden Merkmale im Sportunterricht
Die Klassenführung ist besonders wichtig aufgrund des veränderten Organisationsrahmens des Unterrichts und der damit verbundenen Gewährleistung der körperlichen Unversehrtheit und der Ermöglichung einer hohen aktiven Lernzeit. Auch der Umgang mit Heterogenität ist vor allem in der Sekundarstufe I und II in besonderem Maß erforderlich, da für das Fach Sport besondere Unterschiede in den Schülervoraussetzungen vorliegen, weil sich die äußere Differenzierung des Schulsystems auf die kognitiven Fähigkeiten der Schüler/innen bezieht. Darüber hinaus liegen durch die körperlichen Veränderungen in der Pubertät teils beträchtliche Unterschiede zwischen den Schüler/innen vor. Aufgrund der Exponiertheit und Sichtbarkeit der Leistungsvoraussetzungen und -fähigkeiten der einzelnen Schüler/innen, die in kaum einem anderen Schulfach gegeben sind[78] (vgl. dazu Miethling & Krieger, 2004), können besondere Anforderungen an das lernförderliche Klima und die Schülerorientierung festgestellt werden. Auch die Motivierung spielt aufgrund dessen und wegen des fachspezifischen Ziels der Motivation zu lebenslangem Sporttreiben, das in den Lehrplänen weit verbreitet ist (Prohl & Krick, 2006), eine besondere Rolle.[79]

---

[77] Publikationen zur *Qualität von Sportunterricht* beschäftigen sich mit grundlegenden Aspekten der Qualitätsdefinition, -messung und -steuerung (Kurz, 2002; vgl. auch Landesinstitut für Schule, 2002) oder sind Ausführungen zu fachübergreifenden Qualitätsmerkmalen, die auf das Fach Sport übertragen werden (Gebken, 2003; Balz, 2010; Reckermann, o.A.).

[78] Ausnahmen mögen in gewisser Weise die Fächer Kunst und Musik sein.

[79] Die anderen Merkmale (Klarheit und Strukturiertheit, Konsolidierung und Sicherung, Aktivierung, Kompetenzorientierung und Angebotsvielfalt) sind im Sportunterricht natürlich ebenfalls bedeutsam, jedoch nicht in einem gegenüber den anderen Fächern hinaus gehenden Maß.

4.3 Unterrichtliche Relevanz – Annahmen und Forschungsstand

Im Folgenden wird die unterrichtliche Relevanz der erlebten Beanspruchung fokussiert, indem die Folgerungen der Belastungs- und Beanspruchungsforschung aus Kapitel 2 und die Erkenntnisse der Unterrichtsforschung des vorliegenden Kapitels zusammengeführt und der Forschungsstand dazu resümiert werden. Die Analysen in den vorangegangenen Kapiteln haben deutlich gemacht, dass es Annahmen gibt, dass sich eine negative Beanspruchung auf die Unterrichtsplanung und -qualität nachteilig auswirken müsste. Ebenso wird vermutet, dass psychisch gesunde Lehrkräfte mit einem positiv ausgeprägten Beanspruchungserleben qualitativ guten Unterricht geben. Die Beanspruchung der Lehrkräfte müsste sich – dem Angebots-Nutzungs-Modell folgend – auf das unterrichtliche Angebot auswirken. Zum einen durch eine veränderte Unterrichtsvorbereitung, die sich nachfolgend in der Gestaltung des Unterrichts niederschlägt, und zum anderen durch die direkte (Vorbild)Wirkung der Lehrkraft im Unterricht. Dabei ist zu beachten, dass es nicht *den* (objektiv erfassbaren) Unterricht gibt, sondern dass Unterricht immer aus einer differentiellen Perspektive wahrgenommen wird. Die Perspektiven von Lehrkräften, Schüler/innen und Beobachter/innen können dabei mehr oder weniger stark voneinander abweichen.

Die Vorstellung, nach der sich erlebte Beanspruchung auf das unterrichtliche Angebot auswirkt, kann mithilfe der theoretisch angenommenen *Wirkung von Lehreremotionen auf das Unterrichtshandeln* von Frenzel, Götz und Pekrun (2008) näher begründet werden. Sie gehen unter Bezug auf Abele (1999) davon aus, dass durch positive Emotionen annähernde Verhaltenstendenzen und durch negative Emotionen vermeidende Verhaltenstendenzen ausgelöst werden. Ebenso wird ein Zusammenhang mit den Denkstilen postuliert: Positive Emotionen führen zu kreativen holistischen Denkstilen und negative Stimmungen zu stärker detailorientiertem, rigidem Denken.

Hinsichtlich des Unterrichts wird davon ausgegangen, dass positive Emotionen ein breites Repertoire an Unterrichtsstrategien spontan kognitiv verfügbar machen und die Unterrichtsplanung abwechslungsreich und kreativ erfolgt; flexible Reaktionen beim Unterrichten sind möglich. Bei negativen Emotionen hingegen sind Schwierigkeiten der Lehrkräfte bei abweichenden, unerwarteten Unterrichtssituationen sowie verstärkt rigide Lehrstrategien zu erwarten, wie z. B. repetitives Üben. Darüber hinaus nehmen Frenzel et al. (2008) an, dass indirekte Effekte der Emotionen darin bestehen, dass sie auf die Motivation wirken: Bei positiven Emotionen ist mehr Bereitschaft zu Zeitinvestition und Anstrengung, z. B. für die Unterrichtsvorbereitung, Fortbildungen, Austausch mit Kollegen und Ähnliches anzunehmen.

Bei negativen Emotionen werden eine Vermeidung von Weiterbildung, Rat von Kollegen und eine geringere Unterrichtsvorbereitung angenommen. Dabei sind die Emotionen auch wichtig für den Enthusiasmus, dessen Bedeutung mehrfach nachgewiesen wurde: Bei positiven Emotionen ist mehr Enthusiasmus zu erwarten, negative Emotionen scheinen mit Enthusiasmus inkompatibel (Frenzel et al., 2008, S. 194). Hinsichtlich der von Helmke (2010) zusammengestellten fachübergreifenden Prozessmerkmale (vgl. Abschnitt 4.1.2) ist demzufolge eine Manifestation der Beanspruchung in allen zehn Bereichen denkbar.

Dabei ist von reziproken Wirkungen der Emotionen auszugehen: Die Bewertung der Zielerreichung, also die „subjektive Einschätzung ihres eigenen Erfolgs oder Misserfolgs bei ihrem professionellen Handeln" (Frenzel et al., 2008, S. 189) – z. B. durch Wahrnehmung der Leistungsentwicklung, der Motivation der Schüler/innen oder von Disziplinproblemen – beeinflusst wiederum die Emotionen der Lehrkräfte. Es ist also ein zirkuläres Geschehen zwischen Emotionen, Unterrichtshandeln, Wahrnehmung der Unterrichtseffekte und wiederum den Emotionen anzunehmen. Im folgenden Abschnitt werden die wenigen empirischen Studien, die es zur unterrichtlichen Relevanz des Beanspruchungserlebens gibt, vorgestellt.

Forschungsstand

Zur unterrichtlichen Relevanz des Stresserlebens resümierte Rudow, dass Stressphänomene kaum in ihrer Wirkung auf die Leistung der Lehrkräfte analysiert worden seien (1994, S. 120). Auch fast 20 Jahre später kommen Krause et al. (2011, S. 798) zu dem Schluss, dass die Zusammenhänge von Stresserleben mit Unterrichtsqualität, Schülerleistungen und -verhalten vernachlässigte Themen sind. Der Forschungsstand bezieht sich daher auf die unterrichtliche Relevanz der drei Beanspruchungsformen Burnout, Arbeits(un)zufriedenheit und AVEM-Muster und wird danach gegliedert, ob die unterrichtliche Relevanz aus Sicht der Lehrkräfte oder Schüler/innen erhoben wird. Aus Beobachtersicht liegen bisher keine Daten vor.

Untersuchungen zum Zusammenhang von Beanspruchungserleben und Unterrichtsmerkmalen *aus Sicht der Lehrkräfte* liegen von Stöckli (1999), Bauer (2002) bzw. Bauer und Kanders (2000) und Kuntsche (2006) sowie für Sportlehrkräfte von Belz (2008b)[80] vor. Als Ergebnisse lassen sich festhalten:

---

[80] Ein ähnlicher Aspekt findet sich in der Studie von Anderson (2002): Unter anderem werden Zusammenhänge und Veränderungen des psychosomatischen Wohlbefindens und der Interaktionsbereitschaft mit den Schüler/innen bei Referendar/innen (Hauptschule) im Längsschnitt erhoben.

- Burnout und Lehrer-Schüler-Verhältnis (Stöckli, 1999): Bei einer Untersuchung zum Burnout von Schweizer Grundschullehrkräften (N= 200) wird auch das selbst berichtete Lehrer-Schüler-Verhältnis erfasst. Dieses wird in den drei Kategorien Reizbarkeit und Ungeduld, Misstrauen und Kontrolle sowie Distanzierung mittels 17 Indikatoren abgebildet (z. B. gereizte Reaktion, Konflikte wegen Kleinigkeiten, Gleichgültigkeit), die auf einer fünfstufigen Skala (1= nie bis 5= häufig) beantwortet werden. Die Ergebnisse zeigen, dass die drei Dimensionen des Lehrer-Schüler-Verhältnisses mit den Burnout-Subskalen signifikant korrelieren, und zwar in geringem bis mittlerem Maß (r= .22 bis r= .53). Vor allem Lehrkräfte, die alle drei typischen Burnout-Merkmale aufweisen, aber auch Personen ohne die Dimension der emotionalen Erschöpfung, zeigen hohe Werte in den negativen Reaktionen Reizbarkeit, Misstrauen und Distanzierung gegenüber den Schüler/innen.
- Leistungsfähigkeit und Unterrichtsmethoden (Bauer & Kanders, 2000; Bauer, 2002): Die Autoren untersuchen, inwieweit Unterrichtsentwicklung – im Sinne vielfältiger, aktueller Methoden – mit erhöhter oder reduzierter Beanspruchung der Lehrkräfte verbunden ist.[81] Die Leistungsfähigkeit der Lehrkräfte (N= 984) wird über die Burnout-Dimension der verminderten Leistungsfähigkeit (MBI-D) und die Unterrichtsentwicklung über zwölf Aussagen zu praktizierten und erwünschten Unterrichtsformen, nämlich schülerorientierter Unterricht, lehrerzentrierter Unterricht und andere (mediengestützte) Formen, erfasst (vgl. Bauer, 2002, S. 51). Die Ergebnisse zeigen signifikante Korrelationen für die Leistungsfähigkeit der Lehrkräfte und die drei Unterrichtsdimensionen schülerorientierter Unterricht, lehrerzentrierter Unterricht und andere (mediengestützte) Formen. Die Zusammenhänge werden nicht als einseitig linear, sondern eher als kreis- oder spiralförmig betrachtet: „Leistungsstarke Lehrkräfte praktizieren Unterrichtsentwicklung und tragen dadurch zur Aufrechterhaltung ihrer Leistungsfähigkeit bei, weil sie zufriedener und motivierter sind und weil sie ihrer Arbeit eine hohe Wirksamkeit zusprechen" (Bauer, 2002, S. 52).
- Arbeitsüberforderung, -unzufriedenheit und Erziehungsstile (Kuntsche, 2006): Die erlebte Arbeitsüberforderung und arbeitsbezogene Unzufriedenheit von Lehrpersonen (N= 348) wird im Zusammenhang mit Erziehungsstilen betrachtet, und zwar hinsichtlich der drei Komponenten (a) Wärme und Unterstützung, (b) psychologischer Druck und (c) Regeln und Kontrolle. Die Daten wurden im Rahmen des Europäischen Schulsurveys zu Alkohol

---

[81] Dahinter steht die Überlegung, inwieweit das Kerngeschäft der Lehrkräfte, das Unterrichten, in Überlegungen zur Belastungsprävention einbezogen werden kann, da es, wie in vielen Studien belegt, die wichtigste Beanspruchungsquelle ist (Bauer, 2002). Hier ist im Ansatz der Studie also die gegenteilige Wirkrichtung angenommen.

und Drogen (ESPAD, Querschnitt) im Jahr 2003 in der Schweiz erhoben. Die Erziehungsstile wurden mit dem eigens entwickelten Instrument „Swiss Teaching Style Questionnaire (STSQ)" erhoben (Kuntsche, Gmel & Rehm, 2006). Die Arbeitsunzufriedenheit und Arbeitsüberforderung wurden mit Skalen von Enzmann & Kleiber, 1989 erhoben. Die Unzufriedenheit mit der Berufswahl wurde durch ein Einzelitem zur potentiellen Wiederwahl mit fünfstufiger Skalierung (1= Ja, ganz sicher bis 5= Nein, ganz sicher nicht) erfragt. Die Zusammenhänge wurden mit multiplen Regressionsanalysen berechnet. Die Ergebnisse zeigen, dass (a) Lehrpersonen mit einem hohen Maß an Wärme und Unterstützung eine geringere Arbeitsüberforderung aufweisen. Weiterhin geht (b) der Aspekt des „psychologischen Drucks" mit Gefühlen von Arbeitsüberforderung einher. Auch (d) Regeln und Kontrolle gehen mit geringerer Arbeitsüberforderung einher, während (c) Wärme und Unterstützung mit geringerer Arbeitsunzufriedenheit und höherer Zufriedenheit mit der Berufswahl korrelieren (Kuntsche, 2006, S. 161). Es wird ein möglicher „Teufelskreis aus Überforderung, inadäquaten Erziehungsstilen, Problemen auf Seiten der Schülerinnen und Schüler" diskutiert (Kuntsche, 2006, S. 163). Umgekehrt wird auch ein sog. „Engelskreis" aus unterstützenden, akzeptierenden Lehrpersonen und geringeren Problemen in der Klasse vom Autor für möglich gehalten.

- AVEM-Muster und evasives Unterrichten (Belz, 2008b): In der bisher einzigen empirischen Studie zum Sportunterricht wurden die AVEM-Muster der Sportlehrkräfte (N= 698; vgl. auch 3.2.4) untersucht und mit den ebenfalls erhobenen Selbstauskünften zu evasiven Unterrichtsstrategien assoziiert (Belz, 2008b). Darunter wird verstanden, dass Sportlehrkräfte zur Bewältigung des Schulalltags ein belastungsreduzierendes Handlungsmuster einsetzen, indem sie die Inhaltsauswahl des Sportunterrichts reduzieren (vgl. Kolb & Wolters, 2000). Erste publizierte Ergebnisse weisen darauf hin, dass Lehrkräfte des Musters Gesundheit sich als aktiver und offensiver im Umgang mit Problemen einschätzen und eher Lösungen anstreben als Lehrkräfte des Musters B. Die Werte der Muster A und S liegen dazwischen.

Aus Sicht der Schüler/innen liegen bisher nur zwei Studien vor, die das Beanspruchungserleben der Lehrkraft mit den Wahrnehmungen des Unterrichts verbinden (vgl. Knauder, 2005; Klusmann et al., 2006):

- Burnout und Schulklima (Knauder, 2005): Lehrkräfte werden hinsichtlich ihres psychischen Wohlbefindens in drei Typen kategorisiert: „just a job", „sensibel", „ausgebrannt". Das affektive Schulklima wird durch die Dimensionen Schulfreude, Pflichteifer, Sozialverhalten und Angst „in Abhängigkeit von der Lehrperson" (Knauder, 2005, S. 77) dargestellt. Es zeigt sich, dass die sensiblen Lehrkräfte in drei der vier Dimensionen die besten Ergebnisse erzielen. Bei den ausgebrannten Lehrkräften zeigen die Schüler/innen zwar den größten Pflichteifer, aber das geringste Sozialverhalten, die geringste Schulfreude und die größte Angst.

- AVEM-Muster und Unterrichtsmerkmale (Klusmann et al., 2006): Diese aussagekräftige Untersuchung wird von einer Forschergruppe des Max-Planck-Instituts für Bildungsforschung vorgelegt. Die Ergebnisse beruhen auf einer repräsentativen Stichprobe von 314 Mathematiklehrkräften und ihren 386 Klassen aus dem Jahr 2003/04, die im Rahmen des COACTIV-Projekts – eingebunden in die nationale PISA-Erhebung – befragt wurden (vgl. auch 3.2.4). Das Unterrichtsverhalten der Lehrkräfte, deren AVEM-Muster ermittelt wurde, wurde aus Sicht der Schüler/innen hinsichtlich der sechs qualitätsrelevanten Indikatoren kognitive Selbstständigkeitsförderung, Interaktionstempo, Gerechtigkeit, Sozialorientierung, Störungen im Unterricht und Kränkung mithilfe von varianz- und kovarianzanalytischen Vergleichen untersucht. Vier der sechs erfragten Dimensionen zeigten hierbei signifikante Unterschiede: Den Lehrkräften des Gesundheitstyps wurden von den Schüler/innen die höchsten Werte bei der kognitiven Selbstständigkeitsförderung, ein geringeres Interaktionstempo und eine höhere Gerechtigkeit zugesprochen. Größte Effekte zeigten sich hinsichtlich des Merkmals Sozialorientierung, bei dem Lehrkräfte des Gesundheitstyps deutlich engagierter und interessierter wahrgenommen wurden als die Lehrkräfte der anderen drei Muster. Der Unterricht von Lehrkräften des Gesundheitstyps wird somit am positivsten beurteilt. Beim Risikotyp B fallen die Werte durchgängig am ungünstigsten aus. Die Merkmale Störungen im Unterricht und Kränkung zeigen keine signifikanten Unterschiede. Die fehlenden Unterschiede in den Störungen (Klassenführung) werden so interpretiert, dass belastete Lehrkräfte versuchen störungsfreien Unterricht zu praktizieren.

Als *Fazit* lässt sich festhalten, dass aus theoretischer Perspektive ein zirkuläres Geschehen zwischen der Beanspruchung der Lehrkraft mit den daraus folgenden unterrichtlichen Verhaltensweisen und emotionalen Wirkungen und dem Verhalten und den Leistungen der Schüler/innen angenommen wird. Mit Blick auf die empirischen Ergebnisse konnten lediglich sechs Studien identifiziert werden, die sich (teilweise als Nebenaspekt) mit den unterrichtlichen Wirkungen beruflicher Beanspruchung beschäftigen; dabei standen überwiegend klimatische Aspekte im Mittelpunkt, Unterrichtsmerkmale standen nur vereinzelt im Fokus.

4.4 Zusammenfassung

Vor dem Hintergrund des Angebots-Nutzungs-Modells von Helmke (2010) konnten die Bereiche *Merkmale der Lehrkraft* und *qualitätsrelevante Unterrichtsmerkmale* als bedeutsame Bereiche für die Frage der unterrichtlichen Relevanz des Beanspruchungserlebens identifiziert werden.

Relevante Merkmale der Lehrkraft sind neben der fachlichen Expertise und den Einstellungen, Orientierungen und Motivationen auch die erfolgreichen Bewältigung beruflicher Anforderungen (im Sinne von Wohlbefinden, Zufriedenheit und positiven Emotionen). Diese werden als bedeutsame Merkmale der Lehrkraft in den Standards der Lehrerbildung und den Kompetenzmodellen identifiziert. In jüngeren Arbeiten wird die Selbstregulationskompetenz im Hinblick auf das persönliche Wohlbefinden und die Auswirkungen auf unterrichtliche Prozesse untersucht.

Fachübergreifende, qualitätsrelevante Unterrichtsmerkmale
Als bedeutsame fachübergreifende Prozessmerkmale der Unterrichtsqualität werden von Helmke (2010) zehn Bereiche, und zwar Klassenführung, Klarheit und Strukturiertheit, Konsolidierung und Sicherung, Aktivierung, Motivierung, lernförderliches Klima, Schülerorientierung, Kompetenzorientierung, Umgang mit Heterogenität und Angebotsvielfalt identifiziert, die für die verschiedenen Zielkriterien von Unterricht (Leistungssteigerung, Förderung personaler und sozialer Kompetenzen) unterschiedliche Bedeutung aufweisen. Ein qualitativ hochwertiger Unterricht ergibt sich nicht aus dem Vorhandensein einzelner Aspekte sondern aus förderlichen Merkmalskombinationen und der Passung zur jeweiligen Lerngruppe. Den einen guten Unterricht gibt es nicht.
Beurteilung des Unterrichts aus verschiedenen Perspektiven
Nach Erkenntnissen von Clausen (2002) ist es dabei wichtig, aus welcher Perspektive die Unterrichtsmerkmale erhoben werden, da sich die Einschätzungen von Lehrkräften, Schüler/innen und Beobachter/innen je nach Komplexität bzw. Abstraktheit des Merkmals unterscheiden. Es gibt also keinen objektiven Unterricht, sondern immer nur subjektiv wahrgenommenen Unterricht. Der Schülerperspektive wird aufgrund der hohen prädiktiven Kraft für die Leistungen eine besondere Bedeutung zugewiesen. Für die empirische Untersuchung der unterrichtlichen Relevanz ist dies hoch bedeutsam und wird bei der Konzeption der Studie berücksichtigt (vgl. 5.3).

Fachspezifische Unterrichtsmerkmale
Hinsichtlich fachspezifischer lernförderlicher und somit qualitätsrelevanter Merkmale von Sportunterricht ist ein Defizit an belastbaren Fakten in der Sportunterrichtsforschung zu konstatieren. Die wenigen Studien, die einer Wirkungs-

forschung zugerechnet werden können, belegen die Sinnhaftigkeit geöffneter Unterrichtskonzepte zur Förderung personaler und sozialer Kompetenzen, wie es aber auch für andere Unterrichtsfächer gilt. Für die Analyse der unterrichtlichen Relevanz der Beanspruchung der Lehrkraft muss also auf die fachübergreifenden Merkmale zurückgegriffen werden. Einschränkend ist dabei jedoch zu erwähnen, dass bereits bei den kognitiven Schulfächern „eine lang anhaltende Diskussion zwischen Vertretern der allgemeinen und der fachspezifischen Didaktik über die Generalisierbarkeit von Merkmalen erfolgreichen Unterrichtens" (Gruehn, 2000, S. 43) existiert.

Unterrichtliche Relevanz des Beanspruchungserlebens
Die Wirkungen auf das unterrichtliche Angebot bestehen in Einschränkungen der Unterrichtsvorbereitung und -durchführung. In den Ansätzen der Beanspruchungsforschung zeigte sich jedoch, dass sich das Beanspruchungserleben als Ergebnis eines transaktionalen Prozesses zwischen Arbeitsbedingungen und -anforderungen und den persönlichen Merkmalen der Lehrkraft ergibt. Das Beanspruchungserleben kann somit als Moderator zwischen den relevanten Merkmalen der Lehrkraft (fachliche und überfachliche Kompetenzen) und dem unterrichtlichen Angebot verstanden werden. So kann eine kompetente Lehrkraft bei einem negativen Beanspruchungserleben nicht (mehr) vollständig auf ihre Kompetenzen zugreifen und das negative Erleben wäre durch das Verhalten im Unterricht spürbar. Allerdings wird eine Lehrkraft, der es an fachlicher Kompetenz mangelt, auch bei einem positiven Beanspruchungserleben keinen guten Unterricht geben können, auch wenn die positiven Emotionen möglicherweise das Klima förderlich prägen könnten. Insofern ist das Beanspruchungserleben nicht die alleinige Quelle der Unterrichtsqualität sondern als moderierende Größe zu verstehen, die den Lehrkräften den Zugriff auf die vorhandenen Kompetenzen und Emotionen erlaubt oder diesen auf emotionaler, motivationaler oder fachlicher Ebene einschränkt. Abbildung 4 fasst die Ergebnisse zusammen[82].

Forschungsstand
Der Forschungsstand zur unterrichtlichen Relevanz des Beanspruchungserlebens (in der Abbildung grau hinterlegt) ist schmal. Es wurden unterrichtliche Zusammenhänge des Burnout bzw. einzelner Dimensionen, der Arbeitsunzufriedenheit und des arbeitsbezogenen Verhaltens- und Erlebensmusters untersucht. Die unterrichtlichen Korrelate der erlebten Beanspruchung bilden – bezogen auf die fachübergreifenden Prozessmerkmale von Helmke (vgl. 4.1.2) – vor allem die Merkmalsbereiche Lehrer-Schüler-Verhältnis und Schülerorientierung ab.

---

[82] Die Bereiche *Kontext* und *Familie* des Angebots-Nutzungs-Modells wurden der Übersichtlichkeit halber weggelassen.

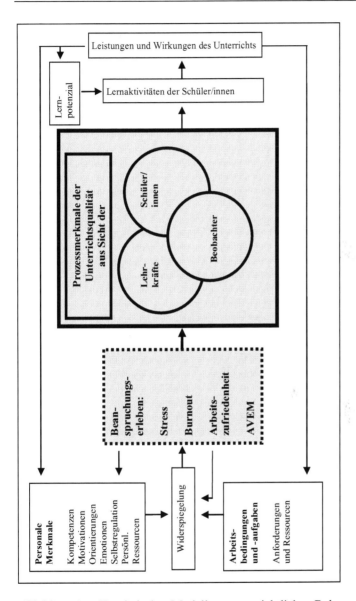

Abbildung 4: Heuristisches Modell zur unterrichtlichen Relevanz des Beanspruchungserlebens.

Darüber hinaus werden die Klassenführung, Angebotsvielfalt und Aktivierung durch einzelne Indikatoren einbezogen. Zu den anderen fünf qualitätsrelevanten Prozessmerkmalen gibt es keine Erkenntnisse darüber, inwieweit sie durch das Beanspruchungserleben der Lehrkräfte verändert werden. Die Aussagen zur Ausprägung der Unterrichtsmerkmale werden meist durch Selbstberichte der Lehrkräfte erfasst; nur zwei Studien berücksichtigen die Perspektive der Schüler/innen, und Daten aus Beobachtersicht liegen gar nicht vor. Die insgesamt dürftige Befundlage ist sicherlich nicht zuletzt auf methodische Aspekte zurückzuführen. Genügen für die Feststellung des Beanspruchungserlebens der Lehrkräfte einfache Befragungen derselben, sind für die Forschungsfrage der unterrichtlichen Relevanz neben der Erfassung des beruflichen Erlebens der Lehrkräfte weitere Erhebungen notwendig. Soll die empirische Erfassung nicht nur auf dem Selbstbericht der Lehrkräfte beruhen, müssen Befragungen von Schüler/innen und/oder Unterrichtsbeobachtungen durchgeführt werden, um Unterrichtsmerkmale auch aus anderer Perspektive zu erfassen, wobei diese dann mit dem Beanspruchungserleben der konkreten Lehrkräfte assoziiert werden müssen. Solche Datensätze sind bislang die Ausnahme.

5 Anlage der empirischen Studien

In den Kapiteln 2 und 3 wurden die verschiedenen Konstrukte des Beanspruchungserlebens und der zugehörige empirische Forschungsstand systematisch analysiert. Die Ausführungen zeigten, dass die Erkenntnisse zum *Beanspruchungserleben* insgesamt zu wenig fundiert und somit in ihrer Aussagekraft eingeschränkt sind: Es sind Mängel in Bezug auf die (theoretischen) Konzeptionen der verschiedenen Beanspruchungskonstrukte und deren empirischer Erfassung festzustellen; darüber hinaus ist ein Desiderat hinsichtlich aktueller, repräsentativer Forschungen zum Beanspruchungserleben von Lehrkräften im Allgemeinen und Sportlehrkräften im Speziellen zu konstatieren. Auch die Forschungen zur *unterrichtlichen Relevanz des Beanspruchungserlebens* sind ein Desiderat in zweifacher Hinsicht: sowohl in der in Unterrichtsforschung als auch in der Beanspruchungsforschung wurde diesem Aspekt aus theoretischer Perspektive bisher nur wenig Aufmerksamkeit gewidmet. Dabei ist auf Grundlage der jeweiligen Erkenntnisse eine Bedeutung begründet zu vermuten. Die vorliegenden Studien bieten ebenfalls nur im Einzelfall belastbare Ergebnisse (vgl. Kapitel 4).

Die vorliegende Arbeit soll somit einen Beitrag dazu leisten, diese Forschungslücken zu füllen; zum einen hinsichtlich der Ausprägung des Beanspruchungserleben von Sportlehrkräften und zum anderen zur Relevanz der erlebten Beanspruchung für die Unterrichtsmerkmale, aus Sicht der Lehrkräfte und aus Sicht der Schüler/innen.

5.1 Zielstellungen

Die folgenden empirischen Studien verfolgen somit *zwei Anliegen*:

1. Zum einen soll das *Beanspruchungserleben von Sportlehrkräften* analysiert und seine Ausprägung und Variation hinsichtlich soziostruktureller Variablen beschrieben und in die bisherige Befundlage eingeordnet werden. Dies ist insofern als explorative Studie zu verstehen, als dass erstmals Muster beruflichen Beanspruchungserlebens von Sportlehrkräften auf breiter empirischer Basis eruiert werden. Somit wird ein Beitrag zur (fachspezifischen) Beanspruchungsforschung geleistet.

2. Zum anderen soll (aufbauend auf Studie 1) die *Relevanz der erlebten Bean-*
    spruchung für den Sportunterricht, abgebildet durch qualitätsrelevante Un-
    terrichtsmerkmale, geprüft werden. Dabei sollen verschiedene Perspektiven
    auf den Unterricht, nämlich sowohl die Sicht der Lehrkräfte als auch die der
    Schüler/innen, einbezogen werden. Eine alleinige Berücksichtigung der
    Selbstberichte der Lehrkräfte könnte problematisch sein, da Konfundierun-
    gen von Beanspruchungserleben und Unterrichtswahrnehmung nicht auszu-
    schließen sind, so dass die unterrichtliche Relevanz aufgrund einer solchen
    Datenlage nur unzuverlässig beurteilt werden könnte; daher wird die Sicht
    der Schüler/innen auf den Unterricht ebenfalls einbezogen. Diese Ergebnis-
    se stellen einen Beitrag zur fachübergreifenden Unterrichts- und Beanspru-
    chungsforschung dar. Die Analyse wird im Sinne einer Hypothesen prüfen-
    den Untersuchung vorgenommen.

Die Zielstellungen der empirischen Studie werden auf Basis einer Sekundäranalyse (vgl. Bortz & Döring 2006, S. 370) bearbeitet, also durch Analyse eines
bestehenden Datensatzes aus der sog. DSB-Sprint-Studie (Deutscher Sportbund,
2006). Für die vorliegende Untersuchung werden die Daten der quantitativen
Teilstudie herangezogen (vgl. Heim, Brettschneider, Hofmann & Kussin, 2006),
welche nach wie vor die aktuellste und breiteste Datenbasis zum Schulsport
darstellt. Sie beinhaltet Perspektiven verschiedener Akteure, die aufeinander
bezogen werden können. Die Studie wird im folgenden Abschnitt näher erläutert,
bevor im Unterkapitel 5.3 die Konzeption der einzelnen Analysen der vorliegenden Arbeit vorgestellt wird.

5.2 Datengrundlage: Die DSB-SPRINT-Studie

Die Basis der vorliegenden Studie sind Daten, die im Rahmen sog. DSB-
SPRINT-Studie, einer Untersuchung zur Situation des Schulsports in Deutschland, erhoben wurden (vgl. Deutscher Sportbund, 2006). Das Projekt wurde 2003
vom Deutschen Sportbund[83] in Auftrag gegeben, von den deutschen Bewerber-
städten um die Austragung der Olympischen Spiele 2012 und dem Deutschen
Sportbund finanziert sowie von der Kultusministerkonferenz (KMK) unterstützt;
es hatte eine Laufzeit von 22 Monaten. Der Studie lag eine modulare Struktur
zugrunde, deren Teilprojekte an verschiedenen Universitäten des Forschungsver-
bundes bearbeitet wurden: Lehrplan und Lehrplanentwicklung – Programmati-

---

[83] Der Deutsche Sportbund (DSB) als Dachorganisation der Landessportbünde und Sportfachver-
      bände in Deutschland hat sich am 20. Mai 2006 mit dem Nationalen Olympischen Komitee für
      Deutschland zum Deutschen Olympischen Sportbund (DOSB) zusammengeschlossen.

sche Grundlagen des Schulsports (Universität Frankfurt), die Sportstättensituation (Deutsche Sporthochschule Köln), das Kernstück der Untersuchung – die *Teilstudie zur Erfassung des Sportunterrichts* (Universitäten Paderborn, Magdeburg, Duisburg-Essen) und der außerunterrichtliche Sport (Universität Augsburg). Im Folgenden werden die Konzeption, Stichprobenstrategie und Datenerhebung der *Teilstudie zur Erfassung des Sportunterrichts* vorgestellt, da sich die vorliegende Arbeit auf Teile dieser Daten bezieht. Die folgenden Darstellungen stützen sich auf die ausführlichen Erläuterungen von Heim et al. (2006).

5.2.1 Konzeption der Teilstudie und Inhalte der Befragungen

Ziel der Teilstudie zur Erfassung des Sportunterrichts war es, Daten „im Sinne deskriptiver Explorationen" (Heim et al., 2006, S. 76) zum Alltag des Sportunterrichts, zu den Sportlehrkräften und den Kontext- bzw. Rahmenbedingungen zu gewinnen. Darüber hinaus wurden subjektive Sichtweisen der am Schulsport beteiligten Personengruppen – der Sportlehrkräfte, Schüler/innen ausgewählter Schlüsseljahrgänge (Klassen 4, 7 und 9), der Eltern sowie der Schulleitungen – erhoben. Dafür wurde eine mehrperspektivische Forschungsstrategie aus standardisiert-quantitativen Verfahren und einer qualitativ-fallorientierten Vorgehensweise gewählt, der eine modifizierte Rahmenkonzeption des Modells unterrichtlicher Leistungen (Helmke & Weinert, 1997) zugrunde liegt.[84]

Die Auswahl der empirisch umzusetzenden Teilbereiche erfolgte aufgrund des grundlegenden Forschungsziels der Bestandsaufnahme, forschungsökonomischen Begrenzungen und bereits vorliegenden Erkenntnissen zum Sportunterricht. Die Kompetenzen der Schüler/innen im Sinne von sportunterrichtlichen Lernergebnissen konnten wegen finanzieller und zeitlicher Restriktionen nicht erhoben werden. Für die quantitative Erhebung der ausgewählten Merkmalskomplexe wurde die Fragebogen-Methode gewählt, da sie „mit prinzipiellem Generalisierungsanspruch und […] vertretbarem ökonomischen Aufwand" (Heim et al., 2006, S. 79) eine breite Datenbasis abbilden kann. Folgende Inhaltskomplexe sind in der Befragung der Lehrkräfte und Schüler/innen berücksichtigt worden:

Inhalte der Sportlehrerbefragung (vgl. Oesterreich & Heim, 2006)
Der Fragebogen für die Sportlehrkräfte, der von der Magdeburger Projektgruppe konzipiert wurde, ist die zentrale Quelle für *Merkmale* und *Qualifikationen* der Sportlehrkräfte (demografische Daten, Ausbildungsstand, Fortbildungsbereit-

---

[84] Entsprechend dem in den PISA-Studien zugrunde gelegten Modell (vgl. Heim et al., 2006, S. 78).

schaft, Stellen- und Stundenumfang, Studienfächer, außerunterrichtliche Tätigkeiten) sowie für Informationen über den *Kontext* des Sportunterrichts (Zustand der Sportstätten, Bedeutung der Lehrpläne, Kooperations- und Innovationsbereitschaft, Konsensorientierung im Sportlehrerkollegium und Lehrer-Schüler-Verhältnis an der Schule). Darüber hinaus wurde neben der Erfassung fachbezogener Aspekte im Sinne von *Einstellungen* bzw. *Angaben* zum *unterrichtlichen Geschehen* (Ziele, Inhalte und Methoden des Unterrichts, Leistungserwartungen, Bewertungskriterien, Differenzierungsmaßnahmen, Mitbestimmungsmöglichkeiten, qualitätsmindernde Unterrichtsfaktoren) auch die Thematik der *beruflichen Beanspruchung* (Arbeitsbezogenes Verhalten und Erleben, Zufriedenheit mit Einsatz im Fach Sport) berücksichtigt. Dabei wurde – wo immer es mit Blick auf den Sportunterricht inhaltlich möglich schien – auf bewährte Konstrukte und validierte Itembatterien der deutschen und internationalen Schul- und Bildungsforschung (Ditton & Merz, 2000; Helmke, Ridder & Schrader, 2000; Schaarschmidt & Fischer, 2003; Scheerens & Bosker, 1997) oder aus eigenen vorherigen Arbeiten (Heim & Klimek, 1999) zurückgegriffen. Darüber hinaus wurde der Spezifik des Sportunterrichts durch eigens konstruierte Fragekomplexe Rechnung getragen (zur Dokumentation der verwendeten Skalen vgl. Oesterreich, 2005a). Die für die vorliegende Studie verwendeten Merkmale werden in Kapitel 5.3 erläutert.

Inhalte der Schüler/innenbefragung (vgl. Gerlach et al., 2006)
Der Fragebogen, der von der Paderborner Projektgruppe erstellt wurde, erfasst neben den soziodemografischen Daten die Bedeutungen des Sports in Schule, Verein und Freizeit sowie die Bedingungen des Sportunterrichts (Organisation, Durchführung, Zustand der Sportstätten). Darüber hinaus werden die subjektiven Vorstellungen und Bewertungen der Ziele und Inhalte des Sportunterrichts sowie der Sportlehrkräfte akzentuiert. Weiterhin wurden das Schul- und Klassenklima, Interesse am und Wohlbefinden im Sportunterricht erfragt, sowie Facetten des Selbstkonzepts und motivationale Aspekte in Bezug auf den Unterricht berücksichtigt. In Teilen gibt es Unterschiede zwischen den Fragebögen für die Klassenstufe 4 und für die Klassenstufen 7 und 9, da nicht alle Aspekte altersgemäß vereinfacht erfragt werden konnten.

Auch hier wurde ein Teil des Fragebogens aus validierten Skalen vorheriger Untersuchungen der Paderborner Projektgruppe erstellt (Brettschneider & Kleine, 2002; Brettschneider & Brandl-Bredenbeck, 1997; Brettschneider & Gerlach, 2004; Brettschneider, Brandl-Bredenbeck & Hofmann, 2005; Gerlach & Brettschneider, 2004; Gerlach, 2002; Brettschneider & Klimek, 1998; Heim & Brettschneider, 2002), ein anderer Teil wurde aus großen Schulstudien wie TIMSS, BIJU, PISA oder IGLU übernommen und für die sportspezifischen Belange modifiziert (zur Dokumentation der verwendeten Skalen: Gerlach, Wilsmann & Kehne, 2005). Die für die vorliegende Studie verwendeten Merkmale werden in Kapitel 5.3 erläutert.

5.2.2 Stichprobenstrategie der quantitativen Teilstudie

Ein Sample aller Bundesländer war aufgrund der Rahmenbedingungen nicht möglich. Daher wurden bei der Stichprobenplanung Aspekte einbezogen, die bei begrenztem ökonomischem Aufwand aussagekräftige und prinzipiell verallgemeinerbare Ergebnisse als Resultat versprechen (vgl. Heim et al., 2006). Nach Berücksichtigung der länderspezifischen PISA-Ergebnisse und der Bevölkerungsstrukturen wurden sieben Bundesländer für die SPRINT-Studie ausgewählt (Baden-Württemberg, Bayern, Hamburg, Nordrhein-Westfalen, Schleswig-Holstein, Sachsen-Anhalt, Sachsen). Innerhalb der Länder wurden die Schulformen des allgemeinbildenden Schulwesens mit anschließender Konzentration auf ausgewählte Klassenstufen abgebildet. Während im Hinblick auf die Schulleitungen und Sportlehrkräfte eine Vollerhebung angestrebt wurde, musste die Schülerebene weiter eingegrenzt werden. Die anzustrebende Zufallsauswahl konnte aus schulorganisatorischen Gründen nicht verwirklicht werden, so dass Schüler/innen der von den Schulen ausgewählten Klassen der Stufen 4 bzw. 7 und 9 befragt wurden; somit liegt eine Klumpenstichprobe vor. Zur Gewährleistung der Repräsentativität auf Schul- und Schulformebene wurde die Zahl der Schulen an den Schülerzahlen pro Schulform der jeweiligen Bundesländer orientiert. Insgesamt wurden 220 Schulen ausgewählt, die zusätzlich zu Schulformen und Klassenstufen die Siedlungsstrukturen berücksichtigten (Stadt, Land).[85]

Datenerhebung
Die Fragebogenerhebungen fanden im Frühjahr und Frühsommer 2004 und somit in der zweiten Hälfte des Schuljahres statt. Es wurden jeweils eine vierte Klasse (Grundschule) bzw. eine siebte und eine neunte Klasse (weiterführende Schulen) im Rahmen des Schulunterrichts nach vorher vereinbartem Termin von geschulten Versuchsleitern befragt. Die Anzahl der Sportlehrkräfte wurde im Vorhinein telefonisch erfragt und die entsprechende Anzahl an Fragebögen samt Rückumschlägen zugeschickt. Am Tag der Schülerbefragung wurden die ausgefüllten Fragebögen der Lehrkräfte und Schulleiter/innen von den Versuchsleitern mitgenommen (die Fragebögen konnten alternativ portofrei an die Universität gesendet werden). Den befragten Schüler/innen wurden Fragebögen mit Rück-

---

[85] Tatsächlich konnte die Befragung nur an 219 statt 220 Schulen realisiert werden.

umschlägen für ihre Eltern mitgegeben, die ebenfalls kostenfrei zurückgesandt werden konnten. Eine ausführliche Darstellung der realisierten Stichprobengrößen, die insgesamt hohe Ausschöpfungsgrade und Rücklaufquoten aufweisen (Lehrkräfte: 68%, Schulleiter/innen 87%, Eltern 49% und Schüler/innen 92%), und deren Verallgemeinerbarkeit findet sich bei Heim et al. (2006, S. 86 ff.).

Erstellung der Datensätze
Die Fragebögen aller beteiligten Befragungsgruppen wurden vollautomatisch mit dem Programm Remark 5 eingelesen und in ein SPSS-Rohdatenfile überführt. Die einzelnen Datensätze (Lehrkräfte, Schüler, Eltern, Schulleitungen) wurden von den jeweiligen Projektgruppen einem Datencleaning unterzogen und anschließend in einem so genannten Master-File zusammengeführt. Während die Zuordnungen von Lehrkräften und Schulleitungen sowie Schülern und Eltern dabei recht einfach vollzogen werden konnten, war die Kombination von Schüler/innen einer Lerngruppe und den konkreten Lehrkräften aufgrund der Anonymität der Befragung nicht problemlos. So wurden über die Angaben der Lehrkräfte (Schule, Bezeichnung der unterrichteten Klassen (z. B. 9a), die Organisation des Unterrichts (koedukativ oder getrenntgeschlechtlich, Anzahl der Schüler/innen in der Klasse) und entsprechenden Angaben der Schüler/innen die Zuordnungen erstellt. Dabei wurden Klassen mit inkonsistenten oder stark variierenden Angaben sowie Lerngruppen, die regelmäßig Unterricht bei mehreren Lehrkräften hatten, nicht in den Gesamtdatensatz einbezogen. Eine Schwierigkeit entstand durch die Befragung im Rahmen des Klassenunterrichts: Der Sportunterricht ist in der Sekundarstufe 1 häufig so organisiert, dass aus zwei Parallelklassen zwei verschiedene, jeweils geschlechtshomogene Lerngruppen gebildet werden. Die Befragung im Klassenunterricht führte zum Teil dazu, dass nur ein Teil der sportunterrichtlichen Lerngruppe befragt werden konnte. Gerade an Schulformen mit geringen Klassengrößen konnten so teilweise nur wenige Schüler/innen einer Lerngruppe bei der Befragung erfasst werden. Da neben der geplanten Vollerhebung der Lehrkräfte einer Schule nur einzelne, ausgewählte Klassen befragt wurden, ist es häufig der Fall, dass nicht allen Lehrkräften auch Schüler/innen zugeordnet werden können. Auch umgekehrt gibt es Klassen, den aus den genannten Gründen keine Lehrkraft zugeordnet werden kann. Für die Bearbeitung der vorliegenden Fragestellungen werden Datensätze aus verschiedenen Stichproben von Schüler/innen und Lehrkräften erstellt, die in den Kapiteln der jeweiligen Teilanalysen genauer dargestellt werden.

5.2.3   Fazit

Die DSB-SPRINT-Studie hat in der sportpädagogischen Forschungslandschaft eine besondere Bedeutung, da hiermit zum ersten und bislang einzigen Mal deutschlandweit Fakten auf breiter empirischer Basis zum Schulsport erhoben wurden. Daneben existieren kleinere oder regionale Studien zum Schulsport (z. B. Digel, 1996; Opper, 1996a, 1996b; Wydra & Förster, 2000; Wydra, 2001; Hummel, Erdtel & Adler, 2006; Brückel & Gieß-Stüber, 2006; Friedrich & Wagner, 2006; Thiele & Seyda, 2011; Balz et al., 2011; Burrmann et al., 2012). Da in den vergangenen Jahren keine weiteren vergleichbar großen Schulsportstudien in Deutschland durchgeführt wurden, stellt die DSB-SPRINT-Studie nach wie vor die aktuellste umfassende Datenbasis zum Schulsport in Deutschland dar. Mit Heim et al. (2006) ist festzuhalten, dass die Relevanz der Studie auch dadurch unterstrichen wird, dass es erstmals möglich ist, die Perspektiven der am Sportunterricht beteiligten Personengruppen aufeinander zu beziehen und so einen hohen Erkenntnisgewinn zu ermöglichen. Der Zeitpunkt der Befragung im *zweiten* Schulhalbjahr ist positiv zu bewerten, da die Schüler/innen dann validere Einschätzungen der Lehrkraft und des Unterrichts(-klimas) als zu Beginn des Schuljahres abgeben, denn die Bedeutung der Persönlichkeit des Schülers für die Wahrnehmung des Unterrichts ist am Ende des Schuljahres geringer als zu Beginn, und die Varianz der Schülerwahrnehmungen innerhalb der Klassen nimmt gegen Ende des Schuljahres tendenziell ab (vgl. Saldern, 1987); dies entspricht der Homogenisierungshypothese von Dreesman, welche die abnehmende Bedeutung der Schülermerkmale für das Klassenklima im Schuljahresverlauf beschreibt (zitiert nach Gruehn, 2000, S. 77).

5.3   Konzeption der Analysen

Wie bereits in Kapitel 5.1 dargelegt, werden zwei Zielstellungen verfolgt, die im Rahmen der empirischen Studien in aufeinander folgenden Teilanalysen bearbeitet werden. Im Folgenden werden diese kurz skizziert und die aus der DSB-SPRINT-Studie verwendeten Merkmalsbereiche erläutert.

   In der *Grundlagenanalyse* in Kapitel 6 werden die Beanspruchungsmuster der Sportlehrkräfte exploriert. Im Rahmen der DSB-SPRINT-Studie wurden mit den Fragebögen für die Lehrkräfte sieben AVEM-Skalen erhoben, die Selbstwahrnehmungen zu den übergeordneten Bereichen Engagement, Widerstandsfähigkeiten und berufsbegleitende Emotionen abbilden (vgl. 2.2.4). Das Beanspruchungserleben wird im vorliegenden Fall also nicht in einer eindimensionalen Ausprägung, sondern als Verbindung von mehreren Dimensionen zu Beanspruchungsmustern im Sinne des AVEM-Ansatzes von Schaarschmidt und Fischer (1996, 2003) erfasst. Die Musterbildung bietet nach Erkenntnissen aus Kapitel 3 eine größere Aussagekraft für das Beanspruchungserleben als solches sowie einen größeren Erklärungswert für die unterrichtliche Relevanz, als es eine isolierte Betrachtung einzelner Merkmale leisten könnte; der Ansatz folgt somit einer differentiellen Perspektive. Die Leitfragen der explorativen Analyse (genauer in Kapitel 6.1) beziehen sich darauf, inwieweit sich die Charakteristika der vier Muster des AVEM auch mit der verkürzten Version des Instrumentes replizieren lassen, wie häufig die verschiedenen Muster bei den Sportlehrkräften ausgeprägt sind und wie die Beanspruchungsmuster hinsichtlich der soziostrukturellen Variablen Geschlecht, Alter, Schulform und Region variieren[86] und inwieweit Hinweise auf eine besondere fachspezifische Beanspruchung vorzufinden sind. Grundlage der explorativen Untersuchung ist die Gesamtstichprobe der Sportlehrkräfte, die in der DSB-SPRINT-Studie befragt wurden (N= 1106; genauer in Kapitel 6.2.1).

Folgende Leitfragen liegen der Grundlagenstudie zugrunde:

▪ F1: Welche Beanspruchungsmuster lassen sich in der Stichprobe der Sportlehrkräfte identifizieren und inwieweit lassen sich die Charakteristika der vier AVEM-Muster Gesundheit, Schonung, Risikomuster A und Risikomuster B (vgl. Schaarschmidt & Fischer, 2003) replizieren?

▪ F2: Gibt es signifikante Unterschiede in der Ausprägung der Beanspruchungsmuster hinsichtlich der Variablen Geschlecht, Alter, Schulform und Region?

▪ F3: Existieren musterspezifische Unterschiede hinsichtlich des stundenmäßigen Einsatzes im Fach Sport und der Zufriedenheit der Sportlehrkräfte mit diesem Einsatz?

In der zweiten empirischen Studie zur *unterrichtlichen Relevanz des Beanspruchungserlebens* in Kapitel 7 werden zwei Teilanalysen durchgeführt, um der Tatsache Rechnung zu tragen, dass es keinen objektiven Unterricht gibt, sondern nur aus einer bestimmten Perspektive wahrgenommenen Unterricht (vgl. 4.1.3). Im vorliegenden Fall wird der Sportunterricht aus Sicht (1) der Sportlehrkräfte und (2) der Schüler/innen beurteilt und jeweils mit dem Beanspruchungsmuster der Sportlehrkraft in Beziehung gesetzt. Da sich die auf Klassenebene aggregier-

---

[86] Dies ist von Interesse, da sich beim Resümee des Forschungsstandes entweder aufgrund begrenzter Stichproben keine Aussagen zur Bedeutung der genannten Variablen treffen ließen oder aber die Erkenntnisse widersprüchlich waren – vor allem hinsichtlich der Variable Geschlecht (vgl. Kapitel 3.2). Die Frage nach der Bedeutung der Region ergibt sich aus dem eingangs erwähnten Hamburger Arbeitszeitmodell und dem Vergleich alter und neuer Bundesländer.

te Wahrnehmung der Schüler/innen als besonders prädiktiv für die Leistungen und Wirkungen des Unterrichts erwiesen hat (vgl. Kapitel 4.1.3), wird auch hier mit Lerngruppenmittelwerten gearbeitet. Dabei werden folgende Unterrichtsmerkmale (vgl. 4.1.2) berücksichtigt, die im Rahmen der DSB-SPRINT-Studie erhoben wurden:

Die *unterrichtliche Relevanz der Beanspruchung aus Lehrersicht* wird anhand der folgenden Merkmale beurteilt: Klassenführung (Indikator: Zeitverluste), Motivierung (Indikatoren: individuelle Bezugsnorm, schülerorientierte Benotung, Leistungserwartungen), Schülerorientierung (Indikator: Mitbestimmung der Schüler/innen), Kompetenzorientierung (Indikator: Förderung der Persönlichkeitsentwicklung), Umgang mit Heterogenität (Indikator: Differenzierung im Sportunterricht) und Angebotsvielfalt (Indikatoren: offener Unterricht, neuere Inhalte); somit werden sechs der zehn qualitätsrelevanten Prozessmerkmale berücksichtigt. Für diese Analyse werden nur die qualifizierten Sportlehrkräfte (N= 735) berücksichtigt, d.h. solche mit einem Studium oder einer Ausbildung im Fach Sport. Die fachfremden Lehrkräfte werden nicht einbezogen. Genauere Angaben zur Stichprobe, den Instrumenten und Berechnungsmethoden finden sich in Kapitel 7.2.

Die *unterrichtliche Relevanz der Beanspruchung aus Sicht der Schüler/innen* wird durch die Merkmale Klassenführung (Indikator: Zeitverluste), Motivierung (Indikator: individuelle Bezugsnorm (iBNO), fachspezifisches Interesse, Anstrengungsbereitschaft, Leistungsmotiv Hoffnung auf Erfolg, Furcht vor Misserfolg), lernförderliches Klima (Indikatoren: Wohlbefinden, Zustandsangst) und *Schülerorientierung* (Indikatoren: Mitbestimmung der Schüler/innen, Fürsorglichkeit der Lehrkraft) analysiert. Während es sich bei den Zeitverlusten, der individuellen BNO, den Mitbestimmungsmöglichkeiten und der Fürsorglichkeit der Lehrkraft zweifelsohne um Merkmale des Unterrichts handelt, ist dies für die anderen Indikatoren zu begründen: Das Wohlbefinden und die (möglichst gering ausgeprägte) Zustandsangst der Schüler/innen im Sportunterricht sind vermutlich von der grundsätzlichen Befindlichkeit oder Haltung der Schüler/innen der Schule gegenüber bzw. durch persönlichkeitsspezifische Dispositionen (Ängstlichkeit) beeinflusst. Es ist jedoch auch davon auszugehen, dass die spezifische Ausprägung auch vom konkreten Unterricht abhängt: Frenzel und Götz (2007, S. 290) konnten nachweisen, dass die Emotionen der Schüler/innen fachspezifisch variieren, und Gläser-Zikuda und Fuß (2008, S. 135) konnten zeigen, dass das emotionale Erleben der Schüler/innen stark von der jeweiligen Lehrperson abhängt und über mehrere Stunden hinweg recht stabil bleibt. Auch die DSB-SPRINT-Studie zeigte, dass sich das Wohlbefinden der Schüler/innen in der Schule vom Wohlbefinden im Sportunterricht unterscheidet (Gerlach et al., 2006). Für die Ausprägung der fachspezifischen Befindlichkeit der Schüler/innen sind also die jeweiligen Lehrkräfte und der konkrete Unterricht bedeutsam. Da-her können die Ausprägungen des fachspezifischen Wohlbefindens und der Zu-standsangst im Sportunterricht, die *auf Ebene der Lerngruppe* gemittelt werden, als (indirekte) Indikatoren des Unterrichtsmerkmals *lernförderliches Klima* ver-standen werden.

Die Anstrengungsbereitschaft oder die Ausprägung des Leistungsmotivs (Hoffnung auf Erfolg, Furcht vor Misserfolg) sind für den/die Einzelschüler/in im Angebots-Nutzungs-Modell zunächst als Lernpotenzial zu verorten (vgl. Helmke, 2010; Schrader & Helmke, 2008) und sind wichtige Bedingungsfakto-ren erfolgreicher Lernprozesse. Gleichzeitig sind diese auch als überfachliche Unterrichtsziele zu verstehen, gerade im Konzept des Erziehenden Sportunter-richts. Die Ausprägungen dieser motivationalen Schülereigenschaften sind durch Unterrichtsmerkmale oder Verhaltensweisen der Lehrkraft zu beeinflussen (für den Sportunterricht vgl. Weßling-Lünnemann, 1985). Die Motivierung, also die Anregung der Motive in der konkreten Unterrichtssituation, ist daher eines der zehn qualitätsrelevanten Prozessmerkmale (vgl. 4.1.2): Der Unterricht sollte so gestaltet werden, dass die Ausprägungen der erwünschten Lern- und Leistungs-motivation gefördert werden. Betrachtet man die Ausprägungen von Variablen wie fachspezifisches Interesse, Anstrengungsbereitschaft oder die Formen der Leistungsmotivation auf Ebene der Lerngruppe, können diese daher auch als (indirekte) Indikatoren für das Unterrichtsmerkmal *Motivierung* verstanden wer-den. Ergänzend zu den qualitätsrelevanten Prozessmerkmalen wird eine bilanzie-rende Gesamtnote für den Sportunterricht von den Schüler/innen erfragt.

Der Teilanalyse zur unterrichtlichen Relevanz aus Sicht der Schüler/innen liegt ein Datensatz zugrunde, der qualifizierte Sportlehrkräfte (N= 132) enthält, die ihren Lerngruppen zugeordnet werden können. Die Aussagen der Schü-ler/innen (N= 2363) über den Unterricht werden jeweils auf Klassenebene ag-gregiert (N= 152 Lerngruppen). Genauere Angaben zu den Stichproben, den Instrumenten und Berechnungsmethoden finden sich in Kapitel 7.2.

Die Fragestellungen der Teilanalysen zur unterrichtlichen Relevanz lauten:
- F 4: Welche Differenzen gibt es in den sechs qualitätsrelevanten Unter-richtsmerkmalen Klassenführung, Motivierung, Schülerorientierung, Kom-petenzorientierung, Umgang mit Heterogenität und Angebotsvielfalt zwi-schen den Sportlehrkräften der vier Beanspruchungsmuster aus Sicht der unterrichtenden Sportlehrkräfte?
- F 5: Welche Differenzen gibt es in den vier qualitätsrelevanten Unter-richtsmerkmalen Klassenführung, Motivierung, lernförderliches Klima, Schülerorientierung zwischen den Sportlehrkräften der vier Beanspru-chungsmuster aus Sicht der unterrichteten Schüler/innen?

Da erst nach Exploration der Beanspruchungsmuster und deren inhaltlicher Charakterisierung, die in Kapitel 6 erfolgt, die Hypothesen zur unterrichtlichen Relevanz formuliert werden können, finden sich diese zu Beginn von Kapitel 7 (hypothesenprüfende Untersuchung).

Abbildung 5 zeigt eine zusammenfassende Übersicht über die folgenden Analysen der empirischen Studie, sowohl zum Beanspruchungserleben der Sportlehrkräfte als auch zu den zwei Perspektiven der unterrichtlichen Relevanz (Unterrichtsmerkmale aus Sicht der Lehrkräfte und aus Sicht der Schüler/innen). In den Klammern werden für die Unterrichtsmerkmale immer die zugehörigen Qualitätsbereiche von Unterricht nach Helmke (2010) genannt, die in Kapitel 4.1.2 dargestellt wurden. In der vorliegenden Untersuchung werden somit insgesamt sechs der zehn von Helmke definierten Qualitätsbereiche berücksichtigt.

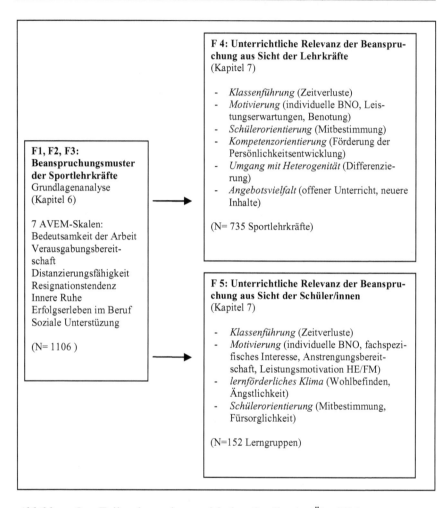

Abbildung 5: Teilanalysen der empirischen Studien im Überblick.

6 Beanspruchungsmuster von Sportlehrkräften

Die erste empirische Studie (Grundlagenstudie) befasst sich mit der Exploration des beruflichen Beanspruchungserlebens von Sportlehrkräften. Dazu werden zunächst die leitenden Fragestellungen formuliert (vgl. Abschnitt 6.1), bevor eine Beschreibung des methodischen Vorgehens (vgl. Abschnitt 6.2) erfolgt. Die Ergebnisse werden in Kapitel 6.3 dargestellt: Zunächst findet sich dort die Beschreibung der explorierten Beanspruchungsmuster (vgl. Abschnitt 6.3.1) und im Anschluss die Variation der explorierten Beanspruchungsmuster hinsichtlich der ausgewählten soziostrukturellen Variablen (vgl. Abschnitt 6.3.2) sowie die Zusammenhänge der Beanspruchungsmuster mit dem Einsatz im Fach Sport (vgl. Abschnitt 6.3.3). Im Abschnitt 6.4 erfolgt eine zusammenfassende Diskussion der Grundlagenstudie.

6.1 Fragestellungen

Für die explorative Grundlagenstudie werden folgende Leitfragen gestellt:

- F1: Welche Beanspruchungsmuster lassen sich in der Stichprobe der Sportlehrkräfte identifizieren, und inwieweit lassen sich die Charakteristika der vier AVEM-Muster Gesundheit, Schonung, Risikomuster A und Risikomuster B (vgl. Schaarschmidt & Fischer, 2003) auch mit dem gekürzten Instrument replizieren?

- F2: Liegen signifikante Unterschiede in der Ausprägung der Beanspruchungsmuster hinsichtlich der Variablen Geschlecht, Alter, Schulform und Region vor?

- F3: Gibt es musterspezifische Unterschiede hinsichtlich des Einsatzes im Fach Sport und der Zufriedenheit der Sportlehrkräfte mit dem Anteil des Sportunterrichts an ihrer Gesamtstundenzahl (fachspezifische Beanspruchung)?

6.2 Methodisches Vorgehen

In diesem Teilkapitel werden die zugrunde liegende Gesamtstichprobe der Sportlehrkräfte beschrieben (6.2.1), die verwendete Version und die Kennwerte des
AVEM-Instruments dargestellt (6.2.2) sowie das clusteranalytische Vorgehen
zur Bildung der Beanspruchungsmuster erläutert (6.2.3).

6.2.1 Stichprobe

Die allgemeine Stichprobenstrategie der DSB-SPRINT-Studie wurde in Kapitel
5.2.2 dargestellt. Eine Randomisierung der Lehrerstichprobe war dabei nicht
möglich, da den Lehrkräften eine freiwillige Teilnahme zugesichert werden
musste. Dadurch können systematische Nichtteilnahmen nicht ausgeschlossen
werden, so dass die Generalisierbarkeit der Ergebnisse etwas eingeschränkt ist.
Von den 1690 Lehrkräften, die an den 219 Schulen arbeiten und das Fach Sport
unterrichten, haben 1158 an der Befragung teilgenommen; dabei wurden auch
Referendare und fachfremd Unterrichtende einbezogen (zu dieser Gesamtstichprobe vgl. Oesterreich & Heim, 2006). Die Rücklaufquote von 68.5% ist als gut
zu bewerten. Aus dem gesamten Datensatz der Lehrkräfte können für die vorliegende Analyse nur diejenigen Sportlehrkräfte berücksichtigt werden, die pro
Konstrukt des Beanspruchungserlebens mindestens drei von vier Items beantwortet haben;[87] die resultierende Gesamtstichprobe für die folgenden Analysen
umfasst daher 1106 Lehrkräfte, die im Fach Sport unterrichten. Im Folgenden
wird die Stichprobe hinsichtlich ausgewählter personaler und beruflicher Variablen genauer beschrieben.

Geschlecht, Alter: Die vorliegende Stichprobe setzt sich aus 55% Sportlehrerinnen und 45% Sportlehrern zusammen. Die Befragten sind zwischen 23 und
64 Jahren, im Durchschnitt 44.8 Jahre alt; dabei sind die Frauen mit 43.4 Jahren
im Durchschnitt rund drei Jahre jünger als ihre Kollegen, die im Mittel 46.6
Jahre alt sind. Dies liegt sowohl an einem erhöhten Anteil der jungen Berufsan-
fängerinnen als auch an deutlich geringeren Anteilen bei den über 55-Jährigen
(vgl. Abbildung 6).

Berufliche Qualifikation: Ein Fünftel der befragten Lehrkräfte unterrichtet
Sport fachfremd, d. h. ohne Studium oder Ausbildung im Fach Sport. Dies ist vor
allem an den Grundschulen der Fall, an denen fast jede zweite Lehrkraft (47%)
das Fach Sport fachfremd unterrichtet; an den anderen Schultypen kommt dies in
geringerem Maße vor.

---

[87] Bei Personen, die nur drei der vier Items einer AVEM-Dimension beantwortet haben, wurde das
vierte Item durch den (aus den drei beantworteten Items gebildeten) Mittelwert ersetzt.

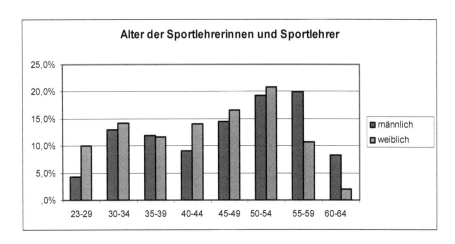

Abbildung 6:   Alter der Sportlehrkräfte (N= 1106).

Bundesländer: Die befragten Sportlehrkräfte unterrichten in sieben Bundesländern. Die Flächenländer Nordrhein-Westfalen (25%), Baden-Württemberg (23%) und Bayern (21%) werden durch je ein Fünftel bis ein Viertel der Lehrkräfte repräsentiert. Die kleineren Länder Schleswig-Holstein (10%), Sachsen (8%), Sachsen-Anhalt (7%) und der Stadtstaat Hamburg (7%) sind zu 7% bis 10% vertreten. Insgesamt stammen somit 85% der befragten Sportlehrkräfte aus einem der alten Bundesländer, 15% aus einem der neuen Bundesländer.

Schulform: Gut ein Viertel der befragten Sportlehrkräfte arbeitet an einem Gymnasium (28%), ein knappes Viertel ist im Grundschulbereich (24%) tätig. Lehrkräfte von Haupt- und Realschulen sind jeweils zu knapp 18% in der Stichprobe vertreten. Der Anteil der Sportlehrkräfte von Mittel-, Sekundar- und Gesamtschulen ist mit rund 5% bzw. knapp 7% im Vergleich dazu recht gering. Da diese drei Schulformen im Wesentlichen den gleichen Bildungsgang beinhalten, werden sie wie beispielsweise auch bei Schaarschmidt (2004a)[88] zusammengefasst zum Schultyp ,Sekundarschule' (Sek), der dann mit insgesamt 48% vertreten ist. Dabei differieren die Anteile von Sportlehrerinnen und Sportlehrern vor allem an den Grundschulen, während das Geschlechterverhältnis an den Sekundarschulen und Gymnasien deutlich ausgeglichener ist (vgl. Abbildung 7).

---

[88] Bei Schaarschmidt (2004a) werden die Schulformen unterschieden in Grundschule, Sekundarstufe I, Sekundarstufe II, Berufliche Schule, Förderschule.

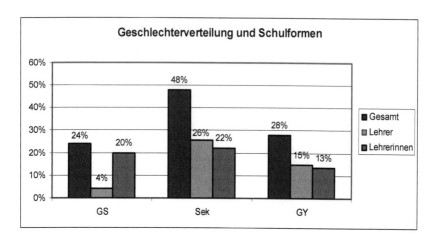

Abbildung 7:   Verteilung der Lehrkräfte auf die Schulformen (N= 1106).

Insgesamt ist die vorliegende Stichprobe hinsichtlich der Befragtenzahl und der Stichprobenziehung und -zusammensetzung nicht nur für die fachspezifische Forschung sondern auch für die Lehrerforschung generell als sehr gut zu bewerten, wie sich im Vergleich zu den in Kapitel 3.2 berichteten Stichproben der bisherigen Forschungen zur Beanspruchung von Lehrkräften zeigt.

6.2.2 Instrument

Zur Erfassung des beruflichen Erlebens der Sportlehrkräfte findet der Ansatz des *Arbeitsbezogenen Verhaltens- und Erlebensmusters (AVEM)* von Schaarschmidt und Fischer Verwendung (Schaarschmidt & Fischer, 2003; Schaarschmidt & Fischer, 1997). Als Grundlage der Befragung der Sportlehrkräfte in der DSB-SPRINT-Studie wurde auf die von den Autoren zur Verfügung gestellte Kurzversion des AVEM-Instruments zurückgegriffen, die für jede der elf Dimensionen vier statt sechs Items aufweist.[89] Aus Platzgründen mussten für den Fragebogen darüber hinaus sieben der elf Dimensionen ausgewählt werden; dabei war ein Kriterium, dass die drei übergeordneten Sekundärfaktoren (vgl. 2.2.4), nämlich das Arbeitsengagement, die Widerstandsfähigkeiten und die Emotionen auf theoretischer Ebene repräsentiert blieben. Zusätzlich wurde auf jene AVEM-

---

[89] Ein herzlicher Dank gilt Prof. Schaarschmidt für die Bereitstellung einer Kurzversion im Jahr 2003 (die offizielle Kurzversion wurde in Schaarschmidt & Fischer, 2008, publiziert).

Dimensionen zurückgegriffen, die am meisten zur Trennung der Cluster beitrugen (vgl. Schaarschmidt & Fischer, 2003, S. 19).

Im vorliegenden Fragebogen wird somit das *Arbeitsengagement* (1) durch die subjektive Bedeutsamkeit der Arbeit (BA), die Verausgabungsbereitschaft (VB) und die Distanzierungsfähigkeit (DF) erfasst. Letztere stellt auch einen Bereich der *Widerstandsfähigkeiten* (2) dar, wie auch die Resignationstendenz bei Misserfolg (RT) und die innere Ruhe und Ausgeglichenheit (IR). Die berufsbegleitenden *Emotionen* (3) werden in Form des Erfolgserlebens im Beruf (EE) und der erlebten sozialen Unterstützung (SU) erhoben. Mittels eines fünfstufigen Antwortformates (1= trifft überhaupt nicht zu bis 5= trifft völlig zu) schätzen die Lehrkräfte ein, inwieweit die jeweiligen Aussagen auf sie persönlich zutreffen. In der Skalendokumentation, die bei der Autorin angefordert werden kann, werden die Beschreibungen der sieben Dimensionen, die vollständigen Itemformulierungen und Kennwerte der Items und Skalen angegeben.

Im Rahmen einer Faktorenanalyse über alle 28 Items (vgl. Tabelle 7) [90] ergeben sich sechs Faktoren mit einem Faktorwert über 1 (erklärte Varianz: 58.5%). Dabei laden die Items von fünf der sieben Dimensionen (Bedeutsamkeit der Arbeit, Resignationstendenz bei Misserfolg, innere Ruhe, soziale Unterstützung und Erfolgserleben) sehr gut auf die Dimensionen des Originalinstruments. Lediglich zwei Items laden nur mittelmäßig. Nach Prüfung der Reliabilitäten (Cronbachs alpha) für die entsprechenden Skalen wurde bei der Dimension Innere Ruhe und Ausgeglichenheit das Item „Ich bin ein ruheloser Mensch" ausgeschlossen, so dass diese Dimension nur aus drei Items gebildet wird. Dass die Items der Dimensionen Verausgabungsbereitschaft und Distanzierungsfähigkeit auf einen Faktor laden, ist inhaltlich insofern schlüssig, als dass sie inhaltlich sehr verwandte bzw. gegensätzliche Aspekte abbilden (Distanzierung *von* der Arbeit und Verausgabung *bei* der Arbeit); aufgrund der elementaren Bedeutung beider Dimensionen für das theoretische Konstrukt und die Unterscheidung der Muster, werden sie – auch aufgrund der guten Reliabilitäten der beiden einzelnen Konstrukte (s.u.) – als getrennte Dimensionen beibehalten.

Als Reliabilitätsmaß wird dabei Cronbachs alpha verwendet. Hierfür werden von verschiedenen Autoren unterschiedliche Forderungen an die Ausprägung des Wertes gestellt. Nach Bortz und Döring (2006, S. 199) sollten die entsprechenden Cronbachs alpha-Werte für Tests über 0.80 liegen, Werte zwischen $\alpha= .80$ und $\alpha= .90$ werden als mittelmäßig, Reliabilitäten über $\alpha= .90$ als hoch angesehen. Auch Schnell, Hill und Esser (2005, S. 153) sehen Werte ab α= .80 als akzeptabel an, schränken diese Aussage jedoch ein, da in der Forschungspraxis häufig niedrigere Koeffizienten akzeptiert werden.

---

[90] Extraktionsmethode: Hauptkomponentenanalyse, Rotationsmethode: Varimax mit Kaiser-Normalisierung. Die Rotation ist in sechs Iterationen konvergiert

Tabelle 7: Rotierte Komponentenmatrix für die 28 AVEM-Items (N= 1106).

Rotierte Komponentenmatrix	Komponente					
N= 1106	1	2	3	4	5	6
Meine Gedanken kreisen fast nur um die Arbeit_umkod* (DF)	,77					
Ich arbeite häufig über meine Kräfte hinaus (VB)	,77					
Auch in der Freizeit beschäftigen mich viele Arbeitsprobleme_umkod. (DF)	-,76					
Arbeitsprobleme beschäftigen mich eigentlich den ganzen Tag_umkod. (DF)	,73					
In der Arbeit verausgabe ich mich stark (VB)	,68					
Nach der Arbeit kann ich ohne Probleme abschalten (DF)	-,63				,37	
Mein Tagesablauf ist durch chronischen Zeitmangel bestimmt (VB)	,61					
Bei der Arbeit kenne ich keine Schonung (VB)	,40		,41			
Berufliche Fehlschläge können mich leicht entmutigen (RT)		,80				
Misserfolge kann ich nur schwer verkraften (RT)		,77				
Wenn ich keinen Erfolg habe, resigniere ich schnell (RT)		,72				
Wenn ich in der Arbeit erfolglos bin, deprimiert mich das sehr (RT)		,71				
Ich wüsste nicht, wie ich ohne Arbeit leben sollte (BA)			,81			
Ich könnte auch ohne meine Arbeit ganz glücklich sein_umkod. (BA)			-,76			
Die Arbeit ist mein Ein und Alles (BA)			,75			
Die Arbeit ist für mich der wichtigste Lebensinhalt (BA)	,30		,71			
Mein bisheriges Leben ist durch beruflichen Erfolg gekennzeichnet (EE)				,74		
In meiner beruflichen Entwicklung ist mir bisher fast alles gelungen (EE)				,73		
Meine beruflichen Leistungen können sich sehen lassen (EE)				,70		
Wirkliche berufliche Erfolge sind mir bisher versagt geblieben_umkod. (EE)				-,70		
Ich kann mich in fast allen Situationen ruhig und bedächtig verhalten (IR)					,75	
Mich bringt so leicht nichts aus der Ruhe (IR)					,75	
Hektik und Aufregung um mich herum lassen mich kalt (IR)					,68	
Ich bin ein ruheloser Mensch_umkod. (IR)					-,42	
Bei meiner Familie finde ich jede Unterstützung (SU)						,83
Mein Partner/meine Partnerin zeigt Verständnis für meine Arbeit (SU)						,80
Wenn ich mal Rat und Hilfe brauche, ist immer jemand da (SU)						,60
Ich wünsche mir mehr Unterstützung durch die Menschen in meiner Umgebung_umkod. (SU)						,52

*umkodierte Items aufgrund inverser Formulierungen; Ladungen <.30 sind nicht angegeben

Für die Schulforschung können Werte ab $\alpha = .60$ als zufriedenstellend und Werte ab $\alpha = .70$ als gut angesehen werden (Blömeke, Kaiser & Lehmann, 2008, zitiert nach Ortenburger, 2010, S. 114). Da Cronbachs alpha auch von der Anzahl der Items abhängt, denn „Alpha ist umso höher, je mehr Items der Test enthält und je höher die Item-Interkorrelationen sind" (Bortz & Döring, 2006, S. 199), werden bei der Skalenbildung bzw. -prüfung zusätzlich die Werte der Iteminterkorrelationen geprüft; diese sind ebenfalls in der Skalendokumentation aufgeführt.

Tabelle 8: Beispielitems und Kennwerte der sieben verwendeten Skalen des AVEM (N= 1106).

Skala	Beispielitem	M	SD	α
Bedeutsamkeit der Arbeit (BA)	Die Arbeit ist für mich der wichtigste Lebensinhalt.	2.55	0.78	.78
Verausgabungsbereit-schaft (VB)	Bei der Arbeit kenne ich keine Schonung.	3.16	0.71	.72
Distanzierungsfähigkeit (DF)	Nach der Arbeit kann ich ohne Probleme abschalten.	3.01	0.81	.84
Resignationstendenz (RT)	Berufliche Fehlschläge können mich leicht entmutigen.	2.52	0.73	.82
Innere Ruhe und Ausgeglichenheit (IR)*	Mich bringt so leicht nichts aus der Ruhe.	3.14	0.72	.74
Erfolgserleben im Beruf (EE)	Mein bisheriges Leben ist durch beruflichen Erfolg gekennzeichnet.	3.68	0.61	.74
Soziale Unterstützung (SU)	Bei meiner Familie finde ich jede Unterstützung.	3.88	0.65	.71

Anmerkungen: Antwortmöglichkeiten: *1= trifft gar nicht zu*; *2= trifft eher nicht zu*; *3= trifft teils teils zu*; *4= trifft eher zu*; *5= trifft voll zu* (Schaarschmidt & Fischer, 1996, 2003); *= IR nur drei Items (ohne Item: *Ich bin ein ruheloser Mensch*).

In der Tabelle 8 sind die sieben AVEM-Dimensionen mit jeweils einem Beispiel-Item, den Mittelwerten, Standardabweichungen und internen Konsistenzen dargestellt. Die vorliegenden Skalen besitzen bei einem mittleren Cronbachs alpha von $\alpha = .76$ (range $\alpha = .71$ bis $\alpha = .84$) demnach befriedigende bis gute interne Konsistenzen, auch wenn sie im Vergleich zur Studie von Klusmann et al. (2006), die ebenfalls die AVEM-Dimensionen mit vier Items erhoben haben, im Mittel etwas schwächer ausfallen (dort: mittleres $\alpha = .81$; range $\alpha = .73$ bis $\alpha = .86$). Im Manual werden für die Eichstichprobe Lehrer/Deutschland (6-Item

Vollversion) Cronbachs alpha Werte zwischen α= .82 und α= .86 berichtet (Schaarschmidt & Fischer, 2003, S. 66).

6.2.3 Bildung der Beanspruchungsmuster

Zur Identifizierung der Beanspruchungsmuster der Sportlehrkräfte wird – wie bei den Autoren des Originalinstruments – ein clusteranalytisches Vorgehen gewählt. Die Clusteranalyse bildet dabei als strukturentdeckendes multivariates Analyseverfahren aus der Gesamtheit der Fälle im Ergebnis in sich möglichst homogene Untergruppen mit größtmöglichen Differenzen *zwischen* den Gruppen (vgl. z. B. Bortz, 2005, S. 565). Die zwei sich grundsätzlich unterscheidenden Vorgehensweisen, das hierarchische und das partitionierende Verfahren, weisen für die vorliegende Arbeit verschiedene Vor- und Nachteile auf:

Das *hierarchische Verfahren*, dessen gebräuchlichste Variante die ward-Methode ist, berechnet Distanzmaße und Cluster so, dass die Fehlerquadratsumme (Varianzkriterium) über alle Gruppen als Heterogenitätsmaß so wenig wie möglich vergrößert wird. Sie beginnt mit der feinsten Partitionierung (Fallzahl= Clusterzahl) und verringert schrittweise die Zahl der Cluster (agglomerative Clusteranalyse; vgl. Bortz, 2005, S. 572). Nach Bühl und Zöfel (2002, S. 192) ist dies die genaueste Variante der Clusteranalyse, die jedoch häufig etwa gleich große Gruppen bildet; Bacher (2001) empfiehlt sie nur für kleinere Stichproben. In Anbetracht der Fragestellung der Arbeit ist diese Methode (allein) hier somit nicht zielführend.

Das *partitionierende Verfahren* hingegen – für das der *k*-means-Algorithmus als populärstes Verfahren benannt werden kann – wird als nicht sehr robust angesehen; es bestimmt iterativ bei bekannter bzw. vorgegebener Clusterzahl die Zuordnungen zu den Clustern. Es wird beendet, wenn ein weiteres Verschieben der Objekte zwischen den Clustern keine weiteren Verbesserungen der Clusterlösung erbringt (Bortz, 2005 S. 573). Allerdings kann hier die Wahl der Startwerte (Seeds) die Ergebnisse entscheidend beeinflussen. Hier sind also die fehlende Robustheit sowie die Problematik der zufälligen Anfangswerte[91] zu bemängeln. Aus fachlicher Sicht ist es also in Anlehnung an die Empfehlungen von Bortz (2005 S. 574) und Bacher (1996) sinnvoll, die Verfahren zu kombinieren: zunächst wird das hierarchisch-agglomerative Ward-Verfahren (Distanzmaß: quadrierte euklidische Distanz) durchgeführt. Diese Clusterzentroide aus der ward-Lösung werden anschließend als Startwerte für den *k*-means-Algorithmus vorgegeben, so dass die Clusterlösung durch das iterativ

---

[91] Auch Lehr et al. (2008) verweisen auf die Problematik der anfänglichen Objektreihenfolge.

partitionierende Verfahren nach der *k*-means-Methode optimiert werden kann[92] (vgl. auch entsprechendes Vorgehen bei Klusmann et al., 2006; Lehr et al., 2008; Miethling & Sohnsmeyer, 2009, 2001).[93] Grundlage für die vorliegende Clusteranalyse sind die dargestellten Mittelwertskalen der sieben Dimensionen des AVEM. Eine z-Standardisierung ist aufgrund des gleichen Skalenniveaus der sieben Dimensionen nicht notwendig.

Zur *Bestimmung der optimalen Clusterzahl* werden neben der inhaltlichen Interpretierbarkeit die *Gütekriterien nach Bacher* (2001) zur Bestimmung der optimalen Clusterzahl geprüft. Dafür werden vorläufige Clusterzentroide für eine Clusterlösung mit einem bis sechs Clustern bestimmt und anschließend drei formale Testgrößen zur Beurteilung der Güte der Clusterlösungen mit der jeweiligen Clusterzahl (k) verwendet: (a) die erklärte Streuung (ETA^2_k) durch die jeweilige Lösung mit k Clustern; (b) die relative Verbesserung gegenüber der vorausgegangenen Lösung – angegeben durch (PRE_k), sowie (c) die F-MAX-Teststatistik (F-MAX_k) für die verschiedenen Clusterzahlen (Verhältnis von erklärter zu nicht erklärter Varianz). Nach ETA^2_k ist die optimale Clusterzahl gleich „der Lösung mit k Clustern, wo nachfolgende Lösungen mit k+1 und mehr Clustern keine ,wesentlichen' Verbesserungen der erklärten Streuung erbringen" (Bacher, 2001, S. 80). Folgt man dem Wert PRE_k, sollte man sich für die Clusterzahl entscheiden, wo die nachfolgenden Lösungen ebenfalls zu keinen wesentlichen Verbesserungen mehr führen; dies ist durch kleine PRE-Koeffizienten erkennbar. Nach F-MAX_k ist die optimale Clusterzahl gleich der Lösung mit dem maximalen F-MAX-Wert (Bacher, 2001).

Nach Auswahl der optimalen Clusterzahl werden zur Überprüfung der Stabilität der Clusterzuordnung den Empfehlungen (Bacher, 1996; Bortz 2005) folgend eine Reklassifikation und eine Kreuzvalidierung durchgeführt. Bei der Reklassifikation mittels Diskriminanzanalyse gehen die Musterzugehörigkeit als Kriterium und die Werte der sieben Unterskalen als Prädiktoren ein. Für die Kreuzvalidierung wird die Diskriminanzfunktion anhand von 70% der Stichprobe geschätzt und die anderen 30% anhand dieser Funktion zugeordnet. In beiden Fällen wird anschließend der Gesamtwert der übereinstimmenden Fälle, d.h. der korrekten Zuordnung berechnet. Die Werte werden im folgenden Abschnitt (vgl. Kapitel 6.3) berichtet.

---

[92] Ein herzlicher Dank gilt Uta Klusmann für die SPSS-Syntax und die Erläuterungen.

[93] Damit wird hier (ebenso wie bei Klusmann et al., 2006) ein höherwertiges Verfahren gegenüber dem Vorgehen der Originalautoren gewählt, die bei ihrer Typenbildung mit Quick Cluster (*k*-means Verfahren), fallweisem Ausschluss und gleitender Mittelwertbildung gearbeitet haben (vgl. Schaarschmidt & Fischer, 1997, S. 154).

6.3 Ergebnisse

Im Folgenden werden die Ergebnisse der Clusteranalyse, d. h. die *Muster beruflichen Beanspruchungserlebens* der Sportlehrkräfte dargestellt. Diese werden in Form der Mittelwertprofile über die sieben AVEM-Skalen charakterisiert (vgl. Kapitel 6.3.1). Darauf folgend werden die Ausprägungen hinsichtlich soziostruktureller Variabeln berichtet (vgl. Kapitel 6.3.2) sowie die Indikatoren für eine fachspezifische Beanspruchung geprüft (vgl. Kapitel 6.3.3).

6.3.1 Beanspruchungsmuster von Sportlehrkräften

Die Gütekriterien zur Bestimmung der optimalen Anzahl von Clustern nach Bacher (2001) sprechen überwiegend für eine Vier-Cluster-Lösung (durch k-Cluster erklärte Varianz ETA^2_{2-6}: .25, .33, .40, .43, .46; durch k-Cluster erzielte relative Verbesserung gegenüber der vorausgegangenen Lösung PRE_{2-6}: .25, .11, .10, .05, .05; Verhältnis von erklärter zu nicht erklärter Varianz $F\text{-}MAX_{2-6}$: 363.86; 276.68; 245.67; 207.16; 185.63). Auch die inhaltliche Ausprägung und Interpretierbarkeit der Mittelwertprofile sowie der theoretische Hintergrund des Instruments sprechen für die Vier-Cluster-Lösung. In Abbildung 8 sind die Mittelwertprofile der vier Cluster dargestellt, welche die Ausprägung der sieben Skalen des AVEM für jedes Cluster darstellen. Die Cluster werden im Folgenden hinsichtlich ihrer inhaltlichen Charakteristika beschrieben.

Das *erste Cluster* ist im Bereich des Arbeitsengagements durch die signifikant höchsten Werte in der Bedeutsamkeit der Arbeit[94] und ähnlich hohe Ausprägungen in der Verausgabungsbereitschaft gekennzeichnet, die durch eine mittlere Distanzierungsfähigkeit ergänzt werden. Die Widerstandsfähigkeiten sind durch eine niedrige Resignationstendenz bei Misserfolg und relativ hohe Werte hinsichtlich der inneren Ruhe abgebildet. Der dritte Bereich der Emotionen ist durch ebenfalls hohe Ausprägungen in den beiden Dimensionen – Erfolgserleben im Beruf und soziale Unterstützung – charakterisiert. Das Muster wird daher als *zufriedenes Engagement (Muster E)* bezeichnet. Ihm gehören 26.6% der Sportlehrkräfte an (N= 294).

Bei dem *zweiten Cluster* liegen im Bereich des Arbeitsengagements sowohl für die Bedeutsamkeit der Arbeit als auch für die Verausgabungsbereitschaft die signifikant geringsten Werte vor. Gleichzeitig sind im Bereich der Widerstandsfähigkeiten signifikant höchste Werte in der Distanzierungsfähigkeit und inneren

---

[94] Abkürzungen: BA= Bedeutsamkeit der Arbeit, VB= Verausgabungsbereitschaft, DF= Distanzierungsfähigkeit, RT= Resignationstendenz, IR= Innere Ruhe und Ausgeglichenheit, EE= Erfolgserleben im Beruf, SU= soziale Unterstützung.

Ruhe sowie signifikant niedrigste Ausprägungen in der Resignationstendenz zu verzeichnen. Hohe Werte auf den Skalen Erfolgserleben und soziale Unterstützung bilden die Emotionen ab. Dieses Muster wird daher als *zufriedene Distanzierung (Muster D)* charakterisiert. Diesem sind 25.5% der Stichprobe zuzuordnen (N= 282).

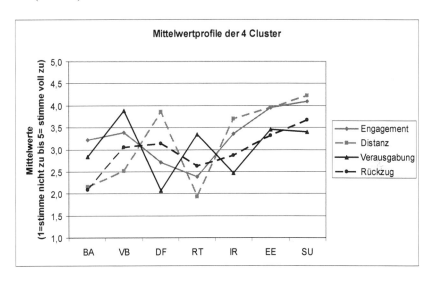

Abbildung 8:   Mittelwerteprofile der vier Cluster über die 7 Skalen des AVEM (N= 1106).

Cluster drei zeigt in dieser Stichprobe die signifikant höchsten Werte in der Verausgabungsbereitschaft sowie die zweithöchste Bedeutsamkeit der Arbeit. Im Bereich der Widerstandsfähigkeiten sind neben den signifikant niedrigsten Ausprägungen in der Distanzierungsfähigkeit und der inneren Ruhe die signifikant höchsten Werte in der Resignationstendenz zu verzeichnen. Zusätzlich ergaben sich im Vergleich zu den beiden zuvor vorgestellten Mustern signifikant niedrigere Werte in den emotionalen Dimensionen des beruflichen Erfolgserlebens und der sozialen Unterstützung; es wird daher als Muster *unzufriedene Verausgabung (Muster V)* bezeichnet und trifft für 18.9% der Sportlehrkräfte zu (N= 209).

Das *vierte Cluster* ist wie Cluster zwei im Arbeitsengagement von einer signifikant geringen Bedeutsamkeit der Arbeit, aber – im Unterschied zu diesem – von einer mittleren Verausgabungsbereitschaft gekennzeichnet. Die drei Widerstandsfähigkeiten – Distanzierungsfähigkeit, Resignationstendenz und Innere

Ruhe – sind im mittleren Bereich angesiedelt. Die Emotionen, das Erfolgserleben und die soziale Unterstützung, zeigen ähnlich geringe Ausprägungen wie Cluster drei (Verausgabung); insgesamt liegt hier das Muster *unzufriedener Rückzug (Muster R)* vor. Hiervon sind 29.0% der Stichprobe betroffen (N= 321).

Tabelle 9:   Kennwerte und ANOVA der AVEM-Skalen (N= 1106).

Skala		Typ E N= 294	Typ D N= 282	Typ V N= 209	Typ R N= 321	F^*	η^2	Posthoc**
BA	M	3.22	2.16	2.84	2.08	236.27	.39	E>V>D/R
	SD	0.62	0.63	0.70	0.49			
VB	M	3.39	2.52	3.89	3.06	292.60	.44	V>E>R>D
	SD	0.54	0.52	0.52	0.52			
DF	M	2.72	3.86	2.07	3.12	508.45	.58	D>R>E>V
	SD	0.56	0.47	0.55	0.52			
RT	M	2.38	1.93	3.34	2.63	267.72	.42	V>R>E>D
	SD	0.56	0.50	0.63	0.54			
IR	M	3.36	3.69	2.47	2.87	227.74	.38	D>E>R>V
	SD	0.58	0.57	0.55	0.56			
EE	M	3.96	3.95	3.46	3.32	111.07	.23	E/D>V/R
	SD	0.44	0.50	0.67	0.54			
SU	M	4.10	4.23	3.41	3.67	109.92	.23	D>E>R>V
	SD	0.52	0.51	0.69	0.59			

Anmerkung: E= Engagement, D= Distanz, V= Verausgabung, R= Rückzug.
*alle *p*= .000; **Posthoc-Test: bei Varianzgleichheit Scheffé-Test bei -ungleichheit Tamhane.

In Tabelle 9 wird dargestellt, inwieweit sich die Muster bzgl. der sieben Dimensionen signifikant unterscheiden; dafür sind die Mittelwerte und Standardabweichungen der Dimensionen des AVEM für die vier Muster beruflichen Erlebens sowie die Ergebnisse der varianzanalytischen Vergleiche dargestellt. Diese zeigen die fast durchgängig bedeutsamen Unterschiede zwischen den Mustern; einzelne Ausnahmen sind die Ausprägungen der Bedeutsamkeit der Arbeit (BA) bei den Mustern zufriedene Distanz und unzufriedener Rückzug und des beruflichen Erfolgserlebens (EE) bei den Mustern zufriedenes Engagement und zufriedene Distanz bzw. unzufriedener Rückzug und unzufriedene Verausgabung. Hierbei zeigt sich, dass die *Distanzierungsfähigkeit* die höchste Varianzaufklärung bietet,[95] gefolgt von den Dimensionen Verausgabungsbereitschaft und Resignationstendenz bei Misserfolg. Die beiden emotionalen Dimensionen zeigen die geringsten eta^2-Werte. Im Hinblick auf die drei Sekundärfaktoren (Arbeitsengagement, Widerstandsressourcen, Emotionen) ist es also das erlebte Arbeitsengagement, das sich am stärksten unterscheidet; dieser Tatsache entsprechend wurden die Musterbenennungen gewählt.

Reklassifikation und Kreuzvalidierung
Neben den genannten Gütekriterien und der inhaltlichen Interpretierbarkeit ist auch die Stabilität der Clusterlösung ein wichtiges Kriterium zur Beurteilung einer Clusterlösung (Bacher, 2001). Daher werden den Empfehlungen folgend (Bacher, 1996; Bortz 2005) zur Überprüfung der Stabilität der Clusterzuordnung eine Reklassifikation und Kreuzvalidierung mittels Diskriminanzanalyse durchgeführt. Bei der Diskriminanzanalyse gehen die Musterzugehörigkeit als Kriterium und die Werte der sieben Unterskalen als Prädiktoren ein. Hierbei konnten 98.7% der Personen den vier Mustern korrekt zugeordnet werden (Reklassifikation).[96] Dabei gibt es geringe Unterschiede hinsichtlich der Muster (vgl. Tabelle 10): Während das Muster unzufriedene Verausgabung zu 100% korrekt klassifiziert wurde, liegen die Werte für die anderen Muster bei 99% (zufriedenes Engagement), 98.4% (unzufriedener Rückzug) und 97.9% (zufriedene Distanz).

Eine Kreuzvalidierung wird durchgeführt, indem mit 70% zufällig gewählter Probanden eine Diskriminanzfunktion berechnet wird und im Anschluss die restlichen 30% der Stichprobe anhand der Diskriminanzfunktion klassifiziert werden. Die Häufigkeit der richtigen Clusterzuordnung liegt im vorliegenden Fall bei 95.6% der Fälle und ist im Vergleich zu den anderen Studien (Miethling & Sohnsmeyer, 2009; Klusmann et al., 2006; Schaarschmidt & Fischer, 2003) gleich hoch bzw. höher.[97]

---

[95] Auch bei Schaarschmidt und Fischer (2003) trägt die Distanzierungsfähigkeit am Stärksten zur Trennung der Cluster bei; nachfolgend der berufliche Ehrgeiz und die Bedeutsamkeit der Arbeit.

[96] Damit wird ein höherer Reklassifikationswert erreicht als bei den anderen Studien (van Dick & Wagner, 2001: 95.8%; Schaarschmidt & Fischer, 2003: 94%; Miethling & Sohnsmeyer, 2009: knapp 96%; Klusmann et al., 2006: 97.2%).

[97] Schaarschmidt und Fischer (2003) haben die Kreuzvalidierung mit 60% und 40% der Stichprobe durchgeführt.

Tabelle 10: Ergebnisse der Reklassifikation und Kreuzvalidierung

Prozentwerte der mittels Diskriminanzanalyse vorhergesagten Gruppenzugehörigkeit in der Reklassifikation und der Kreuzvalidierung (in Klammern).			
	Muster E	Muster D	Muster V	Muster R
Muster E	99.0% (100%)	0.9% (0.0%)	0.3% (0.0%)	0.7% (0.0%)
Muster D	1.1% (0.0%)	97.9% (95.6%)	0.0% (0.0%)	1.1% (4.4%)
Muster V	0.0% (1.8%)	0.0% (0.0%)	100% (94.6%)	0.0% (3.6%)
Muster R	0.9% (5.2%)	0.3% (0.0%)	0.3% (2.1%)	98.4% (92.7%)
Reklassifikation: Anteil korrekt zugeordneter Fälle: 98.7% Kreuzvalidierung: Anteil korrekt zugeordneter Fälle: 95.6%			

6.3.2 Beanspruchungsmuster und soziostrukturelle Variablen

Im folgenden Abschnitt werden die Ergebnisse der Musteranalyse in Bezug auf personale, regionale und berufliche Aspekte vorgestellt. Ein Einfluss auf die Muster*entstehung* ist damit theoretisch nicht impliziert und kann aufgrund der Querschnittsdaten auch nicht beurteilt werden. Im Einzelnen werden die *personalen* Variablen Geschlecht und Alter, die *regionale* Variable *Bundesland* und *alte-neue Bundesländer* sowie die *beruflichen Variablen* Schultyp und fachfremdes Unterrichten mittels Varianzanalysen und Chi^2-Tests auf Unterschiede geprüft. Für die bessere Übersicht werden die jeweiligen Prozentwerte gerundet (dadurch kommt es an einigen Stellen zu Rundungsfehlern, so dass sich in der Summe der Untergruppen z. B. 99% oder 101% ergeben können). Die Muster werden in den Darstellungen wie folgt abgekürzt: Muster E= zufriedenes Engagement, Muster D= zufriedene Distanz, Muster V= unzufriedene Verausgabung, Muster R= unzufriedener Rückzug.

Geschlecht: Die Musterverteilung weist signifikante Geschlechterunterschiede auf ($\chi^2(3) = 16.30$, *p*= .001). Die prozentuale Verteilung zeigt, dass 28.9% der Sportlehrer gegenüber nur 22.7% der Sportlehrerinnen dem Muster Distanz angehören; auf das Muster Verausgabung entfallen demgegenüber deutlich mehr Frauen (22.9%) als Männer (13.8%); die Anteile von Männern und Frauen, die den Mustern Engagement und Rückzug zuzuordnen sind, differieren hingegen nur gering (vgl. Tabelle 11).

Tabelle 11: Musterverteilung Sportlehrkräfte gesamt und nach Geschlecht.

Stichprobe	Muster E	Muster D	Muster V	Muster R
Gesamt (N= 1106)	26.6%	25.5%	18.9%	29.1%
Männer (N= 491)	27.5%	28.9%	13.8%	29.7%
Frauen (N= 612)	25.8%	22.7%	22.9%	28.6%
Männer qualifiziert (N= 432)	29.6%	29.8%	12.3%	28.4%
Frauen qualifiziert (N= 452)	25.2%	23.9%	23.0%	27.9%

Diese Verteilung ändert sich nicht wesentlich, wenn nur die qualifizierten Sportlehrkräfte, d. h. jene mit einer Ausbildung oder einem Studium im Fach Sport betrachtet werden (ohne fachfremd Unterrichtende).

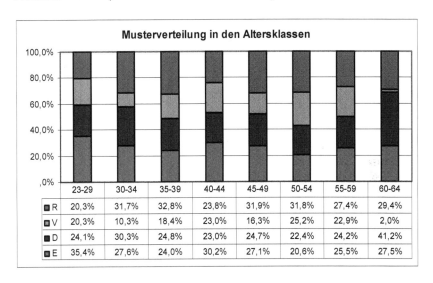

Musterverteilung in den Altersklassen

	23-29	30-34	35-39	40-44	45-49	50-54	55-59	60-64
R	20,3%	31,7%	32,8%	23,8%	31,9%	31,8%	27,4%	29,4%
V	20,3%	10,3%	18,4%	23,0%	16,3%	25,2%	22,9%	2,0%
D	24,1%	30,3%	24,8%	23,0%	24,7%	22,4%	24,2%	41,2%
E	35,4%	27,6%	24,0%	30,2%	27,1%	20,6%	25,5%	27,5%

Abbildung 9:   Musterverteilung über die Altersklassen (N=1106).

Alter: Der Altersdurchschnitt der Personen der vier Muster liegt zwischen 43.8 und 45.8 Jahren und unterscheidet sich weder in der Gesamtstichprobe (F(fd=3)= 1.725, *p*= .160) noch in den Teilstichproben der Sportlehrerinnen einerseits und der Sportlehrer andererseits. Betrachtet man die Musterzusammensetzung in verschiedenen Altersbereichen, zeigen sich signifikante Differenzen, die allerdings nur durch die schwach vertretene Gruppe der 60-64 Jährigen (N= 51) bedingt sind (χ^2 (21)= 40.36, p= .007). Werden diese Fälle aus der Analyse ausgeschlossen, ist die Musterverteilung in den Altersbereichen, trotz der unterschiedlichen Häufigkeiten der Muster, weder für die Gesamtstichprobe noch für die geschlechtergetrennten Teilstichproben signifikant unterschiedlich. Insgesamt ist das Alter also keine relevante Variable.

Schulformen: Für die Schulformen Grundschule (GS), Sekundarschule (Sek) und Gymnasien zeigen sich zunächst signifikante Unterschiede in der Musterverteilung (χ^2(6)= 16.09, p= .013), die zuungunsten der Lehrkräfte an den Sekundarschulen ausfallen (vgl. Abbildung 10). Hier zeigen sich die geringsten Anteile des Musters Engagement und höchste Werte für die Muster Distanz und Rückzug. Da die Geschlechterverhältnisse an den Schulformen stark variieren, wurden getrennte Berechnungen für Sportlehrerinnen und Sportlehrer durchgeführt. Diese zeigen keine signifikanten Differenzen zwischen den drei Schulformen, so dass dem vermeintlichen Schultypeinfluss ein Geschlechtereffekt zugrunde liegt.

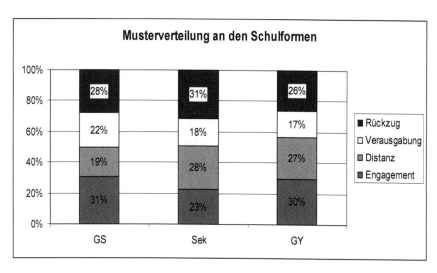

Abbildung 10: Musterverteilung an den drei Schulformen (N= 1106).

Fachfremder Einsatz: Die Musterzugehörigkeit zeigt in der Gesamtstichprobe keine Unterschiede, ob Lehrkräfte im Sportunterricht fachfremd unterrichten oder fachlich qualifiziert sind (χ^2(3)= 5.36, *p*= .147). Betrachtet man auch diese Variable nach Geschlecht getrennt, zeigen sich für die Sportlehrerinnen ebenfalls keine signifikanten Unterschiede für das fachfremde oder qualifizierte Unterrichten. Bei den Männern hingegen sind die fachfremd Unterrichtenden signifikant häufiger in den Mustern Verausgabung und Rückzug anzutreffen und nur halb so oft im Muster Engagement im Vergleich zu den qualifizierten Sportlehrern. Hier liegt es nahe, einen Zusammenhang mit der Schulform anzunehmen, an der fachfremd unterrichtet wird. Dies bestätigen weitergehende Analysen: Für die männlichen Kollegen an Sekundarschulen (N= 276) sind signifikante Differenzen vorzufinden (χ^2(3)= 8.05, *p*= .045): Die fachfremd Unterrichtenden sind deutlich häufiger dem Muster Verausgabung zuzuordnen (25.6% gegenüber 11.4% der ausgebildeten Lehrkräfte) und wesentlich seltener im Muster Engagement zu finden (12.8% gegenüber 27.8% der ausgebildeten Lehrkräfte). Die Anteile der Lehrkräfte in den beiden übrigen Mustern Distanz und Rückzug liegen jeweils bei rund 30%.

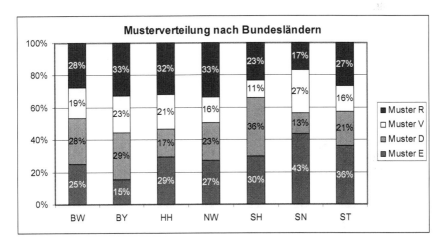

Abbildung 11: Musterverteilungen in den Bundesländern (N=1106).

Region: Betrachtet man die Ausprägungen der Beanspruchungsmuster in den sieben Bundesländern (vgl. Abbildung 11), so zeigen sich zunächst signifikante Unterschiede (χ^2(18)= 57.68, *p*=.000). Da die Zusammensetzungen der Länderstichproben jedoch bzgl. der Variable Geschlecht differieren (36% männlich in Sachsen bis 55% männlich in Hamburg), findet auch hier eine getrennte Prüfung für die Teilstichproben der Sportlehrerinnen und Sportlehrer statt. Diese zeigen, dass für die Sportlehrerinnen (N= 612) keine Unterschiede zwischen den Bundesländern existieren ($\chi^2(18)$= 27.99, *p*= .063). Bei den Sportlehrern werden einige Zellbesetzungen zu klein, so dass eine gesicherte Berechnung nicht möglich ist. Besonderes Augenmerk wird aufgrund des Lehrerarbeitszeitmodells und der Ergebnisse von Miethling und Sohnsmeyer (2009; vgl. 3.2.4) auf das Bundesland Hamburg gelegt (vgl. Kapitel 3). Hier zeigen sich vergleichsweise geringe Anteile des Musters Distanz und mit die höchsten Anteile des Rückzugs. Dies ist besonders deshalb interessant, da die Hamburger Stichprobe den größten Anteil männlicher Lehrkräfte enthält und entsprechend der oben berichteten Geschlechterdifferenzen somit besonders große Anteile des Musters Distanz zu erwarten wären. Der geringere Frauenanteil müsste entsprechend zu geringeren Werten des Musters Verausgabung führen, was sich ebenfalls nicht bestätigen lässt. Diese scheinbaren Indizien für eine besondere Beanspruchung lassen sich aber aus den genannten Gründen statistisch nicht absichern.

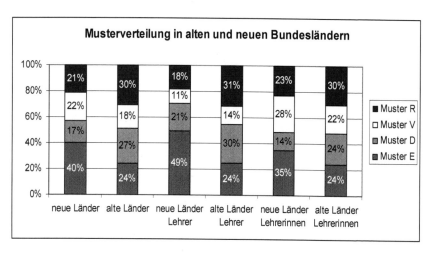

Abbildung 12:   Musterverteilung in alten und neuen Bundesländern (N= 1106).

Ein Vergleich von alten und neuen Bundesländern wird vorgenommen, da Schaarschmidt (2004) eine besonders problematische Situation für die neuen Bundesländer festgestellt hatte (häufiger Risikomuster A und seltener Muster Schonung). Werden die fünf *alten Bundesländer* und die zwei *neuen Bundesländer* der vorliegenden Analyse jeweils zusammengefasst, zeigen sich für diese Gegenüberstellung ebenfalls signifikante Unterschiede ($\chi^2(3)$= 23.62, *p*= .000): Für alle Muster kommt es zu deutlichen Abweichungen in der Verteilung. In den neuen Bundesländern sind deutlich mehr Lehrkräfte den Mustern Engagement und Verausgabung zugeordnet und weniger den Mustern Distanz und Rückzug; insgesamt fällt die Situation für die Lehrkräfte der neuen Bundesländer etwas positiver aus. Diese Unterschiede bleiben auch bei einer geschlechtsgetrennten Betrachtung signifikant (vgl. Abbildung 12). Besonders deutlich fallen die Unterschiede zwischen den männlichen Lehrkräften in den alten und neuen Bundesländern aus.

6.3.3 Musterausprägung und Einsatz im Fach Sport

Im Folgenden werden die Ausprägungen der Beanspruchungsmuster für die Variablen *prozentualer Umfang des Sportunterrichts an der Gesamtstundenzahl* und *Zufriedenheit mit diesem Anteil* vorgestellt. Hiermit sollen Hinweise auf ein fachspezifisches Beanspruchungserleben gewonnen werden.

Prozentualer Umfang des Sportunterrichts: Über die gesamte Stichprobe betrachtet, unterscheiden sich die mittleren Anteile des Sportunterrichts an der Gesamtstundenzahl zwischen den Mustern signifikant (F(df=3)= 3.42, *p*= .017); die Lehrkräfte des Musters unzufriedene Verausgabung weisen mit knapp 34% Sportunterricht an der Gesamtstundenzahl den geringsten Anteil auf, während beim Muster zufriedene Distanz mit gut 40% der höchste Anteil festzustellen ist; die Anteile der beiden anderen Muster liegen dazwischen (Engagement: 39%, Rückzug 37%). Hier liegen jedoch schulformspezifische Konfundierungen in dem Sinn vor, dass an Grundschulen und Sekundarschulen die Lehrkräfte in der Regel mehr als zwei Fächer unterrichten (und damit erwartungsgemäß weniger als die Hälfte im Fach Sport), während an Gymnasien in der Regel nur zwei Fächer unterrichtet werden (Sport dann theoretisch zur Hälfte des Deputats).

Tabelle 12: Musterverteilung nach Anteil des Sportunterrichts an der Gesamtstundenzahl und nach Schulform.

Muster	GS (N= 260)	SekS (N= 520)	GY (N= 302)
Engagement	26%	38%	52%
Distanz	23%	41%	50%
Verausgabung	20%	35%	46%
Rückzug	21%	37%	51%
ANOVA	F(df=3)= 1.358; *p*= .256	F(df=3)= 1.288; *p*= .278	F(df=3)= 0.678; *p*= .566

Daher werden die Ausprägungen nach Schulformen getrennt betrachtet: Hier zeigen sich große Unterschiede im anteiligen Unterricht im Fach Sport zwischen den verschiedenen Schulformen; an keiner der drei Schulformen differieren jedoch die Werte der Beanspruchungsmuster signifikant (vgl. Tabelle 12). Die an den Gymnasien arbeitenden Sportlehrkräfte (N= 302) weisen in allen Beanspruchungsmustern Sportunterrichtsanteile zwischen 46% und 52% der Gesamtstundenzahl auf. Diese sind auch nicht signifikant unterschiedlich, wenn die Daten für Sportlehrerinnen und Sportlehrer getrennt berechnet werden.

Es lässt sich also feststellen, dass für die Sportlehrkräfte der verschiedenen Beanspruchungsmuster im Mittel keine signifikanten Unterschiede des prozentualen Einsatzes in den Unterrichtsfächern bestehen, also hinsichtlich dessen, wie viel oder wenig im Fach Sport unterrichtet wird. Werden die Anteile des Sportunterrichts in Kategorien eingeteilt (*wenig, mittel, viel*), dann ergeben sich nach Schulformen getrennt betrachtet ebenfalls keine signifikanten Unterschiede. Auch bei der *Zufriedenheit mit dem Anteil des Sportunterrichts* gibt es weder in der Gesamtstichprobe ($\chi^2(6)= 9.89$, p= .130) noch nach Geschlecht getrennt betrachtet signifikante Unterschiede zwischen den Beanspruchungsmustern. Auch die Analysen für die drei Schulformen einzeln (mit und ohne Geschlechtertrennung) zeigen keine Unterschiede für musterspezifische Wünsche nach mehr, weniger oder genauso viel Sportunterricht.[98]

6.4 Zusammenfassung und Diskussion

Das Anliegen der vorliegenden Grundlagenstudie war es, Muster beruflichen Beanspruchungserlebens von Sportlehrkräften (N= 1106) zu explorieren. Zunächst wurden die Kennwerte der sieben AVEM-Skalen geprüft, die eine gute Qualität zeigten. Da aufgrund der verringerten Skalenzahl des verwendeten A-VEM-Instruments die Sportlehrkräfte der vorliegenden Stichprobe nicht mittels der originalen Diskriminanzfunktion den Mustern zugeordnet werden konnten, wurde eine eigene Clusteranalyse zur Musterbildung nach dem ward- und *k*-means-Verfahren durchgeführt. Die Gütekriterien, die Stabilität und die inhaltliche Interpretierbarkeit der Vier-Cluster-Lösung sprechen dafür, dass die vorliegende Clusterlösung als gut anzusehen ist. Zu den drei Fragestellungen (vgl. Abschnitt 6.1) lassen sich folgende Ergebnisse zusammenfassen:

---

[98] Zugespitzt wäre die Frage interessant, inwieweit sich die Musterverteilung von Gymnasiallehrkräften, die meist zwei Fächer unterrichten, in Abhängigkeit von dem Sportunterrichtsanteil (wenig, mittel, viel Sportunterricht), nach ihren Wünschen bzw. ihrer Zufriedenheit mit diesem Einsatz unterscheidet. Dies kann aufgrund der zu geringen Zellgrößen jedoch nicht berechnet werden.

F1: Beanspruchungsmuster von Sportlehrkräften
Die vier explorierten Muster lassen sich inhaltlich folgendermaßen charakterisie-
ren: Das Muster *zufriedenes Engagement (Muster E)*, das zu knapp 27% in der
Stichprobe vertreten ist, lässt sich durch hohes Arbeitsengagement und gute
Widerstandsfähigkeiten und positive Emotionen kennzeichnen. Das Muster *zufriedene Distanz (Muster D)*, auf das gut ein Viertel der Sportlehrkräfte entfällt,
zeigt das geringste Arbeitsengagement, beste Ressourcen und positive Emotionen. Das Muster *unzufriedene Verausgabung (Muster V)*, dem knapp jeder Fünfte angehört (18.9%), zeigt ebenfalls hohes Engagement, während die Ressourcen
im Vergleich am schlechtesten ausgeprägt sind. Zusätzlich zeigen sich vergleichsweise niedrige Werte in den emotionalen Dimensionen. Das Muster *unzufriedener Rückzug (Muster R, 29.0%)* ist von einem geringen Arbeitsengagement
und schwächer ausgeprägten Widerstandsfähigkeiten geprägt. Die Emotionen
sind ähnlich gering ausgeprägt wie bei dem Muster Verausgabung. In der vorliegenden Stichprobe zeichnet sich also nur gut jede vierte Sportlehrkraft durch die
wünschenswerte Kombination aus beruflichem Engagement, Widerstandsressourcen und positiven Emotionen aus. Bei drei Vierteln der Sportlehrkräfte liegen Einschränkungen entweder im Bereich des beruflichen Engagements, der
Ressourcen und/oder der Emotionen vor. Die Muster Distanz und Verausgabung
weisen oft die extremsten Ausprägungen in den erfragten Dimensionen auf.
    Die Charakteristika der vorliegenden Cluster zeigen eine inhaltliche Ähn-
lichkeit hinsichtlich der Ausprägung der Bereiche Arbeitsengagement, Ressourcen und Emotionen mit den von Schaarschmidt und Fischer (2003) identifizierten Mustern (Gesundheit, Schonung, Risikotyp A und Risikotyp B, vgl. 2.2.4).
Im Einzelnen zeigen sich aber kleine Abweichungen, wenn man die jeweiligen
Ausprägungen der einzelnen Dimensionen zwischen den vier Mustern vergleicht.
So ist beispielsweise die Bedeutsamkeit der Arbeit bei Schaarschmidt (2004) am
stärksten beim Risikomuster A ausgeprägt und etwas geringer beim Gesundheitstyp, während in der vorliegenden Studie die höchsten Ausprägungen für das
Muster Engagement, das dem Gesundheitstyp entspricht, zu verzeichnen sind,
gefolgt vom Muster Verausgabung. Solche Abweichungen in den Mittelwertprofilen finden sich allerdings auch in der Arbeit von Klusmann et al. (2006), wo die
Musterbenennungen des AVEM-Instruments (trotzdem) übernommen wurden.
Da aufgrund der inhaltlichen Abweichungen und methodischen Einschränkungen
(verschiedene Clustermethoden und verringerte Dimensionenzahl) die Muster
nicht als identisch betrachtet werden können, haben sie in der vorliegenden Arbeit andere Bezeichnungen erhalten (Engagement, Distanz, Verausgabung,
Rückzug). Diese orientieren sich an den am stärksten die Varianz aufklärenden
Dimensionen Distanzierungsfähigkeit und Bedeutsamkeit der Arbeit.

Ein aussagekräftiger Vergleich der prozentualen Verteilung der Beanspruchungsmuster bei den Sportlehrkräften mit den Ergebnissen anderer Studien (vgl. 3.2.4) kann aufgrund der unterschiedlichen Versionen des Instruments und der Clustermethoden sowie der resultierenden, variierenden Profilverläufe nicht stichhaltig angestellt werden. Als vorsichtige Tendenz ist zu benennen, dass die hohen Anteile der Risikomuster von zusammen 60% und lediglich 17% Gesundheitsmuster, von denen die Originalautoren für Lehrkräfte berichten (vgl. Schaarschmidt, 2004), bisher weder für Mathematiklehrkräfte (vgl. Klusmann et al., 2006) noch für Sportlehrkräfte bestätigt wurden (Belz, 2008; Miethling & Sohnsmeyer, 2009, vorliegende Studie). Die vorliegenden Ergebnisse zeigen eine Musterverteilung, die eine größere Ähnlichkeit mit der von Klusmann et al. (2006) berichteten Verteilung bei Mathematiklehrkräften aufweist. Im Vergleich zu den Ergebnissen für Sportlehrkräfte von Belz (2008) zeigen sich vergleichbare Anteile der Risikomuster B bzw. unzufriedener Rückzug. Die größten Abweichungen sind in der Häufigkeit der Muster zufriedene Distanz bzw. Schonungsmuster sowie zufriedenes Engagement bzw. Gesundheitstyp zu verzeichnen. Neben den unterschiedlichen Clustermethoden kann dies durch die unterschiedlichen Anteile von Männern und Frauen in der Stichprobe bedingt sein.

F2: Ausprägung der Beanspruchungsmuster nach soziostrukturellen Variablen
In der vorliegenden Analyse fanden sich signifikante Unterschiede für die Variablen Geschlecht und Region. Hinsichtlich der personalen Variablen Geschlecht zeigen Sportlehrerinnen häufiger das Muster Verausgabung und Sportlehrer öfter das Muster Distanz und bestätigen somit die Ergebnisse der Lehrer- und Sportlehrerforschung (Belz, 2008b;[99] Schaarschmidt, 2004b; Klusmann et al., 2006; Schmid, 2003; Schröder, 2006). Übereinstimmend neigen Männer zum Muster Schonung bzw. Distanz, während die Lehrerinnen in den anderen Studien meist häufiger dem Risikomuster B zuzuordnen sind, während sich in der vorliegenden Studie verstärkt das Muster unzufriedene Verausgabung (ähnlich dem Risikotyp A) findet. Die Ergebnisse widersprechen somit dem „no difference"-Befund von Miethling und Sohnsmeyer (2009), die keine geschlechtsspezifischen Unterschiede fanden. Eine Erklärungsmöglichkeit dafür könnte sein, dass dort neben den AVEM-Skalen auch Stressoren-Skalen in die Clusterbildung eingegangen sind, deren Bewertung möglicherweise den Geschlechtereffekt bei den AVEM-Dimensionen verschleiert. Insgesamt bestätigt die vorliegende Analyse die (gesundheitlich) problematischere Situation für die (Sport)Lehrerinnen mit der Neigung zu Verausgabung oder Burnout und die Tendenz zum distanzierten Disengagement bzw. zur Schonung bei den (Sport)Lehrern. Hier wäre zu überprü-

---

[99] Hier werden nur prozentuale Verteilungen und keine Kennwerte berichtet.

fen, inwieweit die klassische Doppelbelastung der Lehrerinnen (und ggf. auch Lehrer) eine verursachende Rolle spielt, bzw. inwieweit die Aspekte Haushalt und Kinder Zusammenhänge mit der Musterausprägung aufweisen.

Bei den regionalen Unterschieden stand zum einen das Bundesland Hamburg aufgrund des Lehrerarbeitszeitmodells im Fokus; hier konnten keine statistisch abgesicherten Hinweise auf eine besonders ungünstig ausgeprägte Musterverteilung gefunden werden. Zum anderen wurde dem Vergleich der neuen und alten Bundesländer Beachtung geschenkt: Hier ist in der Summe eine etwas positivere Situation für die neuen Bundesländer festzustellen (mehr Engagement, weniger Rückzug und Distanz), auch wenn sich mehr Personen im Muster Verausgabung befinden; vor allem bei den Männern zeigten sich große Unterschiede. Im Vergleich zu den Ergebnissen von Schaarschmidt (2004b), der für die neuen Bundesländer eine ungünstigere Situation mit starken Anteilen des Risikomusters A (ähnlich der Verausgabung) und geringen Schonungsanteilen ausmachte, stimmen die Tendenzen zu geringeren Anteilen im Schonungsmuster bzw. Distanz und verstärkter Verausgabung überein.

Die Schulform, die Bundeslandzugehörigkeit, das fachfremde Unterrichten und das Alter der Sportlehrkräfte zeigten keine signifikanten Differenzen. Ausnahme ist die besonders ungünstige Musterverteilung bei fachfremd unterrichtenden männlichen Lehrkräften an Sekundarschulen (diese sind deutlich häufiger im Muster Verausgabung und wesentlich seltener im gewünschten Muster Engagement) gegenüber ihren ausgebildeten Kollegen, während das fachfremde Unterrichten im Grundschulbereich unproblematisch zu sein scheint. Im Sekundarschulbereich mag das Kompetenzproblem (vgl. Kapitel 3.1) eine Rolle spielen: Männer, die selbst fachlich nicht qualifiziert sind und in den Klassen 7-10 häufig reine Jungengruppen an einer Schulform unterrichten, an der mit etwas schwierigeren Schüler/innen zu rechnen ist, könnten dies als besonders beanspruchend erleben.

Die (schwach besetzte) Altersgruppe der 60- bis 64-Jährigen zeigt die einzigen signifikanten Abweichungen in der Musterverteilung hinsichtlich des Alters, wobei vermutet werden kann, dass ein musterspezifisches Dropout vorliegt (Lehrkräfte mit problematischen Beanspruchungsmustern scheiden früher aus dem Schuldienst aus), so dass hier von einer verzerrten Musterverteilung und nicht von einer Verbesserung der Beanspruchungssituation im höchsten Dienstalter auszugehen ist. Die ansonsten fehlenden Alterseffekte weichen von den Ergebnissen der in Kapitel 3.2.4 berichteten Studien ab, da sowohl für Lehrkräfte als auch für Sportlehrkräfte mit Ausnahme von Schmid (2003) von altersbezogenen Unterschieden berichtet wurde. Hier ist fraglich, inwieweit dort jeweils die Geschlechtereffekte innerhalb der Altersstufen mitgeprüft wurden. Eine denkbare Interpretation wäre auch, dass der sportive Lebensstil der Sportlehrkräfte eine gewisse Ressource darstellt, so dass die ansonsten konstatierten Verschlechterungen der Musterausprägungen bei Sportlehrkräften nicht in gleichem Maß eintreten.

F3: Einsatz und Zufriedenheit im Fach Sport (fachspezifische Beanspruchung)
Sowohl der Umfang, in dem die befragten Lehrkräfte im Fach Sport eingesetzt sind, als auch die Zufriedenheit mit diesem Einsatz zeigen keine signifikanten Zusammenhänge zur Musterverteilung der Sportlehrkräfte. Es liegen also keine Hinweise für ein fachspezifisch abweichendes, besonders positiv oder negativ ausgeprägtes Beanspruchungserleben durch den Unterricht im Fach Sport vor.

Diskussion
Insgesamt exploriert die Grundlagenanalyse bei den 1106 Sportlehrkräften die vier Beanspruchungsmuster zufriedenes Engagement, zufriedene Distanz, unzufriedene Verausgabung und unzufriedener Rückzug, welche wesentliche Charakteristika der AVEM-Muster aufweisen. Hinsichtlich der Musterverteilung wird die ungünstige Beanspruchungssituation der Lehrkräfte generell bestätigt: Nur gut ein Viertel der Sportlehrkräfte (27%) weist ein wünschenswertes Beanspruchungserleben, das zufriedene Engagement, auf. Die zugrunde liegende Stichprobe ist als sehr gut zu beurteilen (gerade auch im Vergleich zu den Stichproben, die den Untersuchungen zur Beanspruchung von Lehrkräften zugrunde liegen; vgl. Kapitel 3.2), lediglich die genannten Beschränkungen (vgl. Abschnitt 5.2) vermindern die Aussagekraft etwas. Die Beanspruchungsmuster sind vor allem zwischen Männern und Frauen sowie zwischen Sportlehrkräften aus den alten und neuen Bundesländern unterschiedlich ausgeprägt; andere soziostrukturelle Variablen spielen keine wesentliche Rolle.

Die von Miethling und Sohnsmeyer (2009) berichteten verstärkten Tendenzen zum Risikomuster B von Hamburger Sportlehrkräften im Vergleich zu Sportlehrkräften aus Baden-Württemberg und Schleswig-Holstein werden somit in der vorliegenden Untersuchung nicht bestätigt, auch wenn sich in der prozentualen Verteilung zeigt, dass in Hamburg die geringsten Werte des Musters Distanz im Vergleich aller alten Bundesländer sowie vergleichsweise hohe Werte des Musters Rückzug vorliegen. Ergänzend ist hier zu erwähnen, dass der Rücklauf in Hamburg (im Vergleich der sieben Bundesländer) mit knapp 52% mit Abstand am niedrigsten ausfiel. Dementsprechend könnte hier vermutet werden, dass die Sportlehrkräfte in Hamburg aufgrund der Belastungen durch das Arbeitszeitmodell eine geringere Bereitschaft für zusätzliche Tätigkeiten (wie beispielsweise das Ausfüllen eines Fragebogens) zeigen und möglicherweise gerade die hoch beanspruchten Lehrkräfte (Verausgabung, Rückzug) nicht an der Befragung teilgenommen haben.

Die Ergebnisse zur fachspezifischen Beanspruchung knüpfen an die Ergebnisse aus Kapitel 3 an und bestätigen, dass die abweichenden Arbeitsbedingungen und -anforderungen (Belastungen) des Sportunterrichts (vgl. 3.1) individuell verarbeitet werden und im Ergebnis nicht zu einer abweichenden, fachspezifisch ausgeprägten Beanspruchung führen (vgl. ebenso Schaarschmidt, 2005).

Einschränkungen der Aussagekraft der Ergebnisse:
Auch wenn die hier zugrunde liegende Stichprobe im Vergleich zu den in Kapitel 3 genannten Stichproben der Lehrerbeanspruchungsforschung einen der vordersten Ränge einnimmt, ist die Aussagekraft der vorliegenden Ergebnisse teilweise eingeschränkt: Zum einen ist die Stichprobe der Sportlehrkräfte nicht als repräsentative Stichprobe zu bewerten, da aufgrund der Freiwilligkeit der Teilnahme Verzerrungen nicht auszuschließen sind. Zudem ist die verkürzte Version des AVEM-Instruments zu nennen, welche die Vergleichbarkeit der Ergebnisse vermindert.

Darüber hinaus ist auf das grundsätzliche Problem der Normierung bei der Erfassung beruflicher Beanspruchung hinzuweisen: Die vorgenommene Clusterbildung zur Identifikation der Muster beruflichen Beanspruchungserlebens ermittelt „relative" Musterbildungen innerhalb der Stichprobe; klare Kriterien, welche Ausprägungen der einzelnen Dimensionen wünschenswert oder gesundheitsbedeutsam sind, gibt es nicht. Bei Schaarschmidt und Fischer (2003) erfolgte die Festlegung der Musterkennwerte anhand einer Eichstichprobe, die jedoch ihrerseits in Bezug auf ihre Zusammensetzung von anderen Autoren kritisiert wurde (vgl. Kapitel 2.2). Diese Problematik der Normierung oder Grenzwertsetzung wird ebenfalls für das Burnout diskutiert. Es ist grundsätzlich zu fragen, wie viel Engagement, Ressourcen und Emotionen notwendig oder ausreichend für die Gesunderhaltung und Arbeitsfähigkeit sind, und ob dies für alle Menschen gleichermaßen gilt oder möglicherweise auch interindividuell variiert.

Hier wäre eine anknüpfende Forschungsperspektive, das individuelle Erleben mit anderen Parametern zu validieren (nicht nur „overall"-Analysen vorzunehmen), um einschätzen zu können, ob bestimmte Ausprägungen des Beanspruchungserlebens generell z. B. gesundheitlich einschränkende Bedeutung aufweisen oder inwieweit dies interindividuell variiert.

Darüber hinaus wäre eine (neue) Normierung anhand einer repräsentativen Stichprobe wünschenswert, für welche dann auch die Fachspezifität geprüft werden könnte. Solche Ergebnisse könnten eine bedeutsame Grundlage für bildungspolitische Entscheidungen, wie z. B. Arbeitszeitmodelle sein. Weiterführende Forschungsperspektiven zum Beanspruchungserleben werden in Kapitel 8 aufgezeigt.

7 Unterrichtliche Relevanz der Beanspruchungsmuster

Die Frage nach der *unterrichtlichen Relevanz* des Beanspruchungserlebens von Sportlehrkräften ist das Anliegen der Teilstudie in diesem Kapitel. Im vorangegangenen Abschnitt wurden bei den Sportlehrkräften vier Beanspruchungsmuster – zufriedenes Engagement, zufriedene Distanz, unzufriedene Verausgabung und unzufriedener Rückzug – identifiziert, die in ihren wesentlichen Charakteristika den vier Typen des AVEM-Ansatzes entsprechen. Der Einflussbereich des Beanspruchungserlebens der Lehrkraft im Rahmen unterrichtlicher Prozesse liegt in der *Planung und Gestaltung des unterrichtlichen Angebots*, wobei dieses durch zehn fachübergreifende Prozessmerkmale beschrieben werden kann (vgl. Kapitel 4.1.2). Von diesen dienen einige direkt der Vermittlung des Lernstoffs, während andere eher auf die Verbesserung des Klimas ausgerichtet sind und somit indirekt zum Lernerfolg beitragen. Durch die in der DSB-SPRINT-Studie erhobenen Daten können in der folgenden Analyse insgesamt sieben der zehn Merkmale durch jeweils einen oder mehrere Indikatoren abgebildet werden. Aufgrund der potentiellen Abweichungen in der Wahrnehmung des Unterrichts zwischen den beteiligten Personengruppen (Clausen, 2002; vgl. Kapitel 4.1.3) werden die Unterrichtsmerkmale aus zwei Perspektiven analysiert.

Im Folgenden werden daher zwei Teilanalysen zur unterrichtlichen Relevanz des Beanspruchungserlebens durchgeführt: die Analyse der Unterrichtswahrnehmung aus der Sicht der Lehrkräfte (Ergebnisse vgl. 7.3.1) und aus Sicht der Schüler/innen (Ergebnisse vgl. 7.3.2). Es werden jeweils die Wahrnehmungen des Unterrichts in Abhängigkeit vom Beanspruchungsmuster der unterrichtenden Sportlehrkräfte verglichen. Somit handelt es sich nach Bortz (2005, S. 248) um eine *quasi-experimentelle Untersuchung*, in der natürliche Gruppen, nämlich Sportlehrkräfte verschiedener Beanspruchungsmuster, in Bezug auf mehrere Unterrichtsvariablen miteinander verglichen werden. Die Annahme, dass sich diese Variablen zwischen den Sportlehrkräften der vier Beanspruchungsmuster voneinander unterscheiden, ist nach Bortz & Döring (2006, S. 492; vgl. auch Bortz, 2005, S. 107 ff.) als Unterschiedshypothese zu klassifizieren.

Im Folgenden werden die Fragestellungen und Hypothesen der Teilstudien aufgeführt (vgl. Kapitel 7.1) und das methodische Vorgehen erläutert (vgl. Kapitel
7.2). Anschließend folgt die Ergebnisdarstellung (vgl. Kapitel 7.3) sowie abschließend die zusammenfassende Diskussion (vgl. Kapitel 7.4).

7.1 Fragestellungen und Hypothesen

Wie in Kapitel 5.3 bei der Konzeption der Studien dargelegt, ist die empirische
Studie zur unterrichtlichen Relevanz des Beanspruchungserlebens in zwei Analysen unterteilt: So wird der Unterricht einmal aus Sicht der Sportlehrkräfte
selbst und das andere Mal aus der Perspektive der unterrichteten Schüler/innen
erfasst. Daher und weil die erhobenen Unterrichtsmerkmale nur in Teilen die
gleichen sind, werden die Fragestellungen jeweils einzeln für die beiden Teilanalysen formuliert.

- F 4: Welche Differenzen gibt es in den sechs qualitätsrelevanten *Unterrichtsmerkmalen* Klassenführung, Motivierung, Schülerorientierung, Kompetenzorientierung, Umgang mit Heterogenität und Angebotsvielfalt zwischen den Sportlehrkräften der vier Beanspruchungsmuster *aus Sicht der
  unterrichtenden Sportlehrkräfte* (vgl. Abbildung 13)?

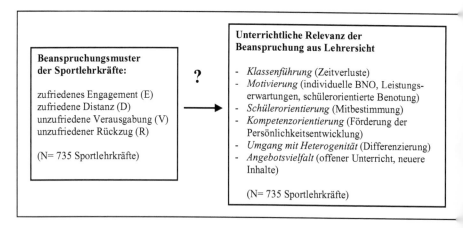

Abbildung 13: Konstrukte der Teilstudie zur unterrichtlichen Relevanz aus Sicht
der Lehrkräfte.

- F 5: Welche Differenzen gibt es in den vier qualitätsrelevanten *Unterrichtsmerkmalen* Klassenführung, Motivierung, lernförderliches Klima und Schülerorientierung zwischen den Sportlehrkräften der vier Beanspruchungsmuster aus *Sicht der Schüler/innen* (vgl. Abbildung 14)?

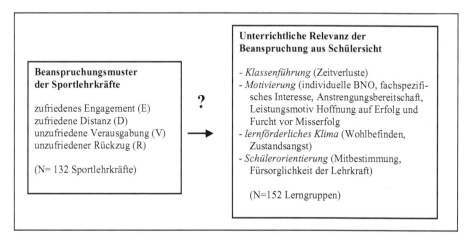

Abbildung 14: Konstrukte der Teilstudie zur unterrichtlichen Relevanz aus Sicht der Schüler/innen.

Hypothesen

Aufgrund der Ergebnisse des Theorieteils und der Charakteristika der Beanspruchungsmuster der Sportlehrkräfte (vgl. Kapitel 6) kann als übergreifende Hypothese zunächst formuliert werden, dass Unterschiede in der Ausprägung der unterrichtlichen Variablen zwischen den Sportlehrkräften der vier Beanspruchungsmuster zu erwarten sind. Unter Rückgriff auf die Charakteristika der Beanspruchungsmuster und bisherige Forschungsergebnisse lässt sich diese Annahme folgendermaßen konkretisieren: Aufgrund der bisher einzigen, direkt zu den Beanspruchungsmustern vorliegenden Ergebnisse von Klusmann et al. (2006; vgl. Kapitel 4.3) sind vor allem zwischen den Lehrkräften der Muster Engagement und Rückzug Differenzen im Sportunterricht zu erwarten (entsprechend den AVEM-Typen Gesundheit und Risikotyp B). Für Sportlehrkräfte des Musters Engagement sind demnach wünschenswertere Ausprägungen der Unterrichtsmerkmale anzunehmen als für Personen des Musters Rückzug. Ergebnisse zur Bedeutung des Burnout (bzw. einzelner Burnout-Dimensionen) für ein eingeschränktes Lehrer-Schüler-Verhältnis sowie die verringerte methodische Vielfalt des Unterrichts (Knauder, 2005; Stöckli, 1999; Bauer, 2002; Bauer & Kanders, 2000; Kuntsche, 2006, vgl. ebenfalls 4.3) untermauern die Annahme, dass für das Muster Rückzug (aufgrund der Burnout-Charakteristika) Einschränkungen in den unterrichtlichen Variablen zu erwarten sind.

Für die Sportlehrkräfte der Muster zufriedene Distanz und unzufriedene Verausgabung sind Vorab-Annahmen problematisch, da die Forschungsergebnisse von Klusmann et al. (2006) zeigten, dass sich Risikotyp A und Schonungstyp nur in zwei von sechs Merkmalen (Interaktionstempo und Sozialorientierung) in negativer Hinsicht vom Typ Gesundheit unterschieden. Weitere Erkenntnisse zu diesen Beanspruchungsformen liegen nicht vor. Wenn man jedoch davon ausgeht, dass die erhobenen Variablen der erlebten Beanspruchung mit dem tatsächlichen Verhalten der betroffenen Personen übereinstimmen, können folgende Erwartungen abgeleitet werden: Demnach wäre beim Muster Distanz ein reduziertes Engagement für den Unterricht zu erwarten, das sich in verringerten Ausprägungen der Merkmale Kompetenzorientierung, Umgang mit Heterogenität und Angebotsvielfalt äußert, da hier mehr Aufwand in der Unterrichtsplanung und -durchführung notwendig ist.

Für das Muster Verausgabung wären aufgrund der geringer ausgeprägten Widerstandsressourcen und Emotionen, die sich im Unterrichtsgeschehen zeigen müssten, Einbußen in den klimatischen Merkmalen lernförderliches Klima und Motivierung zu vermuten.[100] Die konkreten Hypothesen für die beiden Teilanalysen lauten demnach:

- H1: Sportlehrkräfte des Musters zufriedenes Engagement weisen hinsichtlich der Unterrichtsmerkmale positivere Ausprägungen auf als Kolleg/innen des Musters unzufriedener Rückzug.
- H2: Sportlehrkräfte des Musters zufriedene Distanz zeigen geringere Ausprägungen in den Unterrichtsmerkmalen Kompetenzorientierung, Umgang mit Heterogenität und Angebotsvielfalt als Lehrkräfte des Musters Engagement.[101]
- H3: Sportlehrkräfte des Musters unzufriedene Verausgabung weisen geringere Ausprägungen in den Unterrichtsmerkmalen Motivierung und lernförderliches Klima auf als Lehrkräfte des Musters Engagement.

---

[100] Dies gilt natürlich ebenso für das Muster unzufriedener Rückzug; da dies jedoch bereits in Hypothese 1 enthalten ist, wird es hier nicht nochmals in die Hypothese aufgenommen.

[101] Hypothese H2 kann nur aus Sicht der Lehrkräfte analysiert werden, da aus der Perspektive der Schüler/innen keine Daten zu den entsprechenden Unterrichtsmerkmalen vorliegen.

7.2 Methodisches Vorgehen

Im Folgenden werden die zugrunde liegenden Stichproben (vgl. Kapitel 7.2.1), die jeweiligen Instrumente (vgl. Kapitel 7.2.2) und das Verfahren zur Berechnung der Unterschiede – das varianzanalytische Vorgehen (vgl. Kapitel 7.2.3) – der folgenden Analysen erläutert.

7.2.1 Stichproben

In diesem Abschnitt werden die den Teilanalysen zugrunde liegenden Stichproben der Sportlehrkräfte und Schüler/innen bzw. Lerngruppen beschrieben.

Stichprobe Sportlehrkräfte
Für die Bearbeitung der Fragestellung F4 (unterrichtliche Relevanz aus Sicht der Lehrkräfte) werden nur die qualifizierten Sportlehrkräfte der weiterführenden Schulen (N= 735) betrachtet. Die Lehrkräfte der Grundschulen bleiben im Sinne einer Vereinheitlichung der Stichprobe unberücksichtigt, da zum einen die Qualifikation der Lehrkräfte sich sonst unterscheiden würde und zudem der (Sport-)Unterricht zwischen Grundschulen und weiterführenden Schulen differiert. So dominiert im Fach Sport an den Grundschulen häufig eine eher pädagogische Ausrichtung, während im Sportunterricht an den weiterführenden Schulen das Fachprinzip im Vordergrund steht. Zudem wird an den Grundschulen häufig nach dem Klassenlehrerprinzip unterrichtet, so dass gerade im Fach Sport dort vielfach fachfremder Unterricht erfolgt. Da aber auch an Sekundarschulen in zum Teil nicht unerheblichen Maß fachfremder Sportunterricht stattfindet (vgl. Oesterreich & Heim, 2006), wurden generell die fachfremden Lehrkräfte ausgeschlossen. Die daraus resultierende Teilstichprobe der ausgebildeten Sportlehrkräfte an weiterführenden Schulen (N= 735) setzt sich aus 53.5% Sportlehrern und 46.5% Sportlehrerinnen zusammen, die zwischen 23 und 64 Jahren und im Durchschnitt knapp 45 Jahre alt sind. 41% der befragten Sportlehrkräfte arbeitet an einem Gymnasium, die restlichen 59% sind an einem der verschiedenen Sekundarschultypen tätig. Das Verhältnis von Sportlehrkräften aus den alten Bundesländern (83%) und den neuen Bundesländern (17%) entspricht grob dem in der Gesamtstichprobe. Die prozentuale Verteilung der Beanspruchungsmuster in der Teilstichprobe zeigt, dass 26% dem Muster zufriedenes Engagement angehören, 28% dem Muster zufriedene Distanz, 17% der unzufriedenen Verausgabung und gut 29% dem unzufriedenen Rückzug zuzuordnen sind.

Für die Fragestellung F5 (unterrichtliche Relevanz aus Sicht der Schüler/innen) besteht die Stichprobe aus denjenigen qualifizierten Sportlehrkräften der weiterführenden Schulen, die den von ihnen unterrichteten Lerngruppen zugeordnet werden konnten (N= 152 Fälle; vgl. Abschnitt 5.2). Da einige Lehrkräfte mehrere der befragten Lerngruppen unterrichten, besteht die Stichprobe aus N= 132 Lehrkräften. Die entsprechenden Sportlehrkräfte sind zwischen 26 und 64 Jahren, im Mittel gut 44 Jahre alt. Sportlehrer sind zu 59% und Sportlehrerinnen zu 41% vertreten. Knapp 42% unterrichten am Gymnasium und gut 58% an einem Sekundarschultyp. Die neuen Bundesländer sind mit knapp 23% deutlich stärker vertreten, die alten Bundesländer mit gut 77% und somit im Vergleich zur Gesamtstichprobe etwas unterrepräsentiert. 28% der Sportlehrkräfte sind dem Muster zufriedenes Engagement zuzuordnen, 31% dem Muster zufriede Distanz, 12% der unzufriedenen Verausgabung und 29% dem unzufriedenen Rückzug.

Schüler/innen der Klassen 7 und 9 (N=2363)
Für die Bearbeitung der Fragestellung F5 (unterrichtliche Relevanz aus Sicht der Schüler/innen) wurde ein Lehrer-Schüler-Datensatz erstellt, damit das Beanspruchungsmuster der Lehrkraft und weitere lehrerbezogene Merkmale (v.a. die Kovariaten) den Schülern zugeordnet werden können. Dabei wurden nur diejenigen Schüler/innen berücksichtigt, denen die konkrete Sportlehrkraft zugeordnet werden konnte, von der sie aktuell unterrichtet wurden; auch hier wurden die Schüler/innen, die von fachfremden Lehrkräften unterrichtet werden, ausgeschlossen. Aufgrund der nicht immer möglichen Zuordnung (vgl. Ausführungen zur Erstellung der Datensätze in Kapitel 5.2) befanden sich in dem entstandenen Datensatz 3086 Schüler/innen (der insgesamt 8863 befragten Schüler/innen). In die Auswertung werden dann aus den oben genannten Gründen nur die weiterführenden Schulen, und somit also die Schüler/innen der Klassen 7 und 9 einbezogen. Schließlich wurden Schüler/innen, die zu Lerngruppen mit weniger als acht Teilnehmer/innen gehörten,[102] ebenfalls aus dem Datensatz entfernt, so dass die resultierende Stichprobe 2363 Schüler/innen umfasst (zur Aggregation der Schülerdaten auf Lerngruppenebene vgl. Kapitel 7.2.2).

Die 2363 Schüler/innen gehören zu 45% der siebten und zu 55% der neunten Klassenstufe an. Auch die Schulformen sind recht ausgeglichen vertreten: Knapp 44% besuchen ein Gymnasium, die restlichen gut 56% werden an einem Sekundarschultyp unterrichtet. Das Geschlechterverhältnis ist ebenfalls recht ausgeglichen: 53% Jungen stehen 47% Mädchen gegenüber. Die Schüler/innen stammen zu gut 77% aus den alten Bundesländern und zu knapp 23% aus den neuen Bundesländern.

---

[102] Köller und Baumert (2001) geben eine Richtgröße von zehn Schüler/innen pro Klasse an. Da im vorliegenden Fall dann nur 129 Lerngruppen in die Analysen eingehen würden, wurden zugunsten einer größeren Stichprobe auch die Lerngruppen mit acht und neun Schüler/innen einbezogen.

Knapp 27% der Schüler/innen werden von einer Sportlehrkraft des Musters Engagement unterrichtet und knapp 32% von einer distanzierten Lehrkraft. Lehrkräfte des Musters Verausgabung sind bei knapp 16% der Lerngruppen zuzuordnen, das Muster Rückzug bei gut 26%.

Lerngruppenebene (N= 152)
Die Schüler/innen gehören insgesamt 152 Lerngruppen an; hier kann nicht von Klassen gesprochen werden, da die Schüler/innen in Klasse 7 und 9 häufig nach Geschlecht getrennt unterrichtet werden, und so teilweise Mädchen bzw. Jungen aus zwei Parallelklassen eine Lerngruppe im Fach Sport bilden. Im Folgenden wird diese Stichprobe sowohl auf Ebene des Einzelschülers als auch auf Lerngruppenebene hinsichtlich der soziodemografischen Variablen beschrieben, da es aufgrund der unterschiedlichen Schülerzahlen in den Klassen leichte Verschiebungen hinsichtlich der Variablen gibt.

Die Lerngruppen bestehen aus mindestens acht bis maximal 32 Teilnehmer/innen, im Mittel aus 15.5 Schüler/innen (SD= 6.23).[103] Dabei gehört knapp die Hälfte (45%) der Klassenstufe 7, die anderen 55% der Klassenstufe 9 an. Auch die Schulformen sind recht ausgeglichen vertreten: 45% Gymnasien und 55% Sekundarschulen. Das Geschlechterverhältnis auf Ebene der Lerngruppen ist recht ausgeglichen: 39% sind reine Jungengruppen, 35% reine Mädchengruppen und das restliche Viertel (26%) wird koedukativ im Klassenverbund unterrichtet. Dabei sind die neuen Bundesländer mit 25% der Lerngruppen etwas überrepräsentiert und die alten Bundesländer mit 75% etwas unterrepräsentiert. Im Hinblick auf die Beanspruchungsmuster der Lehrkräfte ist festzustellen, dass 27% der Lerngruppen bei einer Lehrkraft des Musters Engagement Unterricht haben und 29% bei einer distanzierten Lehrkraft. Lehrkräfte des Musters Verausgabung sind bei 16% der Lerngruppen zuzuordnen, das Muster Rückzug bei 28%.

7.2.2 Instrumente

Wie bereits in Kapitel 5.2.1 dargelegt, wurden Items und Skalen aus bewährten Untersuchungen verwendet oder von den Projektgruppen neu entwickelt. Zur Sicherstellung der *fachspezifischen* Erfassung (vgl. Gruehn, 2000) wurden die Items so (um)formuliert, dass sie sich auf den Sportunterricht beziehen. Eine

---

[103] Diese Zahlen sollen nicht zu der Annahme verleiten, Lerngruppen im Fach Sport hätten solche kleinen Gruppengrößen. Vielmehr gehen die Zahlen auf die Organisation der Befragung zurück: die Schüler/innen wurden im Klassenunterricht befragt, so dass häufig nur ein Teil der Lerngruppe erfasst wurde.

vollständige Beschreibung der Items und Kennwerte der Instrumente findet sich in der Skalendokumentation[104]; im Folgenden werden der Lesbarkeit halber nur die wichtigsten Aspekte berichtet. Als Reliabilitätsmaß wird wiederum Cronbachs alpha verwendet (vgl. Kapitel 6.2.2). Die Kennwerte der Instrumente beziehen sich auf die Teilstichprobe der qualifizierten Lehrkräfte an den weiterführenden Schulen (N= 735)[105] sowie auf die Teilstichprobe der 2363 Schüler/innen bzw. 152 Lerngruppen. Die Reihenfolge der Indikatoren richtet sich nach der in Kapitel 4.1.2 berichteten Auflistung der qualitätsrelevanten Unterrichtsmerkmale (vgl. auch Übersicht in 5.3).

7.2.2.1 Wahrnehmung des Unterrichts aus Sicht der Lehrkräfte

Klassenmanagement - Zeitverluste: Der Fragenkomplex zu Zeitverlusten im Unterricht erfasst die subjektive Einschätzung, wie häufig Unterrichtszeit durch verschiedene Aspekte verloren geht. Die Items und das Antwortformat basieren auf einem Fragenkomplex aus QuaSSU (Ditton & Merz, 1999). Die Anzahl der Items wurde gekürzt und die Formulierung für den Sportunterricht angepasst. Zusätzlich wurde ein Item zur Erfassung des fachspezifischen Aspekts der fehlenden Sportkleidung hinzugefügt. Die Items werden auf einer 4-stufigen Skala beurteilt (1= nie bis 4= sehr oft). Die interne Konsistenz für diese Skala ist mit α= .67 im befriedigenden Bereich.

Motivierung - individuelle Bezugsnormorientierung (iBNO): Die Bevorzugung einer Bezugsnorm wird als Bezugsnormorientierung bezeichnet, wobei die Fremdbeurteilung von Schülerleistungen durch ihre Lehrkräfte Auswirkungen auf die Motivation der Lernenden haben kann (vgl. Dickhäuser & Rheinberg, 2003). Die verwendeten Items zur individuellen Bezugsnorm basieren auf dem Fragebogen zur Bezugsnormorientierung bei der Selbstbewertung (FBno-S) (Dickhäuser & Stiensmeier-Pelster, 2000). Die Items wurden so modifiziert, dass sie sich auf den Sportunterricht beziehen und die Bezugsnormorientierung der Sportlehrkraft erfassen. Die Lehrkräfte beantworteten drei Items zur individuellen BNO auf einer 4-stufigen Likert-Skala (1= trifft gar nicht zu, 2= trifft eher nicht zu, 3= trifft eher zu, 4= trifft voll zu). Da die Trennschärfe für das dritte Item schwächer ausfällt und sich Cronbachs alpha ohne dieses auf einen guten Wert von α= .76 erhöht, werden für die Skalenbildung daher nur zwei Items herangezogen.

---

[104] Diese kann bei der Autorin angefordert werden.

[105] Dadurch sind teilweise kleine Abweichungen zur Skalendokumentation für die Vollstichprobe der Sportlehrkräfte (N=1101) festzustellen (vgl. Oesterreich, 2005a).

Motivierung - schülerorientierte Benotung: Es wurde ein Fragenkomplex entwickelt, der sechs verschiedene Inhaltsbereiche der Benotung enthielt (Leistung nach festgelegten Normen, Leistung im sozialen Vergleich der Klasse, individueller Lernfortschritt, Mitarbeit, Sozialverhalten, Wissen und Kenntnisse) und von den Lehrkräften hinsichtlich der Bedeutung der Aspekte auf einer 4-stufigen Skala beantwortet wurde (1= sehr gering, 2= eher gering, 3= eher groß, 4= sehr groß). Eine Faktorenanalyse über alle sechs Items zeigt, dass die drei Aspekte Mitarbeit, Sozialverhalten und individueller Lernfortschritt hoch auf einem Faktor laden (vgl. Tabelle 13). Die Reliabilitätsanalyse für diese drei Items ergibt mit Cronbachs alpha= .74 einen guten Wert, so dass diese zu dem Aspekt „schülerorientierte Benotung" zusammengefasst werden.

Tabelle 13: Faktorenanalyse über die sechs Aspekte der Benotung (N=735)

Faktorenanalyse	Komponente	
	1	2
Mitarbeit im Unterricht	,820	
Sozialverhalten	,800	
Individueller Lernfortschritt	,752	
Sportliche Leistung eines Schülers im Verhältnis zu den anderen Schülern der Klasse		,763
Wissen und Kenntnisse	,470	,489
Beurteilung der sportlichen Leistung nach vorgegebenen Werten oder schulinternen Festlegungen	-,322	,473

Extraktionsmethode: Hauptkomponentenanalyse. Rotationsmethode: Varimax mit Kaiser-Normalisierung. Die Rotation ist in drei Iterationen konvergiert. Nebenladungen <.30 nicht berücksichtigt

Motivierung – Leistungserwartungen: Die drei Items zu den hohen Leistungserwartungen beruhen auf einer Itemsammlung für den PISA-Lehrerfragebogen 2003 (Neumann, 2001; vgl. auch PISA-Konsortium Deutschland, 2006) und werden auf einer 4-stufigen Likert-Skala beurteilt (1= trifft gar nicht zu, 2= trifft eher nicht zu, 3= trifft eher zu, 4= trifft voll zu). Wenn die Skala nur aus den zwei Items mit den höheren Trennschärfen gebildet wird, steigt auch hier Cronbachs alpha auf einen besseren Wert von α= .75.

Schülerorientierung - Mitbestimmung: Aus fünf Items zu Mitbestimmungsmöglichkeiten im Unterricht der MARKUS-Studie (Helmke et al., 2000) wurden zwei für den Sportunterricht zutreffende Items ausgewählt und leicht umformuliert. Ergänzt wurde die Mitbeteiligung der Schüler/innen an der Leistungsbewertung. Das fünfstufige Antwortformat (1= nie, 2= selten, 3= manchmal, 4= oft, 5= sehr oft) wurde übernommen. Wird das Item mit dem Trennschärfe-Koeffizienten unter dem Mindestmaß ausgeschlossen, liegt die interne Konsistenz für die zwei verbleibenden Items bei α= .69.

Kompetenzorientierung - Förderung der Persönlichkeitsentwicklung: Erfragt wurde die Wichtigkeit (1= unwichtig, 2= weniger wichtig, 3= wichtig, 4= sehr wichtig), Realisierbarkeit (1= nicht realisierbar, 2= kaum realisierbar, 3= teilweise realisierbar, 4= gut realisierbar) und Häufigkeit der Umsetzungen (1= nie, 2= selten, 3= oft, 4= sehr oft) des Zieles der Persönlichkeitsentwicklung im Sportunterricht. Die Reliabilität erreicht mit α= .68 einen ausreichenden Wert.

Umgang mit Heterogenität - Differenzierung: Zwei Items zur Differenzierung sind in Anlehnung an Fragen aus der MARKUS-Studie formuliert (Helmke et al., 2000); ein weiteres Item wurde hinzugefügt, da die Betreuung schwächerer durch leistungsstärkere Schüler/innen im Sportunterricht eine häufig angewendete Maßnahme der Lehrkräfte ist. Die 5-stufige Antwortskala wurde ebenfalls aus dem MARKUS-Fragebogen übernommen (1= nie, 2= selten, 3= manchmal, 4= oft, 5= sehr oft). Da die Trennschärfe für ein Item knapp unter dem Mindestmaß liegt, erfolgt auch hier die Skalenbildung aus zwei Items, für die Cronbachs alpha grenzwertig bei α= .61 liegt.

Angebotsvielfalt - neue Inhalte: Die Sportkehrkräfte wurde nach der Wichtigkeit (1= unwichtig, 2= weniger wichtig, 3= wichtig, 4= sehr wichtig), Realisierbarkeit (1= nicht realisierbar, 2= kaum realisierbar, 3= teilweise realisierbar, 4= gut realisierbar) und Häufigkeit der Umsetzungen (1= nie, 2= selten, 3= oft, 4= sehr oft) von neuen Inhalten gefragt. Die Reliabilität erreicht mit α= .63 einen ausreichenden Wert.

Angebotsvielfalt - offener Unterricht: Die Sportlehrkräfte wurden auch nach der Sinnhaftigkeit (1= nicht sinnvoll, 2= weniger sinnvoll, 3= sinnvoll, 4= sehr sinnvoll), Realisierbarkeit (1= nicht realisierbar, 2= kaum realisierbar, 3= teilweise realisierbar, 4= gut realisierbar) und Häufigkeit der Umsetzungen (1= nie, 2= selten, 3= oft, 4= sehr oft) von offenen Unterrichtsphasen gefragt. Die Reliabilität erreicht mit α= .80 einen guten Wert.

Zusammenfassend bietet Tabelle 14 einen Überblick über die verwendeten Skalen, Beispielitems, Reliabilitäten, Mittelwerte und Standardabweichungen der Instrumente der Befragung der Lehrkräfte. Insgesamt betrachtet sind die Werte für die interne Konsistenz für die Skalen *offener Unterricht, Leistungserwartungen, schülerorientierte Benotung* und *individuelle BNO* als gut zu bezeichnen, während die Ausprägungen von Cronbachs alpha für die Skalen *Zeitverluste, Mitbestimmung* und *Persönlichkeitsentwicklung* nur als befriedigend einzuschätzen sind. Für die Aspekte *Differenzierung* und *neue Inhalte* sind die Werte von α=.61 bzw. α=.63 als schwach einzuordnen.

Tabelle 14: Übersicht der Instrumente aus Sicht der Lehrkräfte (N= 735).

Skala (Itemzahl)	Beispielitem (Skalierung)	M	SD	α
Klassenführung: Zeitverluste (4)	Wie häufig kommt es im Sportunterricht vor, dass Schüler zu spät zum Unterricht kommen? (1= *nie* bis 4= *sehr oft*)	1.99	0.41	.67
Motivierung: Ind. BNO (2)	Wenn ich Leistungen eines Schülers im Sportunterricht bewerten will, vergleiche ich sie mit seinen früheren Ergebnissen. (1= *trifft gar nicht zu* bis 4= *trifft voll zu*)	2.94	0.64	.76
Motivierung: Hohe Leistungserwartungen (2)	Durch meine hohen Leistungserwartungen versuche ich, das Leistungsniveau der Schüler zu erhöhen. (1= *trifft gar nicht zu* bis 4= *trifft voll zu*)	2.68	0.61	.75
Motivierung: schülerorientierte Benotung (3)	Wie gewichten Sie persönlich folgende Aspekte der Schülerleistungen bei der Benotung im Fach Sport? Individueller Lernfortschritt (1= *sehr gering* bis 4= *sehr groß*)	3.14	0.51	.74
Schülerorientierung: Mitbestimmung (2)	Ich beteilige die Schüler bei der Auswahl des Stoffes aus den vorgegebenen Bereichen. (1= *nie* bis 5= *sehr oft*)	3.01	0.75	.69
Kompetenzorientierung: Persönlichkeitsentwicklung (3)	Bedeutung, Realisierbarkeit und Häufigkeit (1= *negativer Pol* bis 4= *positiver Pol*)	3.08	0.44	.68
Umgang mit Heterogenität Differenzierung (2)	Leistungsstarken Schülern gebe ich Extraaufgaben, durch die sie wirklich gefordert werden. (1= *nie* bis 5= *sehr oft*)	3.56	0.60	.61
Angebotsvielfalt: Neuere Inhalte (3)	Bedeutung, Realisierbarkeit und Häufigkeit (1= *negativer Pol* bis 4= *positiver Pol*)	2.70	0.43	.63
Angebotsvielfalt: Offener Unterricht (3)	Bedeutung, Realisierbarkeit und Häufigkeit (1= *negativer Pol* bis 4= *positiver Pol*)	2.62	0.53	.80

7.2.2.2 Wahrnehmung des Unterrichts aus Sicht der Schüler/innen

Im Zuge der verstärkten Erfassung schulischer und unterrichtlicher Merkmale entstehen grundsätzliche Fragen der Messung und Validität der durch Schülerbefragung erhobenen Daten. Für die Erfassung der Wahrnehmung der Lernumwelt aus Schülersicht werden die Daten zumeist auf Klassenebene aggregiert,[106] um Artefakte bei einer Berechnung über die Einzelschülerebene auszuschließen[107] (vgl. Gruehn, 2000; Köller & Baumert, 2001; Helmke & Weinert, 1997). Auch Bortz und Döring bestätigen für „die Charakterisierung von Urteilsobjekten durch Ratingskalen" (2006, S. 185), dass durchschnittliche Urteile reliabler und valider sind als Individualurteile. Gruehn weist darauf hin, dass „auf Individualebene gefundene Korrelationen nicht ohne weiteres als Effekte eines leistungsförderlichen oder -hinderlichen Unterrichts interpretiert werden können (2000, S. 198). Vielmehr bestehen substantielle Zusammenhänge zwischen Wahrnehmungen der Lernumwelt und Leistungsfortschritten vor allem auf *Ebene der Klassenmittelwerte*; die Varianz in der Klasse ist als Fehlervarianz zu sehen oder als „leistungsbedingter Wahrnehmungsbias" (Gruehn, 2000, S. 199). Die Ergebnisse bestätigen somit auch, dass Schüler/innen ihre Lernumwelten differenziert wahrnehmen.

Allerdings ist bei der Mittelung von Schülerdaten einer Klasse bzw. Lerngruppe die Frage zu stellen, „inwiefern die Schüler einer Klasse in ihren Wahrnehmungen der schulischen Umwelt tatsächlich übereinstimmen und wie reliabel die aggregierten Schülerwahrnehmungen sind" (Lüdtke et al., 2006, S. 85; vgl. entsprechende Frage der Übereinstimmung auch bei Bortz & Döring, 2006, S. 185). Lüdtke et al. (2006, S. 94) schlagen Verfahren aus der Organisationspsychologie vor, die insofern Mindestanforderungen an die Konstruktvalidität stellen, als dass ein Mindestmaß an Übereinstimmung gegeben sein sollte. Sie verweisen dazu auf Cohen, Doveh und Eick (2001, S. 297): „It is accepted that a necessary precondition for aggregation is a confirm [sic!] that there is an agreement among the individuals who form the group with regard to the aggregated construct" (zitiert nach Lüdtke et al., 2006, S. 86) und geben im Anschluss folgende Empfehlungen:

---

[106] Nach Helmke und Weinert kann eine Aggregierung der Schüler-Daten auf Klassenebene durchgeführt werden („between-classes-Komponente") oder mit individuellen Abstandswerten vom Klassenmittelwert („within-class") gerechnet werden (1997, S. 141).

[107] Die Aggregation kann durch einen Kompilationsprozess oder einen Kompositionsprozess erfolgen (Kompilation: z. B. Anteil von Kindern mit Migrationshintergrund in einer Klasse, ohne Entsprechung auf Individualebene); in der vorliegender Arbeit erfolgt ein Kompositionsprozess, der auf der Isomorphie der Konstrukte auf Klassen- und Individualebene beruht (Lüdtke, Trautwein, Kunter & Baumert, 2006).

„Aggregationsvorgänge bedürfen einer theoretischen Rationale […]. Bei Kompositionsprozessen empfehlen wir, die Intraklassenkorrelation ICC(1) und die ICC(2) routinemäßig anzugeben, wobei es hier zu berücksichtigen gilt, dass die Reliabilität aggregierter Gruppenmerkmale stark von der Anzahl der Beurteiler abhängt" (Lüdtke et al., 2006, S. 94).

Bei der Darstellung der Instrumente der Befragung der Schüler/innen werden daher ergänzend die Kennwerte der gemittelten Unterrichtswahrnehmungen über die Intraklassenkorrelationen ICC_1 und ICC_2 angegeben. Dabei gibt ICC_1 die Repräsentativität des einzelnen Schülerurteils für die Gesamtlerngruppe und ICC_2 die Reliabilität der gemittelten Beurteilung an, wobei ein $ICC_2 > .70$ als befriedigend gilt (Lüdtke et al., 2006; vgl. auch Klusmann et al., 2006). Je höher die ICC_1 und je größer die Lerngruppe ist, desto höher fällt die ICC_2 aus. Für die vier Indikatoren Zeitverluste, Anwenden der individuellen Bezugsnormorientierung, Mitbestimmungsmöglichkeiten für die Schüler/innen und Fürsorglichkeit der Lehrkraft, die als gut beobachtbar und somit niedrig inferent einzuschätzen sind, ist eine hohe Übereinstimmung zu erwarten. Für die (indirekten) Indikatoren Wohlbefinden, Zustandsangst, Interesse, Anstrengungsbereitschaft und die beiden Komponenten der Leistungsmotivation sind keine so deutlichen Übereinstimmungen wie für die zuvor genannten Aspekte zu erwarten, da diese Merkmale stark individuell determiniert sind (vgl. Kapitel 5.3).

Instrumente

Im Folgenden werden die verwendeten Instrumente der Schülerbefragung nach Gerlach et al. (2005) dargestellt, und die wichtigsten Kennwerte für die hier verwendeten Stichproben angegeben. In der Skalendokumentation der vorliegenden Arbeit (vgl. Fußnote 104) werden darüber hinaus die Instruktionen, Itemformulierungen sowie Kennwerte der Items und Skalen für die vorliegende Teilstichprobe auf Individualebene der Schüler/innen (N= 2363) und auf Lerngruppenebene (N= 152) ausgewiesen.

Klassenführung – Zeitnutzung: Die fünf Items wurden modifiziert von Ditton, Arnold und Bornemann (2001) aus dem DFG-Forschungsprojekt zur Qualität von Schule und Unterricht („QuaSSU") übernommen. Die Schüler/innen beurteilen auf einer 4-stufigen Skala (1= fast nie, 2= manchmal, 3= oft, 4= fast immer), wie häufig fünf verschiedene Situationen eintreten, die eine Verringerung der (aktiven) Unterrichtszeit zur Folge haben. Die Skalenbildung ist für diese unterschiedlichen Aspekte nicht unproblematisch, Cronbachs alpha ist mit α= .59 nur schwach ausgeprägt, die Trennschärfewerte liegen nur knapp über dem Mindestmaß. Für den aggregierten Skalenmittelwert aus den fünf Items ergeben sich hingegen mit Werten von $ICC_1= 0.27$, $ICC_2= 0.85$ gute Ergebnisse für die Übereinstimmung der Teilnehmer/innen der Lerngruppen.

Motivierung - individuelle Bezugsnormorientierung (iBNO): Grundlage sind die in der Arbeit von Schwarzer, Lange und Jerusalem (1982) verwendeten Items (vgl. auch Lüdtke & Köller, 2002), welche die Schüler/innen auf einer 4-stufigen Skala (1= stimmt nicht, 2= stimmt kaum, 3= stimmt ziemlich, 4= stimmt genau) beurteilten. Die Skala aus den drei Items weist mit α= .76 eine gute interne Konsistenz auf, auch die Trennschärfewerte sind gut. Auch hier ergeben sich für den aggregierten Skalenmittelwert aus den drei Items zur individuellen BNO mit Werten von ICC1= 0.22 und ICC2= 0.82 gute Übereinstimmungen.

Motivierung - Fachspezifisches Interesse: Die fünf Items zum fachspezifischen Interesse gehen auf Schiefele (2008) zurück und wurden für den Einsatz im Schulsport modifiziert (vgl. auch Brettschneider et al., 2005). Das Item Nr. 5 wurde aus teststatistischen und inhaltlichen Gründen (Freizeitsport statt Schulsport) nicht in die Skalenbildung einbezogen. Für die vier Items, die auf einer vierstufigen Skala beantwortet wurden (1= stimmt nicht, 2= stimmt kaum, 3= stimmt ziemlich, 4= stimmt genau), liegt Cronbachs alpha für die Einzelschülerebene bei einem befriedigenden Wert von α = .68. Die Werte der Intraklassenkorrelation der Lerngruppen sind erstaunlich gut (ICC$_1$= 0.11, ICC$_2$= 0.67) und liegen nur knapp unter dem geforderten Mindestniveau.

Motivierung - Anstrengungsbereitschaft: Diese Skala stammt von Kuhl (1998) und soll ermitteln, inwieweit die Schüler/innen im Sportunterricht gewillt sind, alles zu geben, um zum Erfolg zu kommen. Zwei modifizierte Items werden auf einer vierstufigen Skala bewertet (1= stimmt nicht, 2= stimmt kaum, 3= stimmt ziemlich, 4= stimmt genau); die interne Konsistenz ist mit einem Cronbachs alpha von α= .66 als ausreichend zu betrachten. Mit Werten von ICC$_1$= 0.07 und ICC$_2$= 0.56 sind die Übereinstimmungen in den Lerngruppen mittelmäßig ausgeprägt.

Motivierung – Leistungsmotivation: Für die Untersuchung wurden für beide Komponenten des Leistungsmotivs jeweils drei Items ausgewählt, die ihren Ursprung bei Gjesme und Nygard (1970) haben (übersetzt von Göttert & Kuhl, 1980) und zuletzt bei Elbe (2002) Verwendung fanden (zitiert nach Gerlach et al., 2005). Auch hier antworteten die Schüler/innen auf einer 4-stufigen Skala (1= stimmt nicht, 2= stimmt kaum, 3= stimmt ziemlich, 4= stimmt genau). Für die Skala aus drei Items zum Leistungsmotiv Hoffnung auf Erfolg ergibt sich eine gute Reliabilität von α= .79; die Übereinstimmungsindizes sind hingegen gering ausgeprägt und liegen bei ICC$_1$= 0.04, ICC$_2$= 0.39. Die Skala aus drei Items für die Furcht vor Misserfolg weist eine interne Konsistenz von unzureichenden α= .47 auf. Wird Item 3 ausgeschlossen, erhöht sich Cronbachs alpha auf α= .61 für die zwei Items, so dass nur diese verwendet werden. Die Intraklassenkorrelation weist mittlere Werte von ICC$_1$= 0.06 und ICC$_2$= 0.49 auf.

Lernförderliches Klima - Wohlbefinden im Sportunterricht: Die Skala Wohlbefinden im Sportunterricht ist eine Adaption der Skala Wohlbefinden in der Schule, die im Zusammenhang mit Schülergewalt zum Einsatz kam (Tillmann, Holter-Nowitzki, Holtappels, Meier & Popp, 2000) und für diese Untersuchung leicht modifiziert wurden (vgl. Gerlach et al., 2005). Es handelt sich hier um zwei Items, die auf einer vierstufigen Skala bewertet wurden (1= stimmt nicht, 2= stimmt kaum, 3= stimmt ziemlich, 4= stimmt genau). Ein hohe Korrelation der Items führt zu einem sehr guten Cronbachs alpha von α=.91. Die Werte der Intraklassenkorrelationen sind ebenfalls gut: ICC_1= 0.17, ICC_2= 0.76.

Lernförderliches Klima _ Zustandsangst im Sportunterricht: Die Zustandsangst wurde über die Komponenten Aufgeregtheit und Besorgtheit erfasst. Die Items zur Aufgeregtheit stammen aus der deutschen Version des „Test Anxiety Inventory (TAI)" (Hodapp, 1991; Hodapp, Laux & Spielberger, 1982), die Besorgtheitskomponente wurde von Schwarzer und Greenglass (1999) entwickelt. Die für den Sportunterricht modifizierten Items werden auf einer vier-stufigen Skala beurteilt (1= stimmt nicht, 2= stimmt kaum, 3= stimmt ziemlich, 4= stimmt genau). Da faktorenanalytisch jedoch keine Trennung der beiden Komponenten festzustellen ist, werden die sechs Items für die vorliegende Arbeit als ein Aspekt der fachspezifischen Ängstlichkeit zusammengefasst. Die Reliabilität für die Skala aus sechs Items liegt bei einem guten Wert von α=.82. Für die Übereinstimmungen ergeben sich mit ICC_1= 0.07 und ICC_2= 0.55 erwartungsgemäß nur mittlere Ausprägungen.

Schülerorientierung - Mitbestimmung: Die Beteiligung der Schüler/innen an den Entscheidungsprozessen des Sportunterrichts wurde im Schülerfragebogen lediglich über ein Einzelitem erfragt (Ich kann mitentscheiden, was wir im Sportunterricht machen), das auf einer vierstufigen Skala (1= fast nie, 2= manchmal, 3= oft, 4= fast immer) bewertet wurde. Die Übereinstimmungsindizes der aggregierten Einschätzungen sind mit ICC_1= 0.20, ICC_2= 0.80 ebenfalls deutlich über der geforderten Mindestgrenze von ICC_2=.70.

Schülerorientierung - Fürsorglichkeit: Die Skala wurde den „Landauer Skalen zum Sozialklima" (vgl. Saldern, 1987) entnommen. Von den acht Items des Originalinventars zur Fürsorglichkeit des Lehrers wurden vier ausgewählt und fachspezifisch umformuliert und auf einer vierstufigen Skala bewertet (1= stimmt nicht, 2= stimmt kaum, 3= stimmt ziemlich, 4= stimmt genau). Die Items besitzen gute Trennschärfe-Koeffizienten und eine gute Reliabilität mit α= .83 für die vier Items. Für diese Skala werden die höchsten Ausprägungen der Intraklassenkorrelationen erreicht (ICC_1= 0.32, ICC_2= 0.87).

Gesamtbewertung des Sportunterrichts

Neben der Erfassung der Unterrichtsaspekte wurden die Schüler/innen auch aufgefordert, Schulnoten (1-6) für die Fächer Deutsch, Mathematik und Sport zu vergeben („Jetzt kannst Du Noten geben: Wie würdest Du den Unterricht in den folgenden Fächern im laufenden Schuljahr bewerten?"). Bei dieser Frage muss auf das Problem der Skalierung verwiesen werden: Nach Bortz und Döring (2006, S. 70) gibt es unterschiedliche Auffassungen darüber, ob z. B. Schulnoten ordinal- oder intervallskaliert sind. Dies ist für die Wahl der einzusetzenden Methoden bedeutsam. Nach Ansicht der Autoren wird in der Forschungspraxis häufig auf die „empirische Prüfung der jeweiligen Skalenaxiomatik [verzichtet]" (Bortz & Döring, 2006, S. 70) und davon ausgegangen, dass die jeweiligen Erhebungsinstrumente auf einer Intervallskala messen (sog. Per-fiat-Messung, d.h. „durch Vertrauen"). Begründet wird diese „liberale" Vorgehensweise mit der „Überzeugung, dass die Bestätigung einer Forschungshypothese durch die Annahme eines falschen Skalenniveaus eher erschwert wird" (Bortz & Döring, 2006, S. 70).[108] Dieser Aussage folgend werden für die Bewertung des Sportunterrichts mit Schulnoten die Verfahren durchgeführt, die eine Intervallskalierung voraussetzen (Mittelwertbildung, Varianzanalyse; vgl. Kapitel 7.2.3).

In die vorliegende Analyse wird die von den Schüler/innen vergebene *Note für den Sportunterricht* herangezogen, für die ein sehr hoher Übereinstimmungswert auf Lerngruppenebene erreicht wird ($ICC_1 = 0.21$, $ICC_2 = 0.81$). Dies ist besonders hervorzuheben, da die Benotung des Unterrichts stärker als die Beurteilung der Unterrichtsmerkmale von subjektivem Befinden, Leistung, Interesse und ähnlichem geprägt sein dürfte, also von Aspekten, für die keine hohe Übereinstimmung in der Lerngruppe anzunehmen ist, und eine so hohe Übereinstimmung der Notenvergabe in den Lerngruppen daher nicht zu erwarten gewesen wäre, zumal hier auch die vergleichsweise größte Streuung vorliegt.

Zusammenfassung

Eine zusammenfassende Darstellung der Beurteilung der Unterrichtsmerkmale aus Sicht der Schüler/innen anhand der Mittelwerte, Standardabweichungen der aggregierten Lerngruppenwerte[109] und der Intraklassenkorrelationen bietet die folgende Tabelle 15.

---

[108] Auch am Beispiel des F-Test und Chi-Quadrat-Test kommt Bortz (2005, S. 508) zu dem Schluss, dass trotz Verletzung der Voraussetzungen beide Tests zu gleichen statistischen Entscheidungen führen, wenn die Stichproben ausreichend groß sind.

[109] Während die Mittelwerte für die Konstrukte zwischen der Individualebene der Schüler/innen und der Lerngruppenebene nur minimal variieren, sind für die Standardabweichungen erwartungsgemäß deutlich geringere Werte auf Lerngruppenebene zu verzeichnen (in der Regel um die Hälfte geringere Standardabweichungen als auf Individualebene).

Tabelle 15: Beispielitems und Kennwerte der aggregierten Unterrichtsmerkmale auf Lerngruppenebene (N= 152).

Skala (Itemzahl)	Beispielitem (Skalierung)	M	SD	ICC$_2$
Klassenführung: Zeitverluste (5)	Unsere Sportlehrerin/unser Sportlehrer muss lange warten, bis Ruhe eintritt. (1= fast nie bis 4= fast immer)	1.65	0.29	.85
Motivierung: IBNO (3)	Unser Sportlehrer lobt auch die schlechteren Schüler, wenn er merkt, dass sie sich verbessern. (1= stimmt nicht bis 4= stimmt genau)	2.83	0.42	.82
Motivierung: Fachspezifisches Interesse (4)	Im Sportunterricht vergesse ich alles um mich herum. (1= stimmt nicht bis 4= stimmt genau)	3.03	0.26	.67
Motivierung: Anstrengungsbereitschaft (2)	Im Sportunterricht versuche ich mich immer anzustrengen. (1= stimmt nicht bis 4= stimmt genau)	3.05	0.30	.56
Motivierung: Leistungsmotiv HE (3)	Bei einer schweren Übung im Sportunterricht ist mein Interesse schnell geweckt (1= stimmt nicht bis 4= stimmt genau)	2.66	0.27	.39
Motivierung: Leistungsmotiv FM (2)	Bei schweren sportlichen Übungen habe ich Angst, sie nicht zu schaffen. (1= stimmt nicht bis 4= stimmt genau)	2.10	0.29	.49
Lernförderliches Klima: Wohlbefinden (2)	Ich gehe gern zum Sportunterricht. (1= stimmt nicht bis 4= stimmt genau)	2.92	0.47	.76
Lernförderliches Klima: Ängstlichkeit (6)	Ich mache mir Sorgen, ob ich auch alles schaffe. (1= stimmt nicht bis 4= stimmt genau)	1.52	0.22	.55
Schülerorientierung: Mitbestimmung (1)	Ich kann mitentscheiden, was wir im Sportunterricht machen. (1= fast nie bis 4= fast immer)	2.10	0.45	.80
Schülerorientierung: Fürsorglichkeit (4)	Unser Sportlehrer hilft uns wie ein Freund. (1= stimmt nicht bis 4= stimmt genau)	2.83	0.47	.87
Gesamtbilanz Note Sportunterricht (1)	Wie würdest du den Unterricht in folgenden Fächern im laufenden Schuljahr bewerten? (Schulnote 1-6)	2.30	0.65	.81

Die Kennwerte der verwendeten Instrumente variieren: Für die Unterrichtsaspekte Zeitverluste, individuelle BNO, Mitbestimmung, Fürsorglichkeit der Lehrkraft und die Benotung des Unterrichts sind die Intraklassenkorrelationen der Lerngruppen wie erwartet gut ausgeprägt, da alle deutlich über dem geforderten Wert von $ICC_2 > .70$ liegen. Erstaunlich ist, dass auch das Wohlbefinden den Grenzwert überschreitet und das fachspezifische Interesse ihn fast erreicht, diese beiden Aspekte also akzeptable Übereinstimmungen innerhalb der Lerngruppen aufweisen, so dass diese als Indikatoren für die Unterrichtsgestaltung mit gutem Gewissen herangezogen werden können. Die Übereinstimmungswerte der stärker individuell geprägten Befindlichkeit bzw. Motivation, die als indirekte Indikatoren für das Unterrichtsmerkmal Motivierung herangezogen werden (Anstrengungsbereitschaft, Leistungsmotivation Hoffnung auf Erfolg und Furcht vor Misserfolg), und die Zustandsangst als Indikator des lernförderlichen Klimas liegen (erwartungsgemäß) unter dem Grenzwert.

7.2.3 Varianzanalytische Berechnungen

Zur Überprüfung von Unterschiedshypothesen kommen grundsätzlich Mittelwertvergleiche wie z. B. der t-Test in Frage, die in der Regel zwei Gruppen einbeziehen (vgl. Bortz, 2005, S. 108). Da in der vorliegenden Untersuchung jedoch mehr als zwei unabhängige Gruppen verglichen werden sollen (Mehrgruppenplan), müssten jeweils mehrere t-Tests durchgeführt werden; hier warnt Bortz (2005, S. 250) jedoch vor Nachteilen zahlreicher t-Tests: die Wahrscheinlichkeit steigt, dass die t-Tests zufällig signifikant werden (Alpha-Fehler-Kumulierung) sowie den fehlenden Möglichkeiten weiterführender Verfahren. Daher wird ein varianzanalytisches Vorgehen empfohlen, das hier näher ausgeführt wird.[110]

Dieser Empfehlung folgend werden daher im vorliegenden Fall die potentiellen Differenzen in den Unterrichtsmerkmalen mit varianzanalytischen Vergleichen (ANOVA) auf Grundlage des allgemeinen linearen Modells geprüft, das auf Korrelations- und Regressionsrechnungen basiert (vgl. Bühl & Zöfel, 2002, S. 396 ff.). Dabei werden die Beanspruchungsmuster in Form einer nominalskalierten Variable abgebildet und als unabhängige Variable im Sinne eines Faktors bzw. Treatments eingesetzt, während die intervallskalierten[111] Unterrichtsvariab-

---

[110] Für Fragestellungen, welche beispielsweise die Leistung oder das Fähigkeitsselbstkonzept der Schüler/innen als abhängige Variable erklären möchten, ist es wichtig, die potentiell beeinflussenden Faktoren (Prädiktoren) auf verschiedenen Ebenen gleichzeitig in die statistische Analyse einzubeziehen; dafür ist die *Mehrebenenanalyse* das adäquate Verfahren (Bortz, 2005, S. 508; vgl. z. B. Köller & Baumert, 2001, für Mathematikleistung und das mathematische Selbstkonzept der Begabung sowie z.B Gerlach, Trautwein & Lüdtke, 2008, für das sportliche Fähigkeitsselbstkonzept). Für die vorliegende Arbeit ist die Mehrebenenanalyse kein passendes Verfahren, da im Rahmen der hier verfolgten Hypothese „Beanspruchungserleben der Lehrkraft führt zu veränderten Unterrichtsmerkmalen" der Prädiktor (ausschließlich) auf individueller Ebene angesiedelt ist.

[111] Zum Problem von Ordinal- und Intervallskalierung und dem Vorgehen in der Forschungspraxis vgl. Bortz (2005, S. 26) und Bortz und Döring (2006, S. 181: Skalenniveau von Ratingskalen).

len die jeweiligen abhängigen Variablen bilden (vgl. Bortz, 2005, S. 247 ff.). Bei Vorliegen eines signifikanten F-Tests,[112] der eine sog. „Overall-Signifikanz" anzeigt, ist es sinnvoll, Einzelvergleiche (Posthoc-Test) über die Treatmentstufen (in diesem Fall die Beanspruchungsmuster) durchzuführen, um festzustellen, welche der Gruppen sich tatsächlich voneinander unterscheiden. Im Rahmen dieser A-posteriori-Vergleiche wird den Empfehlungen folgend der Scheffé-Test herangezogen, der als recht robust gegenüber Verletzungen von Voraussetzungen betrachtet wird (vgl. Bortz, 2005, S. 273). Bei Varianzungleichheit findet der Tamhane-Test Anwendung.

Eine Schwierigkeit des Forschungsvorhabens sind jedoch die vielfältigen Wirkungszusammenhänge des abgebildeten Phänomens „Unterricht" und die „Datensammlung im Feld". So sind die Ergebnisse quasiexperimenteller Untersuchungen häufig mehrdeutig interpretierbar: „Ergeben sich in einer quasiexperimentellen Untersuchung Gruppenunterschiede in Bezug auf die abhängige Variable, so sind diese nicht eindeutig auf die unabhängige Variable zurückzuführen" (vgl. Bortz & Döring, 2006, S. 54). Es kann also weder aus statistischer noch aus inhaltlicher Perspektive davon ausgegangen werden, dass lediglich das Beanspruchungsmuster der Lehrkraft die Ausprägung der unterrichtlichen Variablen bedingt (oder eben auch nicht). Daneben existieren andere Einflussgrößen für die Ausprägung der unterrichtlichen Variablen bzw. die Gruppenunterschiede, sog. „Confounder" (vgl. Bortz & Döring, 2006, S. 54). Diese wären für die vorliegende Analyse als „Störgrößen" zu betrachten und könnten den Einfluss der unabhängigen Variable, in diesem Fall den Einfluss des Beanspruchungsmusters, überlagern. Für die Präzision der Untersuchung sollten daher die Einflüsse der Störgrößen möglichst klein gehalten werden. Da aufgrund des quasiexperimentellen Vorgehens keine Randomisierung der Gruppen möglich ist, sind ergänzende Kontrolltechniken zur Sicherung der internen Validität unverzichtbar (Bortz & Döring, 2006, S. 546). Bortz (2005, S. 289; vgl. auch Bortz & Döring, 2006, S. 527; Rost, 2007, S. 72) schlägt dafür mehrere Möglichkeiten vor, von denen bei den vorliegenden Analysen die kovarianzanalytische Kontrolle angewendet wird.

Kovarianzanalytische Kontrolle
Kovarianzanalysen (ANCOVA) überprüfen, welche Bedeutung kardinalskalierte[113] Kontrollvariablen für die Untersuchung haben (Bortz, 2005, S. 361). Sie vereinen regressions- und varianzanalytische Herangehensweisen, indem zunächst der Einfluss der Kovariate(n) aus der abhängigen Variablen heraus partia-

---

[112] Die Festlegung des Signifikanzniveaus (Irrtumswahrscheinlichkeit) erfolgt per Konvention bei 5% bzw. 1% (Bortz, 2005, S. 113 f.). Für die vorliegende Untersuchung wird die 5%-Grenze gewählt.
[113] Nominalskalierte Kontrollvariablen werden dafür als Dummy-Variablen kodiert.

lisiert wird, um dann eine ANOVA über die Varianz der abhängigen Variable zu rechnen, die nicht durch die Kovariate aufgeklärt wird (Varianzanalyse über Regressionsresiduen; vgl. Bortz & Döring, 2006; Bortz, 2005, S. 362). Das Herauspartialisieren kann zur Folge haben, dass „die Fehlervarianz verkleinert wird und/oder die Treatmentvarianz vergrößert bzw. verkleinert wird" (Bortz, 2005, S. 362). In den folgenden Analysen werden daher die aus der Theorie bzw. den Ergebnissen bisheriger Forschung abgeleiteten Einflussfaktoren, die im Hinblick auf die Unterrichtsmerkmale potentiell relevant sein können, als Kontrollvariablen in die Berechnungen einbezogen.[114] Dazu werden die folgenden Kontrollvariablen im Vorfeld hinsichtlich ihres Einflusses auf die abhängige Variable, das Unterrichtsmerkmal, mehrfaktoriell getestet und bei Vorliegen eines signifikanten Effektes in die entsprechende Kovarianzanalyse als Kovariate einbezogen:

- *Geschlecht der Sportlehrkraft*: Auf den ersten Blick scheint es nicht bedeutsam, ob ein Mann oder eine Frau unterrichtet; so zeigte sich auch in der MARKUS-Studie, dass das Geschlecht der Lehrkraft für die Mathematikleistung keine Rolle spielte (Helmke, 2003, S. 138). Im Fach Sport ist die Situation eine besondere, da gerade in der Sekundarstufe I häufig geschlechtergetrennt unterrichtet wird und die Lerngruppen häufig Lehrkräfte des entsprechenden Geschlechts zugeordnet bekommen.

- *Alter der Lehrkräfte*: Untersuchungen geben Hinweise darauf, dass junge Lehrkräfte (Berufseinsteiger) anders als erfahrene Lehrkräfte agieren bzw. wahrgenommen werden, so dass das Alter häufig als Kontrollvariable herangezogen wird (vgl. Kunter et al., 2008; Kuntsche, 2006; Klusmann et al., 2006), auch wenn sich das Alter der Lehrkräfte in der MARKUS-Studie als nicht leistungsrelevant erwiesen hat (Helmke, 2003, S. 138). In der DSB-SPRINT-Studie zeigte die Wahrnehmung der Sportlehrkraft aus Sicht der Schüler/innen Differenzen bzgl. des Alters der Lehrkraft (Gerlach et al., 2006, S. 139 ff.).

- Der *Schultyp* wird berücksichtigt (Gymnasien versus Sekundarschulen), da sich der Unterricht bzw. die Unterrichtswahrnehmungen häufig diesbezüglich unterschieden (Gruehn, 2000; Klusmann et al., 2006); dies gilt auch für den Sportunterricht (Gerlach et al., 2006).

- *Ost-West*: Wie sich in früheren Auswertungen der SPRINT-Studie gezeigt hat, liegen zu bestimmten Unterrichtsmerkmalen, wie z. B. der Benotung im Sportunterricht verschiedene Traditionen in den alten und neuen Bundesländern vor (vgl. Oesterreich, 2005b; Oesterreich & Heim, 2006), die auch

---

[114] Eine mögliche Problematik ist eine Korrelation zwischen der unabhängigen Variablen und einer Kontrollvariablen, denn diese „kann den eigentlich interessierenden Effekt reduzieren oder gar zum Verschwinden bringen" (Bortz & Döring, 2006 S, 544 f.).

in divergierenden fachdidaktischen Konzepten begründet sind. Auch Gruehn (2000) stellt Differenzen zwischen Ost und West fest.

In der zweiten Teilanalyse, die den Unterricht aus Sicht der Schüler/innen erfasst, werden zusätzlich die folgenden potentiellen Störgrößen untersucht:

- *Geschlecht der Lerngruppe*: Nach Ditton (2002) liegen uneinheitliche Befunde hinsichtlich der Bedeutung des Schülergeschlechts für die Unterrichtsbeurteilung vor. Tendenzen sind, dass Jungen etwas weniger positiv über die Lehrkräfte und den Unterricht urteilen als Mädchen und dass eine leichte Bevorzugung der gleichgeschlechtlichen Lehrkräfte zu verzeichnen ist (Ditton, 2002, S. 265). Die Bedeutung des Geschlechts bestätigt sich auch in der DSB-SPRINT-Studie für die Einschätzungen des Wohlbefinden im Sportunterricht und der Notengebung für den Sportunterricht (Gerlach et al., 2006). Im vorliegenden Fall werden für die Lerngruppen drei Ausprägungen hinsichtlich der Variable „Geschlecht der Lerngruppe" gebildet: Jungengruppen, Mädchengruppen und koedukativ unterrichtete Lerngruppen (jeweils als Dummy-Variablen codiert).

- *Klassenstufe*: Das Alter der Schüler/innen ist nach Ditton (2002) insofern bedeutsam für die Unterrichtseinschätzung, als dass jüngere Schüler/innen in der Regel weniger differenziert urteilen und stärker auf Interessantheit und Anregung fokussieren als ältere Schüler/innen, die differenzierter und stärker fachlich urteilen; Ergebnisse der DSB-SPRINT-Studie bestätigen die Relevanz des Alters der Schüler/innen bei der Einschätzung des Sportunterrichts (Gerlach et al., 2006). Das Alter wird in den Analysen in Form der Klassenstufe (Klasse 7 versus Klasse 9) einbezogen.

Für die *individuelle* Wahrnehmung und Beurteilung von Unterricht aus Schülersicht haben sich darüber hinaus auch das Interesse und der Leistungsstand als bedeutsam erwiesen (vgl. Gruehn, 2000; Clausen, 2002). Heim und Wolf (2008) bestätigen dies für leistungsschwache Schüler/innen im Sportunterricht:[115] Für die schwächeren Schüler/innen ist der Unterricht weniger wichtig, anstrengender, schwieriger und sie fühlen sich weniger wohl im Sportunterricht. Sie zeigen eine geringere Anstrengungsbereitschaft und geringere Werte bei der Aufgabenorientierung (vgl. Heim & Wolf, 2008). Da allerdings, wie in Abschnitt 7.2.2.2 ausgeführt, die aggregierten Klassenmittelwerte eine validere Einschätzung des Unterrichts darstellen als Daten der einzelnen Schüler/innen, und bei den Unterrichts-

---

[115] Die Differenzen in der Unterrichtswahrnehmung der Schüler nach *Leistung* wurde über das sportliche Fähigkeitsselbstkonzept der Schüler/innen abgebildet und nicht über die Sportnote, da diese als nicht valides Maß betrachtet wird (vgl. Heim & Wolf, 2008).

beurteilungen aus Schülersicht in der vorliegenden Arbeit mit Klassenmittelwerten gearbeitet wird, werden die beiden Variablen Interesse und Leistung nicht als Kovariate einbezogen, da von einer Egalisierung der Differenzen bei der Mittelwertbildung für die Lerngruppen auszugehen ist.

MANOVA
Neben der Beeinflussung der abhängigen Variable durch mehrere unabhängige Variablen besteht die Möglichkeit, dass die betrachteten abhängigen Variablen nicht unabhängig voneinander sind. Für diesen Fall wären multivariate Varianzanalysen (MANOVA) sinnvoll. Dabei können zwei oder mehrere Stichproben hinsichtlich mehrerer abhängiger Variablen verglichen werden (vgl. Bortz, 2005, S. 585). An derselben Stellen werden die Kriterien von Huberty und Morris (1989) zitiert, nach denen die Entscheidung für mehrere univariate Berechnungen vertretbar ist, wenn: (1) die abhängigen Variablen theoretisch als wechselseitig unabhängig vorstellbar sind; (2) die Untersuchung nicht der Hypothesenprüfung, sondern der Erkundung von Beziehungen der abhängigen Variablen untereinander und ihrer Bedeutung für Gruppenunterschiede dient, (3) es beabsichtigt ist, die Ergebnisse mit Ergebnissen anderer univariater Untersuchungen zu vergleichen, (4) das Interesse Parallelstichproben gilt und diese hinsichtlich möglichst vieler Variablen vergleichen werden sollen.

Da im vorliegenden Fall die abhängigen Variablen auf theoretischer Ebene unterschiedliche Konstrukte sind und auch im Sinne der Hypothesengewinnung die Ergebnisse für jede einzelne Variable bedeutsam sind, ist ein univariates Vorgehen im ersten Schritt zu vertreten. Im Folgenden werden die Unterschiede zunächst also einzeln pro Unterrichts- bzw. Schülermerkmal (univariat) getestet. Es werden jedoch jeweils die Korrelationen der Konstrukte überprüft und bei Vorliegen signifikanter Einzelergebnisse von Variablen, die höher als r= .50 korrelieren,[116] der Einfluss des Beanspruchungsmusters multivariat überprüft. Von den verschiedenen existierenden Prüfgrößen Pillai-Spur, Wilks-Lambda, Hotelling-Spur und größte charakteristische Wurzel nach Roy, wird Pillai-Spur als stärkster und robustester Test angesehen (vgl. Bühl, 2010, S. 497) und daher an den entsprechenden Stellen berichtet.

Voraussetzungen für die Varianzanalysen
Die Voraussetzungen für den F-Test der Varianzanalysen sind nach Bortz (2005, S. 284 ff.) normalverteilte Fehlerkomponenten, gleiche Varianzen der Fehlerkomponenten in den Grundgesamtheiten sowie voneinander unabhängige Fehlerkomponenten. Je größer die Stichprobe ist, desto unabhängiger wird die Vari-

---

[116] In den gängigen Standardwerken (z. B. Bortz, 2005) finden sich keine Empfehlungen, ab welcher Höhe der Korrelationen der abhängigen Variablen ein multivariates Vorgehen angeraten ist.

anzanalyse jedoch von den Voraussetzungen (Bortz, 2005 S. 286). Zur Überprüfung der Varianzgleichheit wird standardmäßig der Levene-Test durchgeführt.
Bei Ungleichheit der Varianzen wird dem Empfehlungen von Bühl (2010, S.
491) folgend das Signifikanzniveau von p= .05 auf p= .01 angehoben.
Für die Kovarianzanalyse gelten grundsätzlich die gleichen Voraussetzungen, wobei Rost (2007) sie nur bei randomisierten, nicht aber bei quasiexperimentellen Studien für zulässig hält. Bortz hingegen hält eine Verletzung
der Voraussetzung bei gleichgroßen Stichproben für kaum bedeutsam. Kontrain-
diziert sei eine Kovarianzanalyse nur, wenn „die Innerhalb-Regressionen hetero-
gen, die Stichproben ungleich groß und die Residuen (y*-Werte) nicht normal-
verteilt sind" (Bortz, 2005 S. 369). Insgesamt werden die Varianzanalyse und die
Kovarianzanalyse besonders bei sehr großen Stichproben als robuste Verfahren
angesehen und der gewählte methodische Weg, die Unterschiede in den unterrichtlichen Variablen über varianzanalytische Vergleiche mit kovarianzanalytischer Kontrolle zu prüfen, entspricht dem Vorgehen der Forschergruppe des
Max-Planck-Instituts für Bildungsforschung, die der gleichen Fragestellung
nachgegangen ist (Klusmann et al., 2006). Die Interpretation der Ergebnisse wird
jedoch mit einer gewissen Vorsicht erfolgen, da nicht immer alle Voraussetzungen gegeben sind.

Zur praktischen Relevanz signifikanter Ergebnisse
Bortz (2005, S. 119) weist auf die Problematik hin, dass bei hinreichend großen
Stichproben jede Alternativhypothese als statistisch signifikant abgesichert wer-
den kann, so dass die statistische Signifikanz allein kein Beleg für die praktische
Bedeutsamkeit des Ergebnisses ist. Die Betrachtung der Signifikanz ist daher mit
Kriterien der praktischen Bedeutsamkeit zu ergänzen.[117] Es werden daher im
Rahmen der Varianzanalysen A-posteriori-Analysen der Effektgröße erfolgen.
Die Effektgröße, oftmals auch Effektstärke genannt, beschreibt dabei „einen
(standardisierten) Unterschied, der zwischen zwei Populationen [...] mindestens
bestehen muss, um von einem praktisch bedeutsamen Unterschied sprechen zu
können" (Bortz, 2005, S. 120). Bei Bortz und Döring (2006, S. 606 f.) wird eine
Klassifikation der verschiedenen Effektgrößen – differenziert nach verschiedenen Signifikanztests – vorgeschlagen. Für die Varianzaufklärung wird üblicher-

---

[117] Dazu sollten die Angabe von Effektgrößen und deren Konfidenzintervallen sowie A-priori-
Teststärkeanalysen erfolgen. Auch der optimale Stichprobenumfang sollte im Vorhinein festgelegt
werden. „Das Signifikanzniveau (α), die Teststärke (1–β), die Effektgröße eines Signifikanztests
sowie der Stichprobenumfang (n) sind wechselseitig funktional verknüpft [...]: Bei Fixierung von
drei Bestimmungsstücken lässt sich die vierte Größe errechnen" (Bortz & Döring, 2006, S. 627).
So sollte nach Festlegung des Signifikanzniveaus, der Teststärke und der erwarteten Effektgröße
der sog. optimale Stichprobenumfang berechnet werden. Da es sich bei der vorliegenden Studie
um eine Sekundäranalyse vorliegender Daten handelt, ist dieses Vorgehen nicht realisierbar.

weise η^2 (Eta-Quadrat) als Maß angegeben; dabei spricht man ab Werten von $\eta^2 = 0.01$ von einem kleinen Effekt, bei $\eta^2 = 0.10$ von einem mittleren und ab $\eta^2 = 0.25$ von einem großen Effekt.

Korrektur der Alpha-Fehler-Kumulierung

Ein Problem der Untersuchung ist in der möglichen Alpha-Fehler-Kumulierung zu sehen, da in einer Stichprobe mehrere, voneinander unabhängige Signifikanztests vorgenommen werden. Die Irrtumswahrscheinlichkeit für einen Fehler 1. Art (α-Fehler) bleibt daher nicht bei dem festgelegten 5%-Niveau bestehen. Wenn notwendig, werden daher für die einzelnen Teilanalysen der Studie Korrekturen des Signifikanzniveaus in Abhängigkeit von der Anzahl der Signifikanztests durchgeführt (je höher die Variablen korrelieren, desto weniger dringend ist eine Korrektur). Da die „klassische" Bonferroni-Korrektur, bei der das festgelegte Signifikanz-Niveau durch die Anzahl der Signifikanztests geteilt wird, als streng bzw. sehr konservativ betrachtet wird (vgl. Bortz, 2005; Rost, 2007), fällt die Wahl auf die von den beiden genannten Autoren eher empfohlene Holm(-Bonferroni)-Korrektur[118]. Dabei werden die Ergebnisse nach Größe der Signifikanzwerte oder nach Effektgrößen geordnet und anschließend der kleinste p-Wert mit dem Wert aus „Signifikanzniveau geteilt durch die Anzahl der Tests" verglichen. Der zweitkleinste p-Wert wird mit dem Ergebnis aus „Signifikanzniveau geteilt durch Anzahl der Tests minus 1" verglichen. Für ein 5%-Niveau gilt dem entsprechend bei 10 Tests: p= .005, 9 Tests: p= .0062, 7 Tests p= .0071 usw.).

7.3 Ergebnisse

Im folgenden Abschnitt werden die Ergebnisse zu den Ausprägungen der unterrichtlichen Variablen aus Sicht der Sportlehrkräfte der vier Beanspruchungsmuster zufriedenes Engagement (Muster E), zufriedene Distanz (Muster D), unzufriedene Verausgabung (Muster V) und unzufriedener Rückzug (Muster R) dargestellt. Dabei werden jeweils zunächst die Ergebnisse der einfachen varianzanalytischen Vergleiche (ANOVA) und – bei Vorliegen signifikanter Unterschiede – nachfolgend die Ergebnisse der Posthoc-Tests berichtet. Wie in Kapitel 7.2.3 dargestellt, wurden jeweils im Vorfeld die potentiellen Störgrößen mehrfaktoriell getestet: Schultyp, Geschlecht der Lehrkraft, Alter der Lehrkraft, Region (ost-west) und bei den Aussagen der Schüler/innen zusätzlich die Klassenstufe (7

---

[118] Rost (2007) empfiehlt die Stichprobe zu teilen und die Ergebnisse an der zweiten Teilstichprobe kreuzzuvalidieren. Dies sei deutlich sinnvoller als jede alpha-Fehler-Korrektur. Aufgrund der z.T. kleinen N-Zahlen bei den Lerngruppen ist diese Möglichkeit hier nicht gegeben.

versus 9) und die Geschlechterzusammensetzung der Lerngruppe (männlich, weiblich, koedukativ – dummy codiert). Bei Vorliegen signifikanter Ergebnisse für die potentiellen Störgrößen wurden die jeweiligen Variablen als Kovariate in die Berechnung der kovarianzanalytischen Vergleiche (ANCOVA) einbezogen; die Ergebnisse werden jeweils ergänzend berichtet. Bei Vorliegen starker Zusammenhänge zwischen den Variablen ($r >.50$) und jeweils signifikanten Ergebnissen in der Einzelberechnung erfolgen ergänzende multivariate Berechnungen (MANOVA). Sind die Variablen unabhängig voneinander, folgt im Anschluss an die Einzelergebnisse die Holm-Bonferroni-Korrektur. Am Ende der beiden Teilkapitel finden sich jeweils zusammenfassende, tabellarische Übersichten.

7.3.1 Unterrichtliche Relevanz des Beanspruchungserlebens aus Sicht der Lehrkräfte

In einem ersten Schritt werden die Zusammenhänge der Variablen untereinander geprüft, da dies für die varianzanalytischen Berechnungen in Kapitel 7.2.3 bedeutsam ist. Wie Tabelle 16 zeigt, korrelieren die Unterrichtsmerkmale zwar fast durchweg signifikant miteinander, doch die Höhe der Korrelation ist in der Regel gering ($r<.30$). Knapp über $r=.30$ korrelieren nur die Aspekte *neue Inhalte* und *offene Unterrichtsphasen,* also die beiden Indikatoren für das Unterrichtsmerkmal Angebotsvielfalt, sowie die inhaltlich eng verwandten Indikatoren der Motivierung, *individuelle Bezugsnorm* und *schülerorientierte Benotung*; hier wäre sogar ein stärkerer Zusammenhang vorstellbar gewesen. Es handelt sich also um weitgehend voneinander unabhängige Unterrichtsmerkmale, so dass univariate Berechnungen erfolgen können.

Nachfolgend werden die Ergebnisse für neun Aspekte des Sportunterrichts aus Sicht der Sportlehrkräfte anhand der varianzanalytischen Berechnungen und kovarianzanalytischen Kontrollen berichtet, sowie die Mittelwerte getrennt nach Beanspruchungsmuster grafisch dargestellt. Eine zusammenfassende Übersicht findet sich am Ende des Abschnitts in Tabelle 17 auf Seite 182.

Tabelle 16: Korrelationsmatrix der Unterrichtsmerkmale aus Sicht der
Lehrkräfte (N= 735).

Pearson	Zeit	BNO	Leist	Beno	Mitb	Pers	Diff	oU	nI
Zeitverluste	1								
iBNO	,03	1							
Leistungser-wartungen	-,10**	-,02	1						
Schüleror. Benotung	,04	,34**	-,00	1					
Mitbestim-mung	-,04	,14**	-,09*	,26**	1				
Persönlich-keitsentwickl.	-,22**	,14**	,13**	,25**	,13**	1			
Differenzie-rung	-,12**	,09*	,25**	,14**	,13**	,19**	1		
Offener Un-terricht	-,07	,08*	,01	,18**	,23**	,24**	,16**	1	
neue Inhalte	-,07*	,07*	,00	,19**	,16**	,11**	,11**	,32**	1

Anmerkung: *p< .05, **p< .01.
Abkürzungen: Zeit= Zeitverluste, BNO= individuelle Bezugsnormorientierung, Leist= hohe Leistungserwartungen, Beno= schülerorientierte Benotung, Mitb= Mitbestimmung, Pers= Fördeung der Persönlichkeitsentwicklung, Diff= Differenzierung, oU= offener Unterricht, nI= neue Inhalte.

- Zeitverluste

Die über die vier Aspekte *gemittelten* Häufigkeitsangaben des Zeitverlustes liegen insgesamt bei einem Mittelwert von M= 1.99 (SD= 0.41), also unterhalb des Skalenmittelwertes in der Nähe der verbalen Verankerung „selten" (vgl. Abbildung 15). Zwischen den Lehrkräften der vier Muster sind dabei signifikante Unterschiede zu verzeichnen (ANOVA: F(3, N=735)= 6.341, p= .000; eta^2= .025): Die Nutzung der zur Verfügung stehenden Unterrichtszeit erfolgt nach Aussagen der Lehrkräfte am besten bei den Lehrkräften des Musters Distanz (M= 1.92, SD= 0.39) und des Musters Engagement (M= 1.96, SD= 0.40), denn Verluste von Unterrichtszeit kommen bei ihnen, wie der Scheffé-Test zeigt, insgesamt signifikant seltener vor als bei den Lehrkräften des Musters Rückzug (M= 2.09; SD= 0.43). Der Wert für die Lehrkräfte des Musters Verausgabung liegt im Bereich dazwischen (M= 2.01, SD= 0.42) und unterscheidet sich nicht signifikant von einem der anderen Muster.

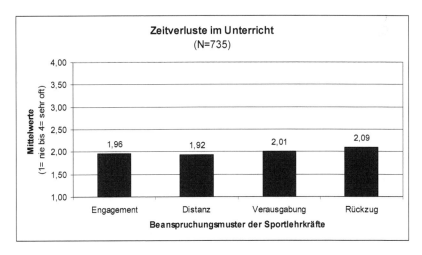

Abbildung 15: Ausprägung der Zeitverluste im Unterricht nach Beanspruchungsmuster (N= 735 Lehrkräfte).

Unter Einbeziehung der Kovariate *Schultyp* bleiben die signifikanten Unterschiede für die Variable Beanspruchungsmuster in der Kovarianzanalyse bei vergleichbar ausgeprägter Effektgröße erhalten (ANCOVA: F(3, N=735)= 5.973, p= .001; eta^2= .024).

- Individuelle Bezugsnormorientierung

Von pädagogischer Relevanz ist auch die Bewertung der Schüler/innen gemessen an ihrer Leistungsentwicklung, deren Ausprägungen in Abbildung 16 gezeigt werden. Insgesamt stimmen die Lehrkräfte der individuellen Bezugsnorm „eher zu" (M= 2.94, SD= 0.64). Auch hier geben Angehörige des Musters Engagement wieder mit die größte Zustimmung an (M= 3.02, SD= 0.60); die Kolleg/innen des Musters Distanz erreichen einen ähnlich hohen Wert (M= 3.03, SD= 0.63). Die Zustimmung der Lehrkräfte des Musters Rückzug fällt am niedrigsten aus (M= 2.82, SD= 0.66), während Sportlehrkräfte des Musters Verausgabung ebenfalls Werte im niedrigeren Bereich angeben (M= 2.87, SD= 0.61). Es liegen insgesamt signifikante Unterschiede vor (ANOVA: F(3, N=735)= 5.469, p= .001; eta^2= .022), wobei sich im Scheffé-Test sowohl die Werte der Muster Engagement als auch des Musters Distanz signifikant von denen des Musters Rückzug unterscheiden.

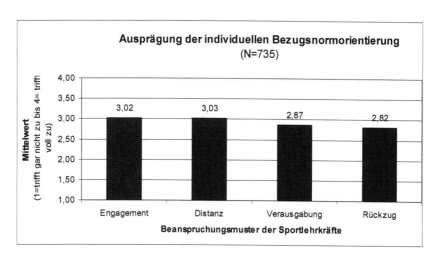

Abbildung 16: Ausprägung der individuellen Bezugsnorm nach Beanspruchungsmuster (N= 735 Lehrkräfte).

Die kovarianzanalytische Kontrolle mit der Störgröße Schultyp zeigt, dass die signifikanten Unterschiede bei gleicher Ausprägung der Effektgröße bestehen bleiben (ANCOVA: F(3, N=735)= 5.802, p= .001; eta^2= .023).

▪ Schülerorientierte Benotung

Die Bedeutung der schülerorientierten Benotung, die sich aus den Aspekten Mitarbeit, Sozialverhalten und individueller Lernfortschritt zusammensetzt, ist überdurchschnittlich ausgeprägt (M= 3.14, SD= 0.51), und die Bedeutung entspricht weitgehend der verbalen Verankerung „eher groß" (vgl. Abbildung 17). Die Mittelwerte der vier Beanspruchungsmuster zeigen zunächst keine signifikanten Unterschiede (ANOVA: F(3, N=735)= 2.199, p= .087; eta^2= .009). Wiederum sind es die engagierten Lehrkräfte, die die höchste Bedeutung angeben (M= 3.20, SD= 0.51) und die Kolleg/innen des Musters Rückzug, die die geringste Werte aufweisen (M= 3.09, SD= 0.52); die distanzierten und verausgabten Sportlehrkräfte liegen mit ihren Angaben zwischen diesen Werten (Distanz: M= 3.16, SD= 0.51; Verausgabung: M= 3.12, SD= 0.45).

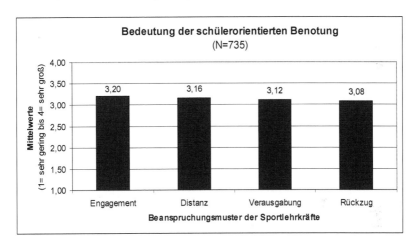

Abbildung 17: Ausprägung der schülerorientierten Benotung nach Beanspruchungsmuster (N= 735 Lehrkräfte).

In der kovarianzanalytischen Kontrolle zeigt sich, dass nach Eliminierung der Einflüsse der Störgrößen *ostwest* und *Schultyp* die Unterschiede im Hinblick auf das Beanspruchungsmuster signifikant werden. Die Effektgröße für den Einfluss des Beanspruchungsmusters auf die Benotung liegt dabei knapp über dem Mindestmaß (kleiner Effekt; ANCOVA: F(3, N=735)= 3.438, p= .017; eta^2= .014).

▪ Hohe Leistungserwartungen

Die (hohen) Leistungserwartungen an die Schüler/innen liegen im Gesamtdurchschnitt etwas oberhalb des Skalenmittelwertes (M= 2.68, SD= 0.61), knapp unter der verbalen Verankerung „trifft eher zu", und sind zwischen den Sportlehrkräften der vier Beanspruchungsmuster signifikant unterschiedlich ausgeprägt (ANOVA: F(3, N=735)= 8.192, p= .000; eta^2= .033): So geben Lehrkräfte des Musters Engagement die höchste Ausprägung der Leistungserwartungen an (M= 2.84, SD= 0.58), während Sportlehrkräfte der Muster Distanz (M= 2.65, SD= 0.57) und Rückzug (M= 2.55, SD= 0.60) hier in signifikant geringerem Maße zustimmen, wie der Scheffé-Test zeigt. Die Werte des Musters Verausgabung liegen dazwischen (M= 2.72, SD= .67) und unterscheiden sich von keinem anderen Wert signifikant (vgl. Abbildung 18).

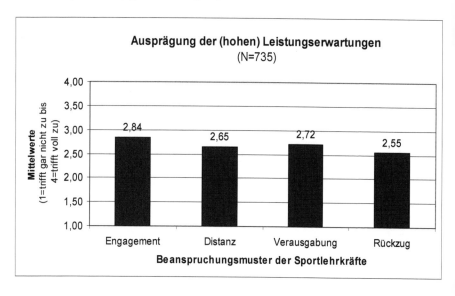

Abbildung 18: Ausprägung der (hohen) Leistungserwartungen nach Beanspruchungsmuster (N= 735 Lehrkräfte).

Die kovarianzanalytische Kontrolle, in welche die Störgrößen ostwest und Alter einbezogen wurden, zeigt, dass die Unterschiede signifikant bleiben und die Effektgröße etwas geringer ausfällt (ANCOVA: F(3, N=735)= 6.513, p= .000; eta^2= .027).

▪ Mitbestimmung der Schüler/innen
Sportlehrkräfte geben Mitbestimmungsmöglichkeiten der Schüler/innen über
Reihenfolge und Auswahl von Inhalten im Sportunterricht an, die der verbalen
Verankerung „manchmal" entsprechen (M= 3.01, SD= 0.75). In Bezug auf die
Beanspruchungsmuster unterscheiden sich die Angaben zunächst statistisch nicht
signifikant (ANOVA: F(3, N=735)= 1.767, p= .152; eta^2= .007), wie in Abbil-
dung 19 dargestellt, auch wenn die Sportlehrkräfte der Muster Engagement (M=
3.07, SD= 0.73) und Distanz (M= 3.06, SD= 0.73) die Schüler/innen häufiger an
Entscheidungen beteiligen als Lehrkräfte des Musters Rückzug (M= 2.92, SD=
0.76). Die Angaben der Sportlehrkräfte im Muster Verausgabung weisen mittlere
Werte auf (M= 2.98, SD= 0.80)

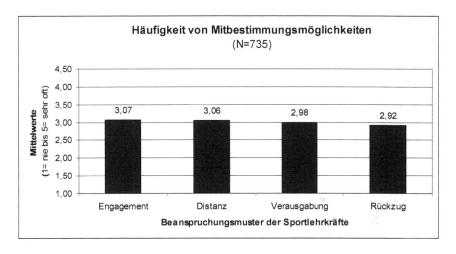

Abbildung 19: Ausprägung der Mitbestimmungsmöglichkeiten nach
                Beanspruchungsmuster (N= 735 Lehrkräfte).

In der Kovarianzanalyse, in welche die Kovariate *ostwest* einbezogen wurde,
ergeben sich nun signifikante Unterschiede für die Variable Beanspruchungsmuster der Lehrkraft (ANCOVA: F(3, N=735)= 2.890, p=.035; eta^2=.012). Die
Effektgröße ist jedoch schwach ausgeprägt und liegt nur knapp über dem
Grenzwert.

▪ Förderung der Persönlichkeitsentwicklung

Hinsichtlich der Persönlichkeitsentwicklung als Ziel des Sportunterrichts sind im Mittel hohe Ausprägungen deutlich über dem Skalenmittelwert festzustellen (M= 3.08, SD= 0.44). Dabei weisen die Beanspruchungsmuster signifikante Unterschiede auf (ANOVA: F(3, N=735)= 5.453, p= .001; eta^2= .022). Sportlehrkräfte der Muster Engagement (M= 3.15, SD= 0.41) und Distanz (M= 3.13, SD= 0.44) stimmen stärker zu als Lehrkräfte des Musters Rückzug (M= 3.00, SD= 0.42), wie der Scheffé-Test zeigt. Verausgabte geben mittlere Werte an (M= 3.03, SD= 0.48) und unterscheiden sich von keiner anderen Gruppe (vgl. Abbildung 20).

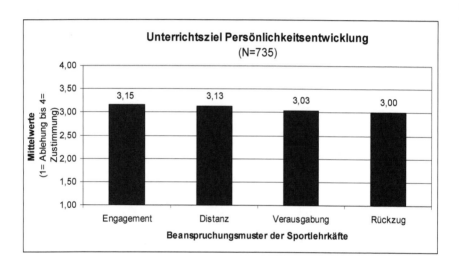

Abbildung 20: Ausprägung der Persönlichkeitsentwicklungsförderung nach Beanspruchungsmuster (N= 735 Lehrkräfte).

Nachdem die signifikante Störvariable *ostwest* herauspartialisiert wurde, bestätigen sich in der Kovarianzanalyse die signifikanten Unterschiede mit fast identischer Effektgröße (ANCOVA: F(3, N=735)= 5.287, p= .001; eta^2= .021).

• Differenzierung

Die Häufigkeit von Differenzierungsmaßnahmen im Sportunterricht, die in Abbildung 21 dargestellt sind, liegen nach Auskünften der Lehrkräfte zwischen den verbalen Verankerungen „manchmal" bis „oft" (M= 3.57, SD= 0.60). Die Sportlehrkräfte der vier Beanspruchungsmuster zeigen signifikante Unterschiede (ANOVA: F(3, N=735)= 7.830, p= .000; eta^2= .031). Dabei wenden die Sportlehrkräfte des Musters Engagement nach den Ergebnissen des Posthoc-Vergleiches am häufigsten Differenzierungen an (M= 3.73, SD= 0.57), während die Kolleg/innen der Muster Verausgabung (M= 3.43, SD= 0.64) und Rückzug (M= 3.51, SD= 0.56) dies signifikant seltener tun. Die Werte der Kolleg/innen des Musters Distanz (M= 3.58, SD= 0.61) liegen zwischen diesen Werten und unterscheiden sich im Scheffé-Test nicht signifikant von den anderen Mustern.

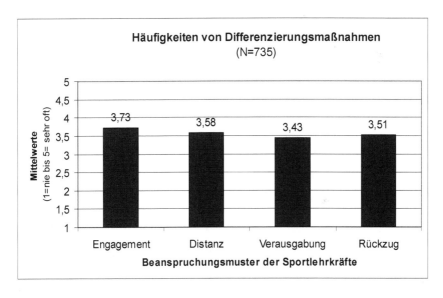

Abbildung 21: Ausprägung der Differenzierungsmaßnahmen nach Beanspruchungsmuster (N= 735 Lehrkräfte).

Da die Häufigkeit der Differenzierungsmaßnahmen im Hinblick auf die vier Kontrollvariablen in keinem Fall signifikante Unterschiede zeigte, entfällt die Notwendigkeit der kovarianzanalytischen Kontrolle, so dass keine ANCOVA durchgeführt wird.

- Neuere Inhalte

Hinsichtlich der Einbeziehung neuer Inhalte zeigen sich im Mittel Ausprägungen etwas oberhalb des Skalenmittelwertes ($M=$ 2.70, $SD=$ 0.43). Zwischen den Lehrkräften der Beanspruchungsmuster zeigen sich signifikante Unterschiede, wie in Abbildung 22 dargestellt wird (ANOVA: F(3, N=735)= 3.219, $p=$ .022; $eta^2=$ .013). Dabei geben Lehrkräfte des Musters Engagement die höchsten Werte ($M=$ 2.77, $SD=$ 0.42) für die neueren Inhalte gegenüber den Kollegen des Musters Rückzug an ($M=$ 2.64, $SD=$ 0.42), wie der Scheffé-Test zeigt. Die Ausprägungen der Muster Distanz ($M=$ 2.70, $SD=$ 0.43) und Verausgabung ($M=$ 2.66, $SD=$ 0.46) wiesen im Posthoc-Test keine signifikanten Unterschiede zu den anderen Mustern auf.

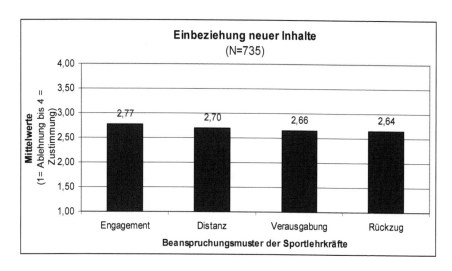

Abbildung 22: Ausprägung der neuen Inhalte im Sportunterricht nach
Beanspruchungsmuster (N= 735 Lehrkräfte).

Im Vorfeld zeigten sich Unterschiede hinsichtlich der Variable *ostwest*, so dass diese als Kovariate einbezogen wurde. In der kovarianzanalytischen Kontrolle bleiben die Unterschiede signifikant (ANCOVA: F(3, N= 735)= 3.926, $p=$ .009; $eta^2=$ .016) bei ähnlich ausgeprägter Effektstärke.

- Offener Unterricht

Auch für die offenen Unterrichtsphasen ist ein allgemeiner Mittelwert leicht oberhalb des Skalenmittelwertes zu verzeichnen (M= 2.62, SD= 0.53). In der Varianzanalyse sind zunächst keine signifikanten Unterschiede zwischen den Beanspruchungsmustern nachweisbar (ANOVA: F(3, N=735)= 1.362, p= .253; eta^2= .006), auch wenn die Lehrkräfte der Muster Engagement (M= 2.67, SD= 0.50) und Distanz (M= 2.66, SD= 0.56) höhere Ausprägungen für offene Unterrichtsphasen angeben als Lehrkräfte der Muster Verausgabung (M= 2.57, SD= 0.54) und Rückzug (M= 2.59, SD= 0.52). In Abbildung 23 sind die Mittelwerte differenziert nach Beanspruchungsmuster dargestellt.

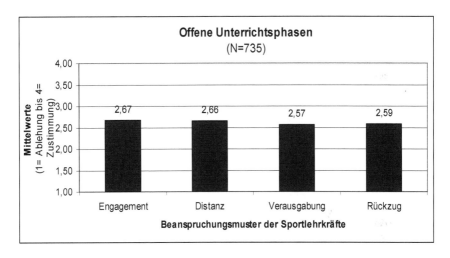

Abbildung 23: Ausprägung der offenen Unterrichtsphasen nach Beanspruchungsmuster (N= 735 Lehrkräfte).

Da sich die Einbeziehung offener Elemente in den Sportunterricht nach *Geschlecht* und *Alter* der Lehrkraft sowie *ostwest* unterscheidet, wird eine kovarianzanalytische Kontrolle durchgeführt. Deren Ergebnis zeigt, dass die Unterschiede für die Beanspruchungsmuster, bereinigt von den drei Störgrößen, nun signifikant ausfallen, wiederum mit geringer Effektgröße (ANCOVA: F(3, N=735)= 2.884, p= .035; eta^2= .012).

Eine zusammenfassende Übersicht der Ergebnisse zu den Unterrichtsmerkmalen aus Sicht der Lehrkräfte der vier Beanspruchungsmuster bietet Tabelle 17.

Tabelle 17: Unterrichtsunterschiede aus Sicht der Lehrkräfte (N= 735).

Unterrichts-aspekt Cronbachs alpha		E N= 192	D N= 206	V N= 124	R N= 213	$F(df=3)$ Eta² Posthoc-Test	$F(df=3)$ Eta² Kovariate
Zeitverluste	M	1.96	1.92	2.01	2.09	*6.34*** .025*	*5.97** .024*
Alpha=.67	SD	0.40	0.39	0.42	0.43	*Scheffé: E/D<R*	*Schultyp*
iBNO	M	3.02	3.03	2.87	2.82	*5.47** .022*	*5.80** .023*
Alpha=.76	SD	0.60	0.63	0.61	0.66	*Scheffé: E/D>R*	*GY*
Schüleror. Benotung	M	3.20	3.16	3.12	3.09	2.20 .009	*3.44* .014*
Alpha=.74	SD	0.51	0.51	0.45	0.52		*ostwest, Schultyp*
Leistungs-erwart.	M	2.84	2.65	2.72	2.55	*8.68*** .030*	*6.51*** .027*
Alpha=.75	SD	0.58	0.57	0.67	0.60	*Scheffé: E>D/R*	*ostwest, Alter*
Mitbestimmung	M	3.07	3.06	2.98	2.92	1.77 .007	*2.89* 0.12*
Alpha=.69	SD	0.73	0.73	0.80	0.76		*ostwest*
Persönlichkeits-entw.	M	3.15	3.13	3.03	3.00	*5.45** .022*	*5.29** .021*
Alpha=.68	SD	0.41	0.44	0.48	0.42	*Scheffé: E/D>R*	*ostwest*
Differenzierung	M	3.73	3.58	3.43	3.51	*7.83*** .031*	
Alpha=.61	SD	0.57	0.61	0.64	0.56	*Scheffé: E>V/R*	---
Neuere Inhalte	M	2.77	2.70	2.66	2.64	*3.22* .013*	*3.93** .016*
Alpha=.63	SD	0.42	0.43	0.46	0.42	*Scheffé: E>R*	*ostwest*
Offener Unterricht	M	2.67	2.66	2.57	2.59	1.36 .006	*2.88* .012*
Alpha=.80	SD	0.50	0.56	0.54	0.52		*Geschlecht, Alter, ostwest*

Anmerkungen: *** $p = .000$; ** $p < .010$; * $p < .050$; signifikante Ergebnisse sind kursiv gesetzt.
Abkürzungen: E= Engagement, D= Distanz, V= Verausgabung, R= Rückzug

Korrektur der Alpha-Fehler-Kumulierung
Für die Holm-Bonferroni-Korrektur werden die neun Unterrichtsmerkmale nach ihrem Signifikanzwert (p) der Größe nach geordnet und anschließend mit dem

entsprechenden korrigierten Alpha-Niveau verglichen (vgl. Tabelle 18; zur Begründung und Berechnung vgl. Abschnitt 7.2.3): Demnach sind für die Merkmale schülerorientierte Benotung, Mitbestimmung und offener Unterricht die Unterschiede als nicht signifikant zu bewerten.

Tabelle 18: Holm-Bonferroni-Korrektur für Unterrichtsmerkmale aus Sicht der Lehrkräfte.

Merkmal des Unterrichts	p-Wert (ANCOVA)	p-Grenze nach Holm-Bonferroni bei Signifikanzniveau von 5%	Signifikanz nach Korrektur?
Differenzierung	$p=.000*$	$9=.05/9=0.0055$	Ja
Leistungserwartungen	$p=.000$	$8=.05/8=0.00625$	Ja
Zeitverluste	$p=.001$	$7=.05/7=.007$	Ja
iBNO	$p=.001$	$6=.05/6=.008$	Ja
Persönlichkeitsentwicklung	$p=.001$	$5=.05/5=.010$	Ja
Neue Inhalte	$p=.009$	$4=.05/4=.0125$	Ja
Benotung	$p=.017$	$3=.05/3=.0166$	Nein
Mitbestimmung	$p=.035$	$2=.05/2=.025$	Nein
Offener Unterricht	$p=.035$	$1=.05/1=.05$	Nein

* Wert aus ANOVA, da keine ANCOVA durchgeführt wurde.

7.3.2 Unterrichtliche Relevanz des Beanspruchungserlebens aus Sicht der Schüler/innen

Im folgenden Abschnitt werden die Ergebnisse zu den Ausprägungen der *unterrichtlichen Variablen aus Sicht der Schüler/innen* in Abhängigkeit des Beanspruchungsmusters der Sportlehrkraft – zufriedenes Engagement (Muster E), zufriedene Distanz (Muster D), unzufriedene Verausgabung (Muster V) und unzufriedener Rückzug (Muster R) – dargestellt. Die Variablen sind den vier Unterrichtsmerkmalen Klassenführung (Zeitverluste), Motivierung (individuelle Bezugsnorm, fachspezifisches Interesse, Anstrengungsbereitschaft, Leistungsmotivation Hoffnung auf Erfolg und Furcht vor Misserfolg), lernförderliches Klima (Wohlbefinden und Zustandsangst im Sportunterricht) und Schülerorientierung (Mitbestimmung, Fürsorglichkeit der Lehrkraft) zuzuordnen. Ergänzend

werden die Ergebnisse der Benotung des Sportunterrichts durch die Schü-
ler/innen berichtet. Grundlage sind jeweils die aggregierten Lerngruppenwerte
(vgl. Kapitel 7.2).

Im Folgenden werden, wie im vorherigen Teilkapitel zur Sicht der Lehrkräfte, jeweils die Mittelwerte und Standardabweichungen für die Ausprägung
des Unterrichtsmerkmals getrennt nach Beanspruchungsmuster grafisch dargestellt sowie die Ergebnisse der varianzanalytischen Vergleiche (ANOVA) vorgestellt und – bei Vorliegen signifikanter Unterschiede – nachfolgend die Ergebnisse der Posthoc-Tests berichtet. Im Anschluss wird jeweils über signifikante Störgrößen und die entsprechenden Ergebnisse der kovarianzanalytischen Kontrolle
(ANCOVA) berichtet (auch hier wurden im Vorfeld die abgeleiteten potentiellen
Störgrößen Schultyp, Geschlecht der Lehrkraft, Alter der Lehrkraft, Region
(ostwest), Klassenstufe und das Geschlecht der Lerngruppe mehrfaktoriell getestet).

Zunächst werden wieder die Zusammenhänge der erhobenen Variablen untereinander geprüft, da bei deutlichen Korrelationen (r > .50) und jeweils signifikanten Ergebnissen in den univariaten Berechnungen ergänzende multivariate
Berechnungen (MANOVA) angestellt werden. Bei weitgehender Unabhängigkeit der Variablen voneinander und signifikanten univariaten Ergebnissen wird
die Holm-Bonferroni-Korrektur zur Korrektur der Alpha-Fehler-Kumulierung
durchgeführt. Die Prüfung der Zusammenhänge der verschiedenen Indikatoren
auf Lerngruppenebene zeigt vielfach signifikante Korrelationen zwischen verschiedenen Unterrichtsaspekten (vgl. Tabelle 19). Die stärksten Zusammenhänge
sind mit r= .88 für die Konstrukte *Wohlbefinden* und *fachspezifisches Interesse*
zu verzeichnen. Fast ebenso hoch korreliert die wahrgenommene *Fürsorglichkeit
der Lehrkraft* mit der Anwendung der *individuellen Bezugsnorm* (r= .80), die
theoretisch in verschiedenen Unterrichtsmerkmalen verortet werden. Das Wohlbefinden im Unterricht hängt auch mit diesen beiden Merkmalen zusammen,
sowie in etwas stärkerer Ausprägung mit der Anstrengungsbereitschaft und der
Leistungsmotivationskomponente Hoffnung auf Erfolg. Auch die beiden negativ
getönten Faktoren *Ängstlichkeit* und Leistungsmotivation *Furcht vor Misserfolg*
korrelieren deutlich. Die Möglichkeiten zur Mitbestimmung und die Zeitnutzung
hängen mit keinem anderen Unterrichtsaspekt in größerem Maß zusammen. Für
die jeweils stark korrelierenden Komponenten werden am Ende der Ergebnisdarstellung bei Vorliegen signifikanter Ergebnisse in den univariaten Vergleichen
ergänzende multivariate Analysen durchgeführt. Eine Zusammenfassung der
Ergebnisse der univariaten Berechnungen für die Merkmale findet sich am Ende
des Teilkapitels in Tabelle 20 auf Seite 196.

Tabelle 19: Korrelationsmatrix für die Unterrichtsaspekte aus Sicht der Schüler/innen (N= 152 Lerngruppen).

Pearson	Zeit	BNO	Inter	Anst	HE	FM	Wohl	Ang	Mit	Für
Zeit	1									
BNO	-,26**	1								
Inter	-,37**	,41**	1							
Anst	-,38**	,37**	,72**	1						
HE	-,13	,37**	,56**	,63**	1					
FM	-,17*	-,09	-,02	-,08	-,31**	1				
Wohl	-,33**	,53**	,88**	,74**	,61**	-,16	1			
Ang	-,20*	-,13	-,02	,04	-,19*	,56**	-,14	1		
Mitb	,045	,41**	,34**	,18*	,33**	-,20*	,37**	-,18*	1	
Fürs	-,39**	,80**	,50**	,39**	,47**	,01	,59**	-,06	,45**	1

Anmerkung: $*p<.05$, $**p<.01$, Korrelationen über $r= .50$ sind kursiv gesetzt.
Abkürzungen: Zeit= Zeitverluste, BNO= individuelle Bezugsnormorientierung, Inter= fachspezifisches Interesse, Anst= Anstrengungsbereitschaft, HE= Leistungsmotiv Hoffnung auf Erfolg, FM= Leistungsmotiv Furcht vor Misserfolg, Wohl= Wohlbefinden im Sportunterricht, Ang= Zustandsangst, Mitb= Mitbestimmung, Fürs= Fürsorglichkeit der Lehrkraft

▪ Zeitverluste

Die Nutzung der Unterrichtszeit gelingt aus Schülersicht im Mittel durchaus gut (vgl. Abbildung 24), denn der Mittelwert für die verschiedenen Aspekte des Zeitverlustes liegt mit M= 1.65 (SD= 0.29) unterhalb der verbalen Verankerung „manchmal". Insgesamt zeigen sich keine signifikanten Differenzen zwischen den Lehrkräften der vier Beanspruchungsmuster im Hinblick auf die Zeitverluste aus Sicht der Schüler/innen (ANOVA: $F(3, N=152)= 0.340$, p= .797; eta^2= .007), auch wenn Mittelwertunterschiede zu verzeichnen sind: So geben die Schüler/innen für den Sportunterricht bei den Lehrkräften Verausgabung mit M= 1.70 (SD= 0.41) die höchsten Zeitverluste an, während im Unterricht der Sportlehrkräfte der anderen drei Muster leicht geringere, ähnlich ausgeprägte Werte angegeben werden (Engagement: M= 1.64, SD= 0.28; Distanz: M= 1.63, SD= 0.25; Rückzug: M= 1.65, SD= 0.25).

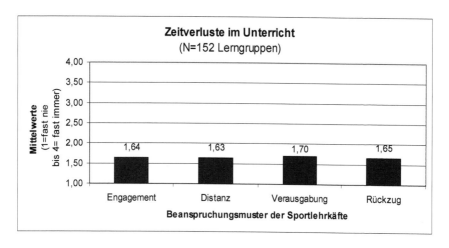

Abbildung 24: Ausprägung der Zeitverluste im Unterricht nach Beanspruchungsmuster (N= 152 Lerngruppen).

Eine Kovarianzanalyse wird für das Merkmal *Zeitverluste* nicht berechnet, da im Vorfeld keine der potentiellen Störvariablen signifikant unterschiedlich ausfiel.

- Mitbestimmung

Die Ausprägung der Mitbestimmungsmöglichkeiten über alle Lerngruppen hinweg liegt mit einem Mittelwert von $M= 2.10$ ($SD= 0.45$) etwas oberhalb der verbalen Verankerung „*manchmal*". Für den Unterricht, der von den Sportlehrkräften der vier Beanspruchungsmuster gehalten wird, lassen sich keine signifikanten Unterschiede feststellen (ANOVA: $F(3, N=152)= 1.163, p= .326; eta^2= .023$): Die Mittelwerte zeigen, wie in Abbildung 25 ersichtlich, für das Muster *Engagement* die geringste Ausprägung ($M= 2.00, SD= 0.46$), während für das Muster *Distanz* die höchsten Werte zu verzeichnen sind ($M= 2.17, SD= 0.35$). Der Sportunterricht von den Lehrkräften der anderen zwei Muster zeigt Ausprägungen im dazwischen liegenden Bereich (Verausgabung $M= 2.05, SD= 0.49$ und Rückzug $M= 2.13, SD= .051$).

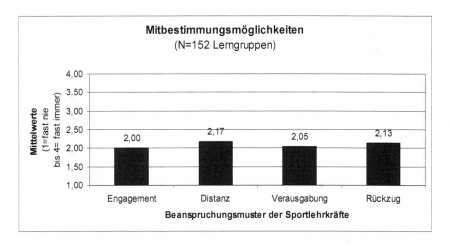

Abbildung 25:   Ausprägung der Mitbestimmung im Unterricht nach
                 Beanspruchungsmuster (N= 152 Lerngruppen).

Für die Mitbestimmung aus Schülersicht fielen im Vorfeld die Variablen ostwest und Geschlecht der Lehrkraft signifikant aus. Diese werden in die Kovarianzanalyse einbezogen, um die Einflüsse herauszupartialisieren. Allerdings ergibt auch die „bereinigte" Betrachtung der Unterschiede in den Mitbestimmungsmöglichkeiten für die Bedeutung des Beanspruchungsmusters keine signifikanten Unterschiede (ANCOVA: $F(3, N=152)= 0.061, p= .980; eta^2= .001$).

▪ Fürsorglichkeit des Lehrers

Die Fürsorglichkeit der Sportlehrkräfte generell liegt knapp unter der verbalen Verankerung „*stimmt ziemlich*" und ist also für die Schüler/innen durchaus positiv wahrnehmbar. Für die Sportlehrkräfte der verschiedenen Muster weichen die Mittelwerte leicht voneinander ab, wie in Abbildung 26 ersichtlich ist. Bei den Personen der Muster *Engagement* (M= 2.87, SD= 0.46) und *Distanz* (M= 2.86, SD= 0.50) sind die höchsten Ausprägungen zu verzeichnen, für das Muster *Verausgabung* sind hingegen die geringsten Werte festzustellen (M= 2.76, SD= 0.48); Lehrkräfte des Musters *Rückzug* werden etwas besser beurteilt (M= 2.79, SD= 0.46) als die Kolleg/innen im Muster Verausgabung. Jedoch sind auch für dieses Unterrichtsmerkmal die Unterschiede nicht signifikant (ANOVA: F(3, N=152)= 0.411, p= .745; eta^2= .008).

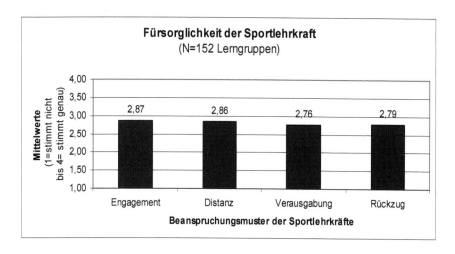

Abbildung 26: Ausprägung der Fürsorglichkeit der Lehrkraft nach Beanspruchungsmuster (N= 152 Lerngruppen).

Auch in der Kovarianzanalyse, welche die signifikante Störgröße *Alter der Lehrkraft* berücksichtigt, werden die Unterschiede hinsichtlich der Beanspruchungsmuster nicht signifikant (ANCOVA: F(3, N=152)= 0.809, p= .491; eta^2= .016).

▪ Individuelle Bezugsnormorientierung

Auch für die Anwendung der individuellem Bezugsnorm, die in ihrer durchschnittlichen Ausprägung (M= 2.83, SD= 0.42) knapp unter der verbalen Verankerung „*stimmt ziemlich*" liegt, sind keine signifikanten Unterschiede zwischen den Sportlehrkräften der Muster nachweisbar (ANOVA: F(3, N=152)= 0.358, p= .783; eta^2= .007). Wie in Abbildung 27 dargestellt ist, liegt der geringste Wert bei Angehörigen des Musters *Verausgabung* vor (M= 2.78, SD= 0.46), der höchste hingegen bei Personen des Musters *Engagement* (M= 2.88, SD= 0.39). Die Sportlehrkräfte der Muster *Distanz* (M= 2.83, SD= 0.46) und *Rückzug* (M= 2.80, SD= 0.37) rangieren in den Ausprägungen dazwischen.

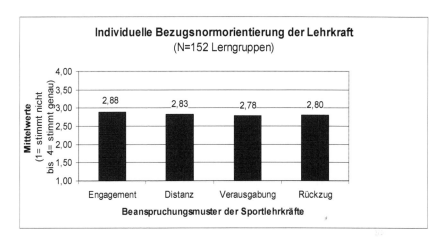

Abbildung 27: Ausprägung der individuellen Bezugsnorm im Unterricht nach Beanspruchungsmuster (N= 152 Lerngruppen).

Auch für dieses Unterrichtsmerkmal erfolgt keine Kovarianzanalyse, da auch hier keine der potentiellen Störvariablen signifikant unterschiedlich ausfiel.

▪ Wohlbefinden im Sportunterricht

Die Schülerinnen und Schüler fühlen sich im Sportunterricht durchschnittlich recht wohl ($M= 2.92$, $SD= 0.47$), wobei zwischen den Lehrkräften der verschiedenen Beanspruchungsmuster signifikante Unterschiede mit einer kleinen Effektgröße vorliegen (ANOVA: $F(3, N=152)= 3.175$, $p= .026$; $eta^2= .060$): Das größte durchschnittliche Wohlbefinden liegt – wie aus Abbildung 28 ersichtlich – im Unterricht der Lehrkräfte *Engagement* vor ($M= 3.05$, $SD= 0.41$), das geringste im Sportunterricht der verausgabten Sportlehrkräfte ($M= 2.77$, $SD= 0.51$); für die Sportlehrkräfte der anderen beiden Muster geben die Schüler/innen mittlere Werte an (Distanz: $M= 3.00$, $SD= 0.49$ und Rückzug: $M= 2.81$, $SD= 0.45$). Im Posthoc-Test (Scheffé) sind jedoch keine signifikanten Gruppenunterschiede zu verzeichnen.

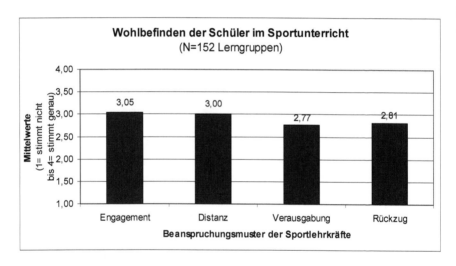

Abbildung 28: Ausprägung des Wohlbefindens im Sportunterricht nach Beanspruchungsmuster (N= 152 Lerngruppen).

Die Kovarianzanalyse, in die als signifikante Kovariate die *Klassenstufe* einbezogen wurde, zeigt, dass die signifikanten Unterschiede für die Variable Beanspruchungsmuster bei leicht erhöhter Effektgröße bestehen bleiben (ANCOVA: $F(3, N=152)= 3.220$, $p= .025$; $eta^2= .062$).

- Zustandsangst

Die Schülerinnen und Schüler zeigen im Sportunterricht eine durchschnittliche Zustandsangst, die unter dem Skalenmittelwert liegt ($M=1.52$, $SD=0.22$), wobei die Streuung sehr gering ausfällt. Dabei unterschieden sich die Lerngruppen, die von Lehrkräften der verschiedenen Beanspruchungsmuster unterrichtet werden, nicht signifikant voneinander (ANOVA: $F(3, N=152)= 1.655$, $p= .179$; $eta^2= .032$). Die vergleichsweise größte Angst findet sich – wie aus Abbildung 29 ersichtlich – im Unterricht der Sportlehrkräfte *Rückzug* ($M=1.55$, $SD=0.27$), die geringste Ausprägung im Sportunterricht der Lehrkräfte *Verausgabung* ($M=.45$, $SD=0.21$), während die Schüler/innen der anderen Sportlehrkräfte mittlere Werte angeben (Distanz: $M=1.49$, $SD=0.18$ und Engagement: $M=1.54$, $SD=0.22$).

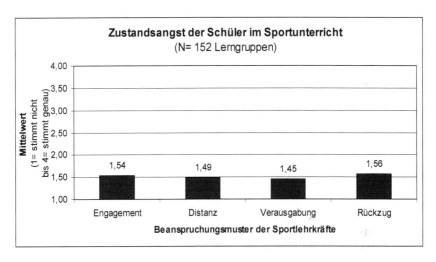

Zustandsangst der Schüler im Sportunterricht
(N= 152 Lerngruppen)

Abbildung 29: Ausprägung der Zustandsangst im Sportunterricht nach Beanspruchungsmuster (N= 152 Lerngruppen).

Die Kovarianzanalyse, in die als signifikante Kovariate die *Schulform, Jungen-Lerngruppen* und die Variable *ostwest* einbezogen wurden, zeigt, dass die Unterschiede für die Variable Beanspruchungsmuster ebenfalls nicht signifikant ausfallen (ANCOVA: $F(3, N=152)= 2.648$, $p= .051$; $eta^2= .052$).

- Fachspezifisches Interesse

Das fachspezifische Interesse der Schüler/innen am Sportunterricht (vgl. Abbildung 30) ist mit einem Mittelwert der Lerngruppen von $M= 3.03$ ($SD= 0.26$) positiv ausgeprägt. Zwischen den vier Beanspruchungsmustern der Lehrkräfte zeigen sich auf Ebene der Lerngruppenmittelwerte signifikante Unterschiede in der Varianzanalyse (ANOVA: $F(3, N=152)= 3.503, p= .017; eta^2= .066$). Dabei zeigen die Schüler/innen bei Lehrkräften der Muster zufriedenes *Engagement* und zufriedene *Distanz* jeweils die höchsten Ausprägungen im fachspezifischen Interesse (Engagement: $M= 3.09, SD= 0.23$; Distanz $M= 3.09, SD= 0.26$). Niedriger fallen die Werte für die beiden anderen Muster aus: Bei Sportlehrkräften des Musters unzufriedener *Rückzug* liegt der Mittelwert bei $M= 2.97$ ($SD= 0.24$) und für die unzufriedene *Verausgabung* bei $M= 2.93$ ($SD= 0.30$). Im Scheffé-Test sind diese Differenzen jedoch nicht signifikant.

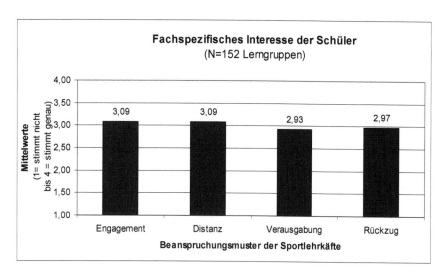

Abbildung 30: Ausprägung des fachspezifischen Interesses nach Beanspruchungsmuster (N= 152 Lerngruppen).

Unter Einbeziehung der Kovariaten *Klassenstufe* und *Mädchen-Lerngruppen* in der Kovarianzanalyse bleiben die Unterschiede hinsichtlich der Variable Beanspruchungsmuster signifikant (ANCOVA: $F(3, N=152)= 3.044, p= .031; eta^2= 059$).

- Anstrengungsbereitschaft

Auch die fachspezifische Anstrengungsbereitschaft ist im Mittel positiv ausgeprägt ($M=$ 3.05, $SD=$ 0.30), wobei nur wenig Abweichungen bestehen: Dabei unterscheiden sich die Werte für die vier Beanspruchungsmuster der Lehrkräfte auf Ebene der Lerngruppenmittelwerte signifikant in der Varianzanalyse (ANOVA: $F(3, N=152)=$ 3.872, $p=$ .011; $eta^2=$ .073). Wie Abbildung 31 zeigt, weisen die Schüler/innen bei Lehrkräften des Musters zufriedenes *Engagement* die höchsten Ausprägungen in der Anstrengungsbereitschaft auf ($M=$ 3.15, $SD=$ 0.29). Diese Werte liegen im Scheffé-Test signifikant höher als die jener Schüler/innen, die bei Lehrkräften des Musters unzufriedener *Rückzug* Sportunterricht haben ($M=$ 2.94, $SD=$ 0.24). Die Werte für die beiden anderen Muster liegen dazwischen (zufriedene Distanz: $M=$ 3.08, $SD=$ 0.27; unzufriedene Verausgabung $M=$ 3.01, $SD=$ 0.39), sie unterscheiden sich in den Posthoc-Analysen nicht signifikant von den anderen Mustern.

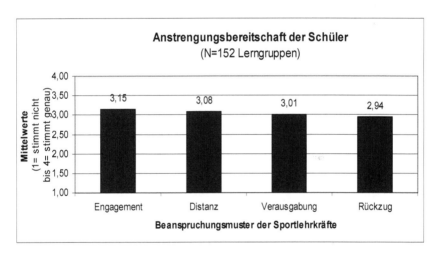

Abbildung 31: Ausprägung der Anstrengungsbereitschaft nach Beanspruchungsmuster (N= 152 Lerngruppen).

In die Kovarianzanalyse wird die einzige signifikante Störgröße, die *Klassenstufe*, einbezogen. Im Ergebnis zeigen sich für die Beanspruchungsmuster wiederum signifikante Unterschiede in der Ausprägung der Anstrengungsbereitschaft der Schüler/innen mit ähnlicher Effektgröße (ANCOVA: $F(3, N=152)=$ 3.979 $p=$ .009; $eta^2=$ .075).

■　Hoffnung auf Erfolg (Leistungsmotiv)

Die Ausprägung der Leistungsmotiv-Komponente Hoffnung auf Erfolg liegt über dem Skalenmittelwert (M= 2.66, SD= 0.27). Die Varianzanalyse zeigt wiederum, dass signifikante Differenzen zwischen den Lehrkräften der vier Muster vorliegen (ANOVA: F(3, N=152)= 3.714, p= .013; eta^2= .070), die in Abbildung 32 dargestellt sind. Die höchste Ausprägung der Hoffnung auf Erfolg liegt für die Schüler/innen der Lehrkräfte zufriedenes Engagement vor (M= 2.76, SD= 0.27), die geringste für Schüler/innen, die von Lehrkräften des Musters unzufriedener Rückzug unterrichtet werden (M= 2.57, SD= 0.20). Die Ergebnisse für die beiden anderen Muster sind erneut im Wertebereich dazwischen (zufriedene Distanz: M= 2.65, SD= 0.23; unzufriedene Verausgabung M= 2.66, SD= 0.24). Im posthoc durchgeführten Scheffé-Test wichen nur die Werte der Muster Engagement und Rückzug signifikant voneinander ab.

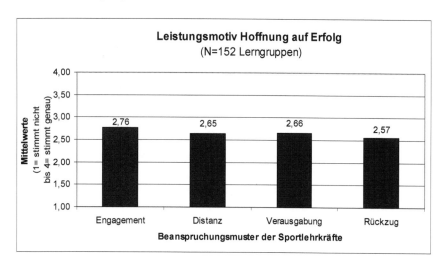

Abbildung 32:　Ausprägung der Hoffnung auf Erfolg nach
　　　　　　　　Beanspruchungsmuster (N= 152 Lerngruppen).

In der Kovarianzanalyse, in welche die signifikante Kovariate Mädchen-Lerngruppen einbezogen wurde, sind wiederum signifikante Unterschiede für die Ausprägung der Komponente Hoffnung auf Erfolg zu konstatieren, hier mit erhöhtem Wert der Effektstärke (ANCOVA: F(3, N=152)= 3.698, p= .013; eta^2= .070).

- Furcht vor Misserfolg (Leistungsmotiv)

Die mittlere Ausprägung der problematischeren Komponente des Leistungsmotivs, der Furcht vor Misserfolg, liegt unter dem Skalenmittelwert ($M= 2.10$, $SD= 0.29$). Die Ausprägung der Furcht vor Misserfolg unterscheidet sich zwischen den Lerngruppen, die von den Lehrkräften der vier Muster unterrichtet werden, jedoch nicht signifikant (ANOVA: $F(3, N=152)= 0.783$, $p= .505$; $eta^2= .016$). Wie Abbildung 33 zeigt, ist die höchste Ausprägung der Furcht vor Misserfolg für Schüler/innen der Lehrkräfte *unzu*friedener *Rückzug* zu verzeichnen ($M= 2.15$, $SD= 0.31$), die geringste für Schüler/innen, die von Sportlehrkräften des Musters unzufriedene *Verausgabung* unterrichtet werden ($M= 2.04$, $SD= 0.28$). Die Ausprägungen für die beiden anderen Muster sind im Bereich zwischen den beiden Werten zu verzeichnen (zufriedenes Engagement: $M= 2.10$, $SD= 0.31$; zufriedene Distanz $M= 2.09$, $SD= 0.26$).

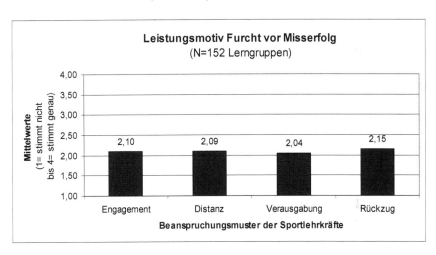

Abbildung 33: Ausprägung der Furcht vor Misserfolg nach Beanspruchungsmuster (N= 152 Lerngruppen).

In der Kovarianzanalyse bleibt die Bedeutung des Beanspruchungsmusters unter Einbeziehung der signifikanten Störgrößen *ostwest* und *Jungen-Lerngruppen* nicht signifikant (ANCOVA: $F(3, N=152)= 2.082$, $p= .105$; $eta^2= .041$).

Eine zusammenfassende Übersicht der Ergebnisse zu den Unterrichtsmerkmalen aus Sicht der Lehrkräfte der vier Beanspruchungsmuster bietet Tabelle 20.

Tabelle 20: Unterrichtsunterschiede aus Sicht der Lerngruppen (N= 152).

		Muster				ANOVA		ANCOVA	
Unterrichts-aspekt ICC_2		E N= 41	D N= 44	V N= 24	R N= 43	$F(fd=3)$ Posthoc-Test	Eta^2	$F(fd=3)$ Kovariate	Eta^2
Zeitverluste	M	1.64	1.63	1.70	1.65	0.34	.007	------	------
$ICC_2=.85$	SD	.28	.25	.41	.25	-------		---------------------	
iBNO	M	2.88	2.83	2.78	2.80	0.36	.007	-------	-------
$ICC_2=.82$	SD	0.39	0.46	0.46	0.37	-------		---------------------	
Interesse	M	3.09	3.09	2.93	2.97	*3.50**	*.066*	*3.044**	*.059*
$ICC_2=.67$	SD	0.23	0.26	0.30	0.24	*Scheffé n.s*		*Klassenstufe, LG_w*	
Anstren-gungsb.	M	3.15	3.08	3.01	2.94	*3.87**	*.073*	*3.979***	*.075*
$ICC_2=.56$	SD	0.29	0.27	0.39	0.24	*Scheffé E>R*		*Klassenstufe*	
Hoffnung auf Erfolg	M	2.76	2.65	2.66	2.57	*3.71**	*.070*	*3.698**	*.070*
$ICC_2=.39$	SD	0.27	0.23	0.24	0.20	*Scheffé E>R*		*LG_w*	
Furcht vor Misserfolg	M	2.10	2.09	2.04	2.15	0.78	.016	2.082	
$ICC_2=.49$	SD	0.31	0.26	0.28	0.31	----		ostwest, LG_m	
Wohlbefin-den	M	3.05	3.00	2.77	2.81	*3.18**	*.060*	*3.220**	*.062*
$ICC_2=.76$	SD	0.41	0.49	0.51	0.45	*Scheffé n.s*		*Klassenstufe*	
Zustands-angst	M	1.54	1.49	1.45	1.56	1.66	.032	2.648	.052
$ICC_2=.55$	SD	0.22	0.18	0.21	0.27	----		ostwest, Schultyp, LG_m	
Mit-bestimmung	M	2.00	2.17	2.05	2.13	1.16	.023	0.061	.001
$ICC_2=.80$	SD	0.46	0.35	0.49	0.51	------		ostwest, L_sex	
Fürsorglich-keit	M	2.87	2.86	2.76	2.79	0.41	.008	0.809	.016
$ICC_2=.87$	SD	0.46	0.50	0.48	0.46	----		L_Alter	

Anmerkung: *p< .05, **p< .01; signifikante Ergebnisse sind kursiv gesetzt. Abkürzungen: LG_m= Jungen-Lerngruppen, LG_w= Mädchen-Lerngruppen, L_sex= Geschlecht Lehrkraft

MANOVA
Für die vier korrelierenden Variablen der fachspezifischen Befindlichkeit (fachspezifisches Interesse, Anstrengungsbereitschaft, Hoffnung auf Erfolg und Wohlbefinden) bestätigt die multivariate Varianzanalyse (MANOVA) bzgl. der robusten Prüfgröße Pillai-Spur die signifikanten Unterschiede hinsichtlich der Variable Beanspruchungsmuster mit einer etwas kleineren Effektstärke als für die univariaten Berechnungen (MANOVA: $F(12, N=152)= 1.929$, $p= .029$; $eta^2= .050$). Die multivariate Varianzanalyse (MANOVA) für die beiden korrelierenden Variablen Ängstlichkeit und Furcht vor Misserfolg wird nicht durchgeführt, da die Variablen hinsichtlich des Beanspruchungsmusters ohnehin keine signifikanten Unterschiede zeigten.

Gesamtbilanz: Benotung des Sportunterrichts
Eine zusammenfassende Bewertung des Sportunterrichts durch die Vergabe einer Schulnote für den Sportunterricht durch die Schüler/innen zeigt, dass der Unterricht zwischen den Noten 2 und 3 liegt (vgl. Abbildung 34).

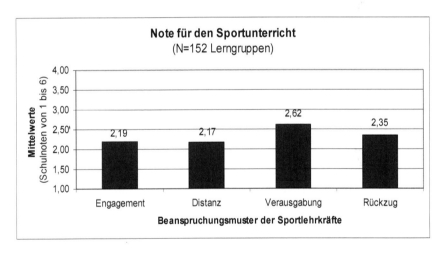

Abbildung 34: Ausprägung der Noten für den Sportunterricht nach Beanspruchungsmuster (N= 152 Lerngruppen).

In der Varianzanalyse zeigen sich signifikante Differenzen (ANOVA: $F(3, N=152)= 3.071$, $p= .030$; $eta^2= .059$): So erreichen die Lehrkräfte der Muster *Distanz* und *Engagement* fast übereinstimmend den besten Notenschnitt (Distanz $M= 2,17$, $SD= 0.58$; Engagement $M= 2,19$, $SD= 0.65$), während die Bewertung für den Unterricht der Lehrkräfte *Rückzug* mit einer „2 minus" etwas schwächer ausfällt (*M*= 2.35, *SD*= 0.59). Die schlechteste Benotung erhält der Sportunterricht der Sportlehrkräfte des Musters *Verausgabung*, dessen Mittelwert bei *M*= 2.62 liegt (*SD*= 0.77) und somit eher einer „3 plus" entspricht. Die Gruppenunterschiede sind im Scheffé-Test jedoch nicht signifikant.

Für die Benotung des Sportunterrichts zeigte sich im Vortest eine signifikante Störgröße: So unterschied sich die Benotung hinsichtlich der Variable Klassenstufe (7 versus 9). Im Ergebnis der Kovarianzanalyse bleiben die signifikanten Unterschiede für die Beanspruchungsmuster erhalten, auch die Effektstärke ist identisch (ANCOVA: F(3, N=152)=3.064, p=.030; eta^2=.059).

In Rückgriff auf die Hinweise zur Skalenproblematik von Schulnoten (vgl.7.2.2.2) und aufgrund des uneindeutigen Ergebnisses (signifikante Varianz- und Kovarianzanalyse, aber keine signifikanten Gruppenunterschiede im Posthoc-Test) wird ein nichtparametrisches Verfahren ergänzend durchgeführt: Dazu werden die Medianwerte der Benotung auf Ebene der Lerngruppe aggregiert und anschließend mithilfe des H-Tests von Kruskal & Wallis – zum Vergleich von *k* unabhängigen Stichproben hinsichtlich ihrer zentralen Tendenz (vgl. Bortz & Lienert, 1998, S. 142) – auf Unterschiede zwischen den Beanspruchungsmustern überprüft. Die sich hierbei ergebenden mittleren Ränge (Muster Engagement= 75.4, Muster Distanz= 68.8, Muster Verausgabung= 87.9 und Muster Rückzug= 79.2) sind nicht signifikant (H-Test nach Kruskal & Wallis: *Chi-Quadrat*(3, N= 152)= 3.875, *p*=.275).

Benotung und andere Unterrichtsaspekte
Die Benotung des Sportunterrichts aus Schülersicht in Form aggregierter Medianwerte zeigt bei Korrelationsberechnungen (Spearman) starke (negative) Zusammenhänge mit dem *Wohlbefinden* im Sportunterricht (*r*= -.59), der wahrgenommenen *Fürsorglichkeit* der Lehrkraft (r= -.59), dem *fachspezifischen Interesse* (r= -.52) und der individuellen Bezugsnorm (*r*= -.51). Auch die *Anstrengungsbereitschaft* korreliert noch deutlich (*r*= -.44). Etwas geringer sind die Zusammenhänge für Benotung mit der Leistungsmotivation Hoffnung auf Erfolg (*r*= -.38), der Mitbestimmung (*r*= -.37) und den Zeitverlusten im Unterricht (*r*=.25). Die Furcht vor Misserfolg und die Zustandsangst zeigen keine signifikanten Zusammenhänge zur Benotung des Sportunterrichts. Die bilanzierende Gesamteinschätzung des Sportunterrichts in Form einer (positiven) Schulnote hängt also vor allem mit Indikatoren der Motivierung, der Schülerorientierung und des lernförderlichen Klimas zusammen.

7.4 Zusammenfassung und Diskussion

Die leitende Zielstellung dieser Teilstudie war es, die *unterrichtliche Relevanz des beruflichen Beanspruchungserlebens von Sportlehrkräften zu prüfen.* Aufgrund der theoretischen Analyse im ersten Teil der Arbeit und den zur Verfügung stehenden Daten aus der DSB-SPRINT-Studie wurden im Rahmen einer Sekundäranalyse zwei Teilanalysen aus verschiedenen Perspektiven durchgeführt. So wurden Unterschiede hinsichtlich qualitätsrelevanter Unterrichtsmerkmale im *Selbstbericht der Lehrkräfte* sowie *aus Sicht der unterrichteten Schüler/innen*, aggregiert auf Lerngruppenebene, analysiert. Im Folgenden werden die Ergebnisse der beiden Teilanalysen zusammengefasst und die Hypothesen geprüft, bevor eine Diskussion der Befunde erfolgt.

F4: Unterrichtliche Relevanz der Beanspruchungsmuster aus Sicht der Sportlehrkräfte
Die erste Teilanalyse beschäftigte sich mit Unterschieden im Sportunterricht zwischen den Sportlehrkräften der vier Beanspruchungsmuster, dargestellt aus Sicht der unterrichtenden Lehrkräfte selbst. Die allgemeine Hypothese, dass es qualitätsrelevante Unterschiede in den Unterrichtsmerkmalen gibt, kann anhand der vorliegenden Ergebnisse für sechs von neun Aspekten nach varianzanalytischer Berechnung, kovarianzanalytischer Kontrolle (der Merkmale Schulform, Geschlecht und Alter der Lehrkraft sowie alte versus neue Bundesländer) und nach Korrektur der Alpha-Fehler-Kumulierung über die Holm-Bonferroni-Korrektur bestätigt werden.[119] Nachfolgend werden die drei Hypothesen geprüft:

- H1a: Hinsichtlich der angenommenen unterrichtlichen Differenzen zwischen den Mustern Engagement und Rückzug lässt sich die Hypothese für sechs von neun Unterrichtsaspekten bestätigen: In den Posthoc-Analysen (Scheffé-Test) wiesen Lehrkräfte des Musters Engagement hypothesenkonform stets positivere Ausprägungen auf als Sportlehrkräfte des Musters Rückzug, nämlich häufigere Differenzierungsmaßnahmen, höhere Leistungserwartungen, geringere Zeitverluste im Unterricht, stärkere Anwendung der individuellen Bezugsnorm, stärkere Förderung der Persönlich-

---

[119] Die Einbeziehung der Kovariaten verändert dabei die in den Varianzanalysen aufgetretenen Effektstärken für die Bedeutung der Variable Beanspruchungsmuster in der Regel nur gering; die Bedeutung der unabhängigen Variable Beanspruchungsmuster aus der Varianzanalyse bleibt in allen Fällen erhalten. Für die Variablen Benotung, Mitbestimmung und offener Unterricht werden die Unterschiede zwischen den Beanspruchungsmustern erst in der Kovarianzanalyse signifikant, nachdem die Störgrößen herausgefiltert wurden. Diese sind allerdings so schwach ausgeprägt, dass sie nach Durchführung der Holm-Bonferroni-Korrektur auf dem 5%-Niveau als *nicht signifikant* gelten müssen.

keitsentwicklung und Einbeziehung neuerer Inhalte. Für die Aspekte schülerorientierte Benotung, Mitbestimmung der Schüler/innen und offener Unterricht muss die Hypothese jedoch nach Korrektur der Alpha-Fehler-
Kumulierung abgelehnt werden.

▪ H2a: Die Hypothese, dass Sportlehrkräfte des Musters Distanz im Vergleich
zu Lehrkräften des Musters Engagement geringere Ausprägungen in den
Bereichen Kompetenzorientierung, Umgang mit Heterogenität und Angebotsvielfalt zeigen, muss anhand der vorliegenden Ergebnisse abgelehnt
werden. In keinem der drei Unterrichtsmerkmale unterschieden sich diese
Lehrkräfte von anderen.

▪ H3a: Die Hypothese, dass Sportlehrkräfte des Musters unzufriedene Verausgabung verringerte Ausprägungen des Bereichs Motivierung anhand der
Indikatoren individuelle Bezugsnorm, Leistungserwartungen und schülerorientierte Benotung zeigen, ist den Ergebnissen nach abzulehnen; in keiner
der drei Variablen unterschieden sich diese Lehrkräfte von denen der drei
anderen Muster.

*F5: Unterrichtliche Relevanz der Beanspruchungsmuster aus Sicht der Schü-
ler/innen*
Die Fragestellung der zweiten Teilanalyse war, inwieweit sich Unterschiede im
Unterricht hinsichtlich der Unterrichtsmerkmale Klassenführung, Motivierung,
lernförderliches Klima und Schülerorientierung aus Sicht der Schüler/innen
nachweisen lassen. Die allgemeine Hypothese, dass es Unterschiede zwischen
den Sportlehrkräften der vier Beanspruchungsmuster gibt, lässt sich nach varianzanalytischer Berechnung, kovarianzanalytischer Kontrolle (der Merkmale
Schulform, Geschlecht und Alter der Lehrkraft, alte versus neue Bundesländer,
Klassenstufe der Schüler/innen und Geschlecht der Lerngruppe) und nach Überprüfung durch multivariate Varianzanalysen für korrelierende Aspekte nur teilweise bestätigen. Nachfolgend werden auch hier die drei Hypothesen geprüft:

▪ H1b: Hinsichtlich der unterrichtlichen Differenzen zwischen den Mustern
Engagement und Rückzug lässt sich die Hypothese nur für zwei der zehn
Unterrichtsaspekte bestätigen: In den Posthoc-Analysen (Scheffé-Test) wiesen Lerngruppen von Lehrkräften des Musters Engagement positivere Ausprägungen der Anstrengungsbereitschaft und der Hoffnung auf Erfolg auf
als Lerngruppen von Sportlehrkräften des Musters Rückzug. Alle anderen
Variablen zeigen keine Unterschiede in den Posthoc-Analysen, auch wenn
bei den Variablen fachspezifisches Interesse und Wohlbefinden im Sportunterricht signifikante Unterschiede in der ANOVA vorlagen.

- H2b: Die Hypothese, dass Sportlehrkräfte des Musters Distanz im Vergleich zu Lehrkräften des Musters Engagement geringere Ausprägungen in den Bereichen Kompetenzorientierung, Umgang mit Heterogenität und Angebotsvielfalt zeigen, kann anhand der vorliegenden Daten aus Schülersicht nicht beurteilt werden.

- H3b: Die Hypothese, dass Sportlehrkräfte des Musters unzufriedene Verausgabung verringerte Ausprägungen der Bereiche Motivierung und lernförderliches Klima zeigen, muss anhand der vorliegenden Ergebnisse abgelehnt werden. Sowohl die beiden Indikatoren des lernförderlichen Klimas (Wohlbefinden und Zustandsangst) als auch die vier (indirekten) Indikatoren der Motivierung (Anwenden der individuellen Bezugsnorm durch die Lehrkraft, fachspezifisches Interesse, Anstrengungsbereitschaft, Leistungsmotivation der Schüler/innen) zeigen keine signifikanten Unterschiede für Lehrkräfte des Musters Verausgabung im Vergleich zu Sportlehrkräften der drei anderen Muster.

Diskussion der Ergebnisse
Tabelle 21 gibt einen Überblick über die untersuchten Unterrichtsmerkmale, Konstrukte, Ergebnisse und Effekte der beiden Teilstudien zur Analyse der unterrichtlichen Relevanz des Beanspruchungserlebens aus Sicht der Sportlehrkräfte und aus Perspektive der unterrichteten Schüler/innen. Die unterrichtliche Relevanz des Beanspruchungserlebens von Sportlehrkräften lässt sich insgesamt nicht eindeutig belegen oder widerlegen, es muss eine differenzierte Diskussion der unterrichtlichen Relevanz für die zwei Perspektiven erfolgen.
Sicht der Sportlehrkräfte: Für die selbstberichteten Unterrichtsmerkmale durch die Lehrkräfte ist auf Basis einer guten Stichprobe (N= 735) eine Relevanz des Beanspruchungserlebens zu konstatieren; sechs der neun untersuchten Unterrichtsmerkmale weisen signifikante Unterschiede auf. Die Mehrzahl der Unterrichtsaspekte (Zeitverluste, individuelle Bezugsnorm, Leistungserwartungen, Persönlichkeitsentwicklung, Differenzierung, neuere Inhalte) wies signifikante Unterschiede in der Form auf, dass *Sportlehrkräfte des Musters Engagement signifikant positivere Ausprägungen aufwiesen als diejenigen des Musters Rückzug*. Für die Muster Engagement und Rückzug liegen somit erwartungskonforme Befunde zur unterrichtlichen Relevanz aus Lehrersicht vor, und die Befunde aus Schülersicht von Klusmann et al. (2006) werden bestätigt. Für die *Muster Distanz und Verausgabung sind fehlende Differenzen und erwartungswidrige Ausprägungen zu konstatieren*: Die Werte des Musters Verausgabung heben sich nur bei der Variable Differenzierung signifikant (negativ) ab. Dies widerspricht den Erwartungen, da von Lehrkräften, welche die höchste Verausgabungsbereitschaft angeben, engagierter Unterricht mit Binnendifferenzierung erwartet wurde. Hier

liegen mehrere Erklärungsmöglichkeiten nahe: Zum einen könnte die hohe Verausgabungsbereitschaft eher Ausdruck der erlebten Verausgabung im Sinne eines negativen Beanspruchungserlebens (z. B. Erschöpfung) sein und somit nicht unbedingt mit einer besonders ausgeprägten Verausgabungsbereitschaft im Sinne von Engagement in Beziehung stehen. Zum anderen wäre es möglich, dass die Verausgabung bzw. Verausgabungsbereitschaft tatsächlich hoch ist, in den unterrichteten Klassen jedoch z. B. keine großen Differenzierungsmaßnahmen notwendig erscheinen. Denkbar wäre auch, dass die Angaben zur Differenzierung an musterspezifischen Vorstellungen bzw. Ansprüchen relativiert werden (s. u.).

Tabelle 21: Zusammenfassender Überblick über die Ergebnisse der beiden Teilanalysen zur unterrichtlichen Relevanz.

Unterrichtsaspekte	Lehrersicht (N= 735 Sportlehrkräfte)	Schülersicht (N= 152 Lerngruppen)
Klassenführung	*Zeitverluste* $eta^2 = .024; E<R, D<R$	Zeitverluste n.s.
Motivierung	*Individuelle BNO* $eta^2 = .023; E>R, D>R$ *Leistungserwartungen* $eta^2 = .027; E>R, E>D$ Schülerorientierte Benotung n.s.	Individuelle BNO n.s. *Fachspezifisches Interesse* $eta^2* = .050$ *Anstrengungsbereitschaft* $eta^2* = .050; E>R$ *Leistungsmotivation HE* $eta^2* = .050; E>R$ Leistungsmotivation FM n.s.
Lernförderliches Klima		*Wohlbefinden* $eta^{2*} = .050;$ Ängstlichkeit n.s.
Schülerorientierung	Mitbestimmung n.s.	Mitbestimmung n.s. Fürsorglichkeit der Lehrkraft n.s.
Kompetenzorientierung	*Persönlichkeitsentwicklung* $eta^2 = .024; E>R, D>R$	
Umgang mit Heterogenität	*Differenzierung* $eta^2 = .031; E>R, E>V$	
Angebotsvielfalt	Offener Unterricht n.s. *Neuere Inhalte* $eta^2 = .016; E>R$	

Anmerkung: Variablen, die signifikante Unterschiede aufwiesen, sind kursiv gesetzt, und es werden die Ergebnisse der Posthoc-Tests sowie die Effektstärken angegeben. *= Werte der MANOVA. Abkürzungen der Muster: E= Engagement, D= Distanz, V= Verausgabung, R= Rückzug;

Auch die Ergebnisse für die Sportlehrkräfte des Musters Distanz sind nicht erwartungskonform: sie weisen bei drei Variablen (zusammen mit denen des Musters Engagement) positivste Ausprägungen auf, und zwar die geringsten Zeitverluste, die höchste Ausprägung der individuellen Bezugsnorm und eine starke Förderung der Persönlichkeitsentwicklung der Schüler/innen, während sie andererseits die geringsten Leistungserwartungen zeigen (zusammen mit denen des Musters Rückzug). Dies widerspricht den Ergebnissen von Klusmann et al. (2006) aus Sicht der Schüler/innen, wo die Schonungsmuster häufiger Ähnlichkeiten mit den Risikomustern hinsichtlich des Unterrichts aufwiesen als mit dem Gesundheitsmuster. Die hier vorliegenden Ergebnisse deuten auf einen gut organisierten, schülerorientierten Sportunterricht dieser Lehrkräfte hin. Dies erstaunt, da diese Lehrkräfte zugleich die geringsten Werte in der Bedeutsamkeit der Arbeit und Verausgabungsbereitschaft aufweisen. Hier wäre eine mögliche Interpretation, dass die entsprechenden Lehrkräfte dem Beruf keinen hohen Stellenwert im Leben einräumen, den Unterricht jedoch mit positiven Emotionen und überschaubarem Engagement ausführen. Möglicherweise ist dies auf gelungene Unterrichtsroutinen und gute Arbeitsbedingungen zurückzuführen. Das geringe Engagement könnte auch daran liegen, dass es nur als solches (aufgrund höherer Ansprüche) empfunden wird, aber in der Praxis tatsächlich nicht verringert ist. Hier wäre eine Forschungsperspektive, die erlebte Beanspruchung, vor allem das Arbeitsengagement (Verausgabungsbereitschaft, Bedeutsamkeit der Arbeit), mit entsprechenden externen Daten in Beziehung zu setzen.

Denkbar ist auch, dass der Beantwortung der Unterrichtsaspekte unterschiedliche Ansprüche bzw. Vorstellungen des Soll-Zustandes zugrunde liegen (vgl. Wahrnehmung und Redefinition des Handlungsauftrages; Rudow, 1994). Während die überengagierten Lehrkräfte des Musters Verausgabung z. B. einen pünktlichen, reibungslosen Beginn ohne geringste Zeitverluste (von sich) erwarten, könnten Lehrkräfte des Musters Distanz möglicherweise eine „lässigere" Haltung diesen Phänomenen gegenüber an den Tag legen und dementsprechende Häufigkeitsfragen anders beantworten. Hierzu wäre es von Interesse, inwieweit die Beanspruchungsmuster mit typischen Persönlichkeitseigenschaften wie z. B. Perfektionismus zusammenhängen. Eine solche lässige oder sehr anspruchvolle Grundhaltung könnte die Wahrnehmung und Angabe der Häufigkeit bzw. Bedeutung der Unterrichtsaspekte beeinflussen.

Auch selbstwertdienliche Verzerrungen sind bei Befragungen von Lehrkräften zu ihrem Unterricht natürlich nicht auszuschließen; eine Erklärung für die erwartungswidrigen Befunde zu den beiden Mustern würde dieser Aspekt jedoch nur dann bieten, wenn von musterspezifisch unterschiedlichen Ausprägungen der selbstwertdienlichen Verzerrungen ausgegangen würde: Lehrkräfte des Musters Distanz beispielsweise müssten ihren Unterricht deutlich positiver einschätzen,

während Kolleg/innen des Musters Verausgabung deutlich geringere selbstwertdienliche Verzerrungen bei der Beantwortung aufweisen und sich eher kritisch
äußern müssten.

Sicht der Schüler/innen: Insgesamt liegen aus Sicht der Schüler/innen, aggregiert auf Ebene der Lerngruppen, deutlich weniger signifikante Unterschiede
im Unterricht vor als aus Sicht der Sportlehrkräfte. Nur für vier der zehn Merkmale wurden signifikante Ergebnisse festgestellt, Gruppenunterschiede zwischen
den Beanspruchungsmustern konnten sogar nur in zwei Fällen anhand signifikanter Posthoc-Vergleiche nachgewiesen werden. Dies betrifft die Anstrengungsbereitschaft und die Leistungsmotivkomponente Hoffnung auf Erfolg, also
indirekte Indikatoren des Unterrichtsmerkmals Motivierung (vgl. 5.3). Diese
zeigten Unterschiede zwischen Lehrkräften des Musters Engagement (positivste
Ausprägung) und Lehrkräften des Musters Rückzug (negativste Ausprägung);
dies ist hypothesenkonform zu interpretieren und entspricht auch den Ergebnissen der Teilstudie zur Sicht der Lehrkräfte.

Aufgrund des Querschnittdesigns muss hier jedoch einschränkend erwähnt
werden, dass kein Nachweis für die angenommene Ursache-Wirkungs-Abfolge
von Beanspruchungserleben und Schülerbefindlichkeit im Unterricht geführt
werden kann; die gegenteilige Wirkrichtung (Sportlehrkräfte, die motivierte
Schüler/innen unterrichten, sind in Folge dessen häufiger im Muster Engagement
und seltener im Muster Rückzug als solche Lehrkräfte, die weniger motivierte
Schüler/innen unterrichten) ist nicht auszuschließen; dies könnte nur über Längs-
schnittuntersuchungen belegt werden. Da Lehrkräfte jedoch stets viele Klassen
unterrichten, müssten diese positiven Schülereigenschaften dann nicht nur der
einen Klasse sondern insgesamt auf Schulebene vorliegen. Hier wären entsprechende Prüfungen von Interesse, zumal die Schulform, die man als Grund vermuten könnte, keine Bedeutung aufwies (vgl. 6.3). Da aber ohnehin von einer
zirkulären, sich immer wieder gegenseitig beeinflussenden Beziehung zwischen
Beanspruchungserleben, Unterrichtsgestaltung und Befindlichkeit und Verhalten
der Schüler/innen auszugehen ist (vgl. Kapitel 4.3), ist dieser Punkt nicht zentral.

Die fehlenden Unterschiede in der Beurteilung der Unterrichtsaspekte Zeitverluste, individuelle Bezugsnormorientierung, Mitbestimmung, Fürsorglichkeit
der Lehrkraft sowie in den indirekten Indikatoren Ängstlichkeit und Furcht vor
Misserfolg aus Sicht der Schüler/innen könnten auch die Frage aufwerfen, inwieweit diese Merkmale aus Sicht der Schüler/innen kompetent beurteilt werden
können. Da es sich hierbei jedoch um gut beobachtbare Merkmale (Zeitverluste,
Fürsorglichkeit der Lehrkraft oder Mitbestimmung) bzw. um die eigene Befindlichkeit betreffende Aspekte handelt, sind diese als niedrig inferent (vgl. 4.1.3)
einzuordnen, und dieser Gesichtspunkt ist somit als Grund für fehlende Unterschiede nicht plausibel.

Die ergänzend zu den Unterrichtsaspekten erfragte Benotung des Sportunterrichts für die Lehrkräfte der vier Beanspruchungsmuster durch die Schüler/innen zeigte Unterschiede, die statistisch nicht eindeutig abgesichert werden konnten (signifikante (Ko-)Varianzanalysen, keine Gruppenunterschiede im Posthoc-Vergleich, nicht signifikanter H-Test). Daher soll nur ein vorsichtiger Blick auf die musterspezifische Unterrichtsbenotung geworfen werden: Lehrkräfte des Musters Distanz erhalten von den Schüler/innen (ähnlich wie beim Muster Engagement) die besten Noten. Dies ist erwartungswidrig und könnte die oben angesprochene These stützen, dass hier Lehrkräfte mit großer Routine und Erfahrung ohne großen Aufwand unterrichten und eine Haltung aufweisen, die vielleicht als eine Art „freundliche Gelassenheit" zu beschreiben ist und sich in verringerten Ansprüchen an sich selbst und an die Schüler/innen äußert; dies würde von den Schüler/innen positiv wahrgenommen. Auch die negativste Bewertung für den Unterricht für die Sportlehrkräfte des Musters Verausgabung, die sich selbst als sehr engagiert und verausgabungsbereit beschreiben, ist nicht erwartungskonform, würde aber auch die oben genannte Interpretation bestätigen, dass die Angaben mehr Ausdruck eines Gefühls der Überforderung und Verausgabung als des tatsächlichen Engagements sind.

Die Benotung des Unterrichts durch die Schüler/innen korrelierte deutlich mit Variablen der Befindlichkeit und Motivation der Schüler/innen im Unterricht: vor allem mit dem Wohlbefinden im Sportunterricht, der Fürsorglichkeit der Lehrkraft und dem fachspezifischen Interesse. Da die Bewertung des Sportunterrichts aus Sicht der Schüler/innen also eng mit der emotionalen Befindlichkeit verbunden ist und weil diese Beurteilungen des Unterrichts innerhalb der Lerngruppen hohe Übereinstimmungswerte aufwiesen, scheint eine unterrichtliche Relevanz des Beanspruchungsmusters auch aus Schülersicht wahrscheinlich, auch wenn sie in den Angaben der Schüler/innen zu den Unterrichtsindikatoren im vorliegenden Fall nur vereinzelt nachweisbar ist.

Unterstützend für diese Annahme kann berichtet werden, dass sich für die Unterrichtsbeurteilungen aus Sicht der Schüler/innen in der vorliegenden Studie vergleichbar große Mittelwertunterschiede zeigen wie in den Unterrichtsbeurteilungen aus Schülersicht bei Klusmann et al. (2006), wobei die Unterschiede dort die Signifikanzgrenze überschritten. Dies könnte mit der dort höheren Anzahl der einbezogenen Lerngruppen (N= 314 gegenüber N= 152 in der vorliegenden Arbeit) zusammenhängen. Zudem sind bei vielen Variablen geringe Standardabweichungen zu konstatieren; diese könnten auf eine nicht optimale Skalierung zurückgehen (wann findet im Unterricht etwas „nie" oder „immer" statt?) und sind bei den Aussagen der Schüler/innen auch der Aggregierung geschuldet.

Gesamtbilanz

Inhaltlich zeigt sich, dass diejenigen Unterrichtsmerkmale, für die Differenzen nachgewiesen wurden, in der Regel bei den Sportlehrkräften des Musters Engagement am wünschenswertesten ausgeprägt sind und bei Lehrkräften des Musters Rückzug am geringsten. Dies ist erwartungskonform und bestätigt die Hypothese H1 in Bezug auf die beiden Muster. Es entspricht auch den Ergebnissen von Klusmann et al. (2006), bei denen sich aus Schülersicht signifikante Unterschiede vor allem zwischen den vergleichbaren Mustern (Gesundheitstyp und dem Risikotyp B) ergaben. Bei aller Vorsicht bzgl. der Vergleichbarkeit der vorliegenden Muster mit der Original-AVEM-Typologie, die über die Vollversion des Instruments gebildet wird, scheinen die Ergebnisse ein Hinweis darauf zu sein, dass sich fachübergreifend zwei Muster bzw. Typen finden, die sich hinsichtlich ihres Unterrichts voneinander unterscheiden. Die aus den theoretischen Überlegungen abgeleitete Vermutung, dass es ein Gewinn ist, die vier Muster beruflichen Beanspruchungserlebens zu betrachten, hat zumindest in diesen beiden Studien für die hier erhobenen Unterrichtsmerkmale nicht durchgängig den erhofften Gewinn gebracht, da sich zumeist nur zwei Muster unterschieden.

Die weitgehend fehlenden Differenzen bzw. erwartungswidrigen Ausprägungen der Muster Distanz und Verausgabung sind schwieriger zu interpretieren (s.o.). Es erstaunt, dass gerade die Muster Distanz und Verausgabung sich nur im Einzelfall von anderen Mustern bei der Ausprägung der Unterrichtsmerkmale unterscheiden, da sie hinsichtlich der sieben AVEM-Dimensionen (vgl. 6.3) überwiegend die extremsten Pole der Ausprägungen aufwiesen, während die Muster Rückzug und Engagement, die sich in den von ihnen berichteten Unterrichtsmerkmale häufig(er) unterschieden, in den AVEM-Dimensionen dicht(er) beieinander liegen (vgl. Mittelwertprofile der Beanspruchungsmuster in Kapitel 6. Dies spricht gegen grundsätzliche, den Ergebnissen zugrunde liegende musterspezifische Antworttendenzen. Es ist eher denkbar, dass bei Lehrkräften der Muster Engagement und Rückzug größere Zusammenhänge zwischen dem inneren Erleben und dem wahrnehmbaren unterrichtlichen Handeln vorliegen, als bei Sportlehrkräften der Muster Distanz und Verausgabung, bei denen die Aussagen zum Arbeitsengagement mehr über die Befindlichkeit als über das Unterrichtshandeln aussagen.

Bei Unterrichtsmerkmalen, die durch mehrere Indikatoren abgebildet wurden, fielen die Ergebnisse teilweise unterschiedlich aus. Dies unterstreicht, dass bei den zehn qualitätsrelevanten Unterrichtsmerkmalen jeweils verschiedene Aspekte subsumiert werden, die differenziert betrachtet werden sollten; somit zeigt sich in den Ergebnissen auch die Begrenztheit der theoretischen Einordnung der Indikatoren.

Die Effektgrößen der signifikanten Unterschiede liegen bei den Lehrkräften zwischen $eta^2 = .016$ und $eta^2 = .031$ und bei den Schüler/innen zwischen $eta^2 = .050$ und $eta^2 = .059$; diese sind jeweils als kleine Effekte zu definieren (vgl. Bortz & Döring, 2006) und entsprechen ebenfalls den Ergebnissen der Studie von Klusmann et al. (2006). Größere Effekte sind in der komplexen Unterrichtssituation auch kaum zu erwarten, da das unterrichtliche Angebot eben nicht nur durch das Beanspruchungserleben bedingt wird (vgl. Kapitel 4.1.1).

Einschränkend ist zu beachten, dass im Rahmen der Sekundäranalyse nur bestimmte Unterrichtsmerkmale betrachtet werden konnten. So konnten andere zentrale Aspekte der Unterrichtsqualität wie beispielsweise Klarheit und Strukturiertheit nicht analysiert werden. Dies schränkt die Aussagekraft und Generalisierbarkeit der Ergebnisse zur unterrichtlichen Relevanz des Beanspruchungserlebens ein.

Methodische Aspekte
Trotz der guten Gesamtstichprobe ist die für die Analyse der Sichtweise der Schüler/innen verwendete Teilstichprobe mit 152 Lerngruppen nicht optimal, da z. B. nur 24 Lehrkräfte dem Muster Verausgabung angehören. Hier wäre eine breitere Datenlage wünschenswert. Auch handelt es sich nicht um repräsentative Ergebnisse, da aufgrund der Freiwilligkeit der Teilnahme bei den Lehrkräften und den Zuordnungsproblemen zwischen Lehrkraft und Lerngruppe bei der Analyse der unterrichtlichen Relevanz verzerrte Teilstichproben nicht auszuschließen sind. Möglich ist, dass die nur in beschränktem Maß nachweisbaren Unterschiede in der Ausprägung der Unterrichtsmerkmale auch in einer nicht adäquaten Erfassung derselben begründet sein könnten. Hier sind z. B. die Skalierung und die Instrumente kritisch zu prüfen. So sind beispielsweise die vorliegenden Skalierungen der Häufigkeit, die von „nie" bis „sehr oft" reichen, problematisch, denn was die einzelne Lehrkraft oder die Schüler/innen unter „oft" verstehen, kann durchaus deutlich voneinander abweichen; hier wären also konkretere verbale Verankerungen wie „in jeder Stunde", „einmal die Woche", „einmal im Monat" o.ä. sinnvoller. Die Erfassung einiger Merkmale über nur zwei Items ist ebenfalls nicht optimal.

Einschränkungen sind auch hinsichtlich der AVEM-Muster zu diskutieren: Es wurden alle Lehrkräfte zur Analyse der unterrichtlichen Relevanz des Beanspruchungserlebens herangezogen, nicht nur diejenigen, die mit einer hohen Wahrscheinlichkeit einem Muster entsprechen; möglicherweise wird die unterrichtliche Relevanz dadurch überdeckt, dass etliche Lehrkräfte Mischtypen aus verschiedenen Mustern sind. Nicht optimal ist auch, dass sich die Angaben der befragten Lehrkräfte allgemein auf ihren Sportunterricht beziehen, nicht jedoch auf die spezifische Klasse, die befragt wurde. Die Schüler/innen hingegen beurteilten den ganz konkreten Unterricht bei dieser Sportlehrkraft. In weiteren Analysen zu dieser Thematik sollte dies bei der Konzeption der Studie unbedingt beachtet werden.

Abschließend kann festgehalten werden, dass die unterrichtliche Relevanz des Beanspruchungserlebens mit den vorliegenden Daten nicht eindeutig zu belegen und pauschal zu bestätigen oder abzulehnen ist, sondern differenziert betrachtet werden muss. Da die unterrichtliche Relevanz des Beanspruchungserlebens von Lehrkräften ein bedeutsames Thema nicht nur für die Lehrkräfte selbst, sondern potentiell auch für die Schüler/innen, ihre Befindlichkeiten und unterrichtlichen Ergebnisse sein kann, sind unbedingt weitere Studien, die möglichst viele Unterrichtsmerkmale berücksichtigen, alle drei Perspektiven (Schüler/innen, Lehrkräfte, Beobachter/innen) einbeziehen und mit einem vollständigen AVEM-Instrument arbeiten, wünschenswert, um den bislang dünnen Forschungsstand zur unterrichtlichen Relevanz des Beanspruchungserlebens nachhaltig zu bereichern.

8 Fazit und Ausblick

Die vorliegende Arbeit verfolgte zwei aufeinander aufbauende Zielstellungen: Aus theoretischer und nachfolgend aus empirischer Sicht wurden die *Ausprägung des Beanspruchungserlebens von Sportlehrkräften* und die *unterrichtliche Relevanz der erlebten Beanspruchung* analysiert. Im Folgenden werden die wichtigsten Aspekte zusammengefasst und ein Ausblick gegeben.

Theoretischer Teil

Im theoretischen Teil der Arbeit wurden – ausgehend vom Rahmenmodell der Belastung und Beanspruchung von Rudow (1994) – verschiedene Bereiche der Beanspruchung identifiziert, und aus diesen die affektive Beanspruchung, also das *Beanspruchungserleben* der Lehrkräfte, als geeigneter Bereich für die Fragestellungen ausgewählt. Das Beanspruchungserleben wurde durch die Betrachtung der Konstrukte Stresserleben, Burnout, Arbeitszufriedenheit und das arbeitsbezogene Verhaltens- und Erlebensmuster (AVEM) spezifiziert (vgl. Kapitel 2). Der Forschungsstand, der zu den genannten Konstrukten des Beanspruchungserlebens allgemein für Lehrkräfte und fachspezifisch für Sportlehrkräfte detailliert aufgearbeitet wurde, wies für die letzten 20 Jahre allgemein ein Defizit an repräsentativen Daten und nur vereinzelte Untersuchungen für Sportlehrkräfte auf. Somit lagen bislang kaum belastbare Daten vor, um die Ausprägung des Beanspruchungserlebens von Sportlehrkräften verlässlich beurteilen zu können. Auch zur Bedeutung soziostruktureller Variablen und zur Frage der Fachspezifität des Beanspruchungserlebens, die sich aus den besonderen Anforderungen des Unterrichtsfaches Sport ergab, waren aussagekräftige Schlussfolgerungen nicht möglich (vgl. Kapitel 3).

Hinsichtlich der unterrichtlichen Relevanz der erlebten Beanspruchung war sowohl in der Beanspruchungsforschung als auch in der Unterrichtsforschung die Annahme zu finden, dass sich die erlebte Beanspruchung – als relevantes Merkmal der jeweiligen Lehrkraft – auf den Unterricht auswirkt. Die Qualität des unterrichtlichen Angebots, auf das sich das Beanspruchungserleben (dem Angebot-Nutzungs-Modell folgend) potentiell auswirkt, konnte durch zehn fachübergreifende Prozessmerkmale charakterisiert werden; fachspezifische Merkmale des Sportunterrichts konnten nicht identifiziert werden. Forschungen zur unterrichtlichen Relevanz der erlebten Beanspruchung lagen nur vereinzelt und zumeist nur aus Sicht der unterrichtenden Lehrkräfte selbst vor. Somit wurde zur unterrichtlichen Relevanz des Beanspruchungserlebens ein großes Forschungsdefizit konstatiert, vor allem hinsichtlich solcher Arbeiten, die weitere Perspektiven auf den Unterricht, beispielsweise die Sicht der Schüler/innen oder von Beobachter/innen, berücksichtigten (vgl. Kapitel 4).

Empirischer Teil
Die auf den Erkenntnissen des Theorieteils aufbauende empirische Untersuchung wurde als Sekundäranalyse durchgeführt. Datenbasis war das Kernstück der DSB-SPRINT-Studie – die Teilstudie zum Sportunterricht (vgl. Heim et al., 2006), in welcher nicht nur die Perspektiven verschiedener am Sportunterricht beteiligter Personengruppen aufeinander bezogen werden können, sondern welche auch die größte und in dieser Hinsicht noch immer aktuellste Datenlage zum Schulsport in Deutschland bietet.

Die empirische Untersuchung der vorliegenden Arbeit bestand aus zwei aufeinander aufbauenden Studien: Zum einen wurden auf breiter empirischer Basis die Beanspruchungsmuster von Sportlehrkräften exploriert. Zum anderen wurde die unterrichtliche Relevanz des Beanspruchungserlebens aus zwei Perspektiven, nämlich aus Sicht der unterrichtenden Sportlehrkräfte und der von ihnen unterrichteten Schüler/innen, geprüft. Im Folgenden werden die zentralen Ergebnisse und Diskussionspunkte aus den beiden Teilstudien (vgl. Kapitel 6.4 und 7.4) zusammengefasst und Anknüpfungspunkte für weitere Forschungen aufgezeigt.

▪ Erste Studie: Beanspruchungserleben von Sportlehrkräften
In der Grundlagenanalyse (vgl. Kapitel 6) wurde das Beanspruchungserleben von Sportlehrkräften (N=1106) in Form von Mustern beruflicher Beanspruchung auf Basis von sieben Skalen des AVEM-Instruments (vgl. Schaarschmidt & Fischer, 2003) exploriert. Die Clusteranalyse ergab vier verschiedene Muster des beruflichen Erlebens von Sportlehrkräften, die aufgrund der Kennwerte der Skalen und Clusterlösung sowie der inhaltlichen Interpretierbarkeit als stabile, gute Clusterlösung zu bewerten ist. Dabei zeigen die vier identifizierten Muster beruflichen Beanspruchungserlebens trotz der verringerten Zahl der verwendeten AVEM-Skalen typische Charakteristika der AVEM-Muster:

Das wünschenswerte Muster *zufriedenes Engagement*, das sich durch hohes Engagement, gute Ressourcen und positive Emotionen auszeichnet, ist in der vorliegenden Studie nur bei knapp 27% der Sportlehrkräfte ausgeprägt. Das Muster *zufriedene Distanz*, das durch geringes Engagement, beste Ressourcen und positive Emotionen charakterisiert werden kann, liegt bei knapp 26% der Sportlehrkräfte vor. Das Muster *unzufriedene Verausgabung*, das durch verminderte Ressourcen, eingeschränkte Emotionen und gleichzeitig stark ausgeprägtes Engagement bestimmt wird, betrifft knapp 19% der Sportlehrkräfte. Dem Muster *unzufriedener Rückzug*, das Einschränkungen in allen drei Dimensionen – Engagement, Ressourcen und Emotionen – aufweist, wurden sogar 29% der Sportlehrkräfte zugeordnet. Insgesamt zeichnet sich also nur gut jede Vierte Sportlehrkraft durch die wünschenswerte Kombination von Engagement, positiven Emotionen und Widerstandsfähigkeiten aus. Die anderen drei Viertel weisen Einschränkungen hinsichtlich des Engagements, der Emotionen und/oder der Ressourcen auf. Diese Ergebnisse zeigen – wie auch andere Studien für Lehrkräfte belegten (vgl. Kapitel 3.2 bzw. 6.4) – ein berufliches Beanspruchungserleben, das nicht zufriedenstellend ist und Handlungsbedarf aufzeigt.

Bei den geprüften *soziostrukturellen Variablen* (Geschlecht, Alter, Schulform, Region) zeigten sich statistisch signifikante Unterschiede hinsichtlich des Geschlechts und im Vergleich der alten und neuen Bundesländer: Männer sind häufiger im Muster zufriedene Distanz, Frauen häufiger im Muster unzufriedene Verausgabung zu finden. In den neuen Bundesländern ist das Muster zufriedenes Engagement häufiger und die Muster unzufriedener Rückzug und zufriedene Distanz seltener vertreten als in den alten Bundesländern. Fachfremdes Unterrichten, die Schulform, das Bundesland und das Alter sind grundsätzlich statistisch nicht bedeutsam.

Auch der Umfang des Einsatzes im Fach Sport und die Zufriedenheit der Sportlehrkräfte mit diesem variieren nicht überzufällig zwischen den Personen der vier Beanspruchungsmuster; somit ergeben sich aus diesen Daten keine Hinweise auf ein positiver oder negativer geprägtes Beanspruchungserleben von Sportlehrkräften im Vergleich zu anderen Lehrkräften. Unter Rückbezug auf das Rahmenmodell von Rudow (1994) kann gefolgert werden, dass Sportlehrkräfte zwar anderen Belastungen im Unterrichtsfach Sport ausgesetzt sind, die resultierende Beanspruchung jedoch immer im individuellen Abgleich von Anforderungen und Ressourcen entsteht und im Ergebnis nicht deutlich zwischen Lehrkräften im Allgemeinen und Sportlehrkräften im Besonderen variiert.

Trotz der sehr guten Stichprobe ist die Aussagekraft der Ergebnisse aufgrund der fehlenden Repräsentativität und des verkürzten Instruments etwas eingeschränkt. Diskutiert wurden auch die regionalen und geschlechtsbezogenen Unterschiede sowie vor allem das (ungelöste) Problem der Normierung des Beanspruchungserlebens (vgl. Kapitel 6.4). Daher erscheinen zukünftig Untersuchungen mit repräsentativen Stichproben und externen Validierungen sowie weitere Analysen zum fachspezifischen Beanspruchungserleben wünschenswert. Diese würden sowohl zur Feststellung des Status quo dienen, als auch eine verlässliche Datenbasis für schulpolitische Entscheidungen, wie z. B. das Hamburger Arbeitszeitmodell sein können.

Anknüpfungspunkte für weiterführende Forschungsaktivitäten
Zunächst verspricht die Frage, inwieweit Lehrkräfte der verschiedenen Muster dieselben beruflichen Anforderungen unterschiedlich wahrnehmen (z. B. bestimmte Arbeitsbedingungen oder das Lehrer-Schüler-Klima an einer Schule) oder Verhaltensunterschiede im Schulkontext zeigen (z. B. Besuch von Fortbildungen), Erkenntnisgewinne und würde die Befundlage zum Beanspruchungserleben erweitern, da Aussagen zum eigenen Erleben von Lehrkräften mit der Wahrnehmung schulischer Aspekte bzw. arbeitsbezogener Verhaltensweisen verknüpft würden.

Darüber hinaus stellt sich angesichts eines beruflichen Beanspruchungserlebens, dessen Ausprägung wie oben dargestellt Besorgnis erregend ist, die Frage nach *Ansatzpunkten für Intervention und Prävention.* Die empirischen Befunde der vorliegenden Studie, nach denen (wie auch in anderen Untersuchungen) ein großer Teil der (Sport)Lehrkräfte Einschränkungen hinsichtlich des Engagements, der Ressourcen und Emotionen empfindet, machen einen (dringenden) Handlungsbedarf deutlich. Ziel persönlicher Bemühungen und schulpolitischer Entscheidungen sollte es sein, die bestehenden Verhältnisse zu verändern und anzustreben, dass der überwiegende Teil der Lehrkräfte ein Beanspruchungserleben aufweist, das von Engagement, Ressourcen und positiven Emotionen geprägt ist. Im Sinne des salutogenetischen Ansatzes (vgl. Antonovsky, 1997) könnte hierzu in künftigen Arbeiten analysiert werden, wie sich diejenigen Lehrkräfte, denen das Unterrichten und die eigene Gesunderhaltung gut gelingt, von den anderen unterscheiden. Diese *Identifikation von Ressourcen* könnte sowohl auf Ebene der *Handlungsvoraussetzungen* der Person (wie z. B. eine ausgeprägte Selbstwirksamkeitserwartung) anzusiedeln sein als auch auf der damit eng verbundenen Ebene der individuellen *Verarbeitungsprozesse* (Widerspiegelung) oder auch der nachfolgenden *Verhaltensweisen* (Bewältigungsversuche). Für die individuelle Verarbeitung wäre es viel versprechend zu untersuchen, ob sich Lehrkräfte mit verschiedenem Beanspruchungserleben beispielsweise im Hinblick auf die Interpretation desselben Unterrichts unterscheiden. Hieraus wären Ansatzpunkte für veränderte Umgehensweisen mit den beruflichen Gegebenheiten oder selbst gestellten Anforderungen (Selbstbelastung) abzuleiten. Entsprechende Erkenntnisse ließen sich dann im Rahmen der Schulung des Lehrkräftenachwuchses und der Fortbildung von Lehrkräften (Prävention) sowie in der Beratung von betroffenen Lehrkräften (Intervention) einsetzen. Hier kann Bezug auf die Forschungen zur *Selbstregulation der Lehrkräfte* genommen werden, die als Teil der professionellen Kompetenz betrachtet wird, und über deren Stabilität oder Veränderbarkeit erst in Ansätzen Erkenntnisse vorhanden sind (vgl. z. B. Klusmann, 2011a).[120] Unter der Perspektive der Prävention (ggf. auch Intervention) könnte auch die Wirksamkeit bestehender Programme, wie z. B. des *Züricher Ressourcen-Modell* – einem psychoedukativen Selbstmanagement-Training (vgl. Storch, Krause & Küttel, 2007; Storch, Küttel & Stüssi, 2005) oder des *Präventionsprogramms für Arbeit und Gesundheit im Lehrerberuf – AGIL* (vgl. Hillert et al., 2012), im Hinblick auf das Beanspruchungserleben im Längsschnitt z. B. während des Referendariats oder der Berufseinstiegsphase als neuralgische Punkte der Lehrerbiografie evaluiert werden.

▪ Zweite Studie: Unterrichtliche Relevanz des Beanspruchungserlebens
Die zweite empirische Analyse ging der Fragestellung nach, inwieweit die erlebte Beanspruchung in Form der vier explorierten Beanspruchungsmuster – zufriedenes Engagement, zufriedene Distanz, unzufriedene Verausgabung, unzufriedener Rückzug – Relevanz für den Sportunterricht aufweist (vgl. Kapitel 7). Untersucht wurde dies sowohl anhand von Aussagen der unterrichtenden Lehrkräfte selbst (N= 735) als auch aus Sicht der unterrichteten Schüler/innen, deren Aussagen auf Ebene der Lerngruppen aggregiert wurden (N=152). Im Folgenden werden die zentralen Ergebnisse und Diskussionspunkte der beiden Teilanalysen zusammengefasst, bevor Ansatzpunkte für weiterführende Forschungen aufgezeigt werden.

Unterrichtliche Relevanz aus Sicht der Sportlehrkräfte
Die empirischen Befunde aus Sicht der Sportlehrkräfte wiesen die unterrichtliche Relevanz des Beanspruchungserlebens nach: So gaben Sportlehrkräfte des wünschenswerten Musters *zufriedenes Engagement* hypothesenkonform positivere Ausprägungen der unterrichtlichen Aspekte an als Kolleg/innen des Musters *unzufriedener Rückzug*. Sie haben weniger Zeitverluste in ihrem Unterricht, geben eine stärkere Anwendung der individuellen Bezugsnorm und höhere Leistungserwartungen an (welche für die Motivation der Schüler/innen förderlich sind) und zeigen in ihrem Unterricht häufiger Differenzierungsmaßnahmen, Förderungen der Persönlichkeitsentwicklung und neuere Inhalte. Für die drei anderen Indikatoren – schülerorientierte Benotung, Mitbestimmung und offener Unterricht – konnten die zunächst signifikanten Unterschiede nach Korrektur der Alpha-Fehler-Kumulierung nicht statistisch abgesichert werden.

---

[120] Vgl. hierzu das aktuelle BMBF-geförderte Projekt: „Berufsbezogene Selbstregulation als ein generischer Aspekt professioneller Kompetenz von Lehrkräften: Entwicklung und Veränderbarkeit im Studium sowie prädiktive Validität (SEKO)".

Der Sportunterricht von Sportlehrkräften der beiden anderen Beanspruchungsmuster, *zufriedene Distanz* und *unzufriedene Verausgabung*, unterschied sich nur in Einzelfällen von dem der anderen Sportlehrkräfte: Lehrkräfte des Musters unzufriedene Verausgabung zeigten geringere Differenzierungsmaßnahmen als Lehrkräfte des Musters zufriedenes Engagement. Lehrkräfte des Musters zufriedene Distanz hingegen gaben weniger Zeitverluste, eine stärkere individuelle Bezugsnormorientierung und eine stärkere Förderung der Persönlichkeitsentwicklung im Sportunterricht an als Lehrkräfte des Musters unzufriedener Rückzug sowie geringere Leistungserwartungen als Lehrkräfte des Musters zufriedenes Engagement. Die Hypothesen für die Muster *zufriedene Distanz* und *unzufriedene Verausgabung* konnten somit nicht bestätigt werden. In Kapitel 7.4 wurden diese erwartungswidrigen Ergebnisse wie folgt interpretiert: Für Lehrkräfte dieser beiden Muster, die sich vor allem im Bereich des Arbeitsengagements (erlebte Bedeutsamkeit der Arbeit und Verausgabungsbereitschaft) deutlich unterscheiden, wurde diskutiert, ob das von den Lehrkräften angegebene Engagement nicht mit den tatsächlichen Ausprägungen in der Unterrichtspraxis übereinstimmt, sondern eher einer erlebten Verausgabung im Sinne von „Erschöpfung" entspricht. Eine weitere Erklärungsmöglichkeit bestand darin, dass die hypothesenwidrigen Angaben zu den Unterrichtsaspekten dadurch zustande kommen, dass die Lehrkräfte der vier Beanspruchungsmuster unterschiedliche Ansprüche an ihren Unterricht stellen, an denen die Einschätzungen der Unterrichtsaspekte gemessen werden. Darüber hinaus wurde angesprochen, inwieweit möglicherweise musterspezifisch unterschiedlich stark ausgeprägte selbstwertdienliche Verzerrungen zum Tragen kommen könnten.

Unterrichtliche Relevanz aus Sicht der Schüler/innen
Aus Sicht der Schüler/innen (in Form gemittelter Beurteilungen auf Lerngruppenebene) wurden nur einzelne statistisch bedeutsame Unterschiede in den erhobenen Unterrichtsaspekten nachgewiesen. Hinsichtlich der Merkmale Zeitverluste, Anwendung der individuellen Bezugsnorm, Mitbestimmung und Fürsorglichkeit der Lehrkraft fanden sich entgegen den Erwartungen keine Differenzen zwischen den Sportlehrkräften der vier Beanspruchungsmuster. Die fehlenden Unterschiede in der Leistungsmotivation Furcht vor Misserfolg und der Ängstlichkeit der Schüler/innen erstaunen weniger, da diese Merkmale stark individuell determiniert sind. Für die zwei indirekten Indikatoren des Unterrichtsaspekts Motivierung konnten jedoch hypothesenkonforme Unterschiede bestätigt werden: So zeigten die Lerngruppen von Sportlehrkräften des Musters zufriedenes Engagement eine *stärkere Hoffnung auf Erfolg* und eine *höhere Anstrengungsbereitschaft* als Lerngruppen, die von Lehrkräften des Musters unzufriedener Rückzug unterrichtet wurden. Die Befindlichkeit der Schüler/innen im entspre-

chenden Unterricht deutet also darauf hin, dass eine unterrichtliche Relevanz des Beanspruchungserlebens der Lehrkraft für die Motivation der Schüler/innen vorliegen könnte, auch wenn sich dies nicht in den erhobenen Unterrichtsaspekten widerspiegelt. Möglich wäre, dass sich die emotionale Befindlichkeit der Lehrkräfte im Unterricht ausdrückt und sich auf die Motivation der Schüler/innen überträgt. Ob und inwieweit das Beanspruchungserleben auch eine Relevanz für Unterrichtsmerkmale aus Sicht der Schüler/innen aufweist, kann aus den diskutierten Gründen (Stichprobengröße, Instrumente, Skalierungen; vgl. Kapitel 7.4) mit der vorliegenden Studie nicht eindeutig geklärt werden. Die unterrichtliche Relevanz der erlebten Beanspruchung der Lehrkräfte zeigte in den beiden Teilanalysen somit unterschiedliche Ergebnisse.

Forschungsperspektiven zur unterrichtlichen Relevanz der Beanspruchung
Insgesamt liegen zu dem bedeutsamen Thema bisher nur wenig und zudem abweichende Ergebnisse vor. Somit besteht grundsätzlich ein Bedarf an Replikationsstudien und erweiterten Analysen zur unterrichtlichen Relevanz der erlebten Beanspruchung, welche verschiedene Indikatoren für alle zehn Unterrichtsmerkmale (vgl. Kapitel 4.1.2) sowie alle drei Perspektiven (Lehrkraft, Schüler/innen, Beobachter/innen) einbeziehen sollten. Damit könnten die potentiellen Auswirkungen des Beanspruchungserlebens (noch) differenzierter und substantieller erfasst werden. Dabei ist zu beachten, dass von der Ausprägung einzelner Unterrichtsmerkmale nur bedingt auf die unterrichtliche Qualität geschlossen werden kann, da (wie in Kapitel 4.1.2 erwähnt) die Passung zwischen dem unterrichtlichen Angebot und den Voraussetzungen der Schüler/innen bedeutsam ist. Hierfür wäre die Einbeziehung der Beobachterperspektive ebenfalls viel versprechend.

Sinnvoll wäre auch, die fachlichen Kompetenzen, Überzeugungen und Motivationen der Lehrkräfte einzubeziehen, da die Beanspruchung als Moderatorvariable verstanden wird (vgl. Kapitel 4.4) und somit geprüft werden könnte, ob und welche Wechselwirkungen zwischen den Beanspruchungsmustern einerseits und den anderen Merkmalen der Lehrkräfte sowie den Unterrichtsmerkmalen andererseits bestehen.

Ein Anknüpfungspunkt für weiterführende Forschungen ist die Frage nach den subjektiven Theorien von Lehrkräften zur unterrichtlichen Relevanz des Beanspruchungserlebens, also *ob* und *wie* sich die erlebte Beanspruchung nach Meinung der Lehrkräfte auf den Unterricht auswirkt. Ein Abgleich der subjektiven Theorien mit den genannten Merkmalen (aus verschiedenen Perspektiven betrachtet) verspricht einen Erkenntnisgewinn auch dahingehend, inwieweit die subjektiven Theorien im Sinne einer sich selbst erfüllenden Prophezeiung wirken.

Eine andere Forschungsrichtung wäre eine Untersuchung, inwieweit die erlebte Beanspruchung der Lehrkraft von den Schüler/innen rezipiert wird und in welchen Eigenschaften oder Verhaltensweisen der Lehrkraft sich das aus Sicht der Schüler/innen ausdrückt (Vergleich der Selbst- und Fremdwahrnehmung der Beanspruchung). Somit könnte auch an die Emotionsforschung im Unterricht angeknüpft werden.

Die Forschungsperspektiven zur Relevanz des Beanspruchungserlebens erhalten vor dem Hintergrund der sog. Hattie-Studie (Hattie, 2009; in deutschsprachiger Übersetzung: Hattie, 2013), – einer Auswertung von über 800 Metaanalysen zu Voraussetzungen und Bedingungen schulischen Lernens – eine besondere Bedeutung[121]: Dort zeigte sich, dass unter den sechs Faktorengruppen *Schüler, Familie, Schule, Lehrer, Lehrpläne und Unterricht* die Lehrkräfte die bedeutsamste Faktorengruppe mit der größten Effektstärke sind (Hattie, 2013, S. 22). „Auf den Lehrer kommt es an" – so wird das Hauptergebnis der Studie gerne umschrieben. Relevante Einzelfaktoren innerhalb der Faktorengruppe Lehrer wie Klarheit, Lehrer-Schüler-Beziehung, Fort- und Weiterbildungen, Lehrererwartungen oder Qualität der Lehrperson aus Schülersicht (Hattie, 2013, S. 131) könnten in die Forschungen zur Relevanz des Beanspruchungserlebens gewinnbringend einbezogen werden.

Abschluss

Trotz der genannten Einschränkungen stellt die vorliegende empirische Untersuchung zum einen eine Bereicherung für die fachspezifische Beanspruchungsforschung dar, da erstmals anhand einer breiten, systematischen und deutschlandweiten Stichprobe das Beanspruchungserleben von Sportlehrkräften ermittelt wurde. Zum anderen ist die Studie zur unterrichtlichen Relevanz des Beanspruchungserlebens für die Lehrerforschung generell bedeutsam, da zu dieser Thematik bisher nur einzelne Befunde vorlagen und hier erstmals in einer Untersuchung zwei Perspektiven auf den Unterricht berücksichtigt wurden – die Sicht von Lehrkräften und die Sicht der Schüler/innen. Die differierenden Ergebnisse zwischen diesen beiden Perspektiven für die Frage der unterrichtlichen Relevanz unterstreichen die Notwendigkeit, bei vergleichbaren Fragestellungen – sofern möglich – alle drei Perspektiven für die Unterrichtsbeurteilung heranzuziehen.

Sowohl die Beeinflussung des individuellen Beanspruchungserlebens der Lehrkraft als auch die Bedeutung der Beanspruchung der Lehrkraft für den Unterricht und für die Befindlichkeit und Lernergebnisse der Schüler/innen sind Felder, für die zukünftig intensive(re) Forschungsaktivitäten zu erhoffen sind.

---

[121] Eine detaillierte, kritische Auseinandersetzung mit der Studie findet sich bei Terhart (2011).

Anregungen für die Praxis

Mit den aufgezeigten Forschungsperspektiven wird zumeist der individuelle Spielraum der Lehrkräfte im Umgang mit den gegebenen Arbeitsbedingungen angesprochen. Dies soll jedoch nicht bedeuten, dass die Verantwortung für die schwierige Beanspruchungssituation allein bei den Lehrkräften zu verorten ist. Neben den Entwicklungsbemühungen der Lehrer selbst sollten auch die Rekrutierung und Vorbereitung des Lehrernachwuchses verbessert werden sowie die Rahmenbedingungen des Berufs und die Arbeitsbedingungen vor Ort kritisch überprüft und ggf. verändert werden (vgl. Forderungen aus der Potsdamer Lehrerstudie, Schaarschmidt, 2004b).

Es wäre hilfreich, wenn die Beanspruchung der Lehrkräfte nicht nur als ein individuelles Gesundheitsproblem der Lehrkräfte oder eine finanzielle Belastung der Krankenkassen und Pensionsfonds gesehen wird, sondern die Beanspruchungssituation als eine gemeinsame Aufgabe betrachtet würde: Bemühungen von Schulverwaltungen, Schulleitungen, Kolleg/innen und Lehrkräften selbst mit dem Ziel der Veränderungen von Arbeitsbedingungen, Ausbau von Beratungs- und Fortbildungsangeboten sowie einer (stärkeren) Etablierung gegenseitiger Unterstützung (z. B. kollegiale Praxisreflexionen) könnten zu einer veränderten Situation beitragen, in der ein überwiegender Teil der Lehrkräfte trotz anspruchsvoller Arbeitsbedingungen ein positiv ausgeprägtes Beanspruchungserleben im Sinne von Wohlbefinden, Zufriedenheit und Engagement aufweist und hochwertigen, motivierenden Unterricht geben würde. Dies wären nach den in der Einleitung genannten Anforderungen – „guten Unterricht geben und gesund bleiben" – erfolgreiche Lehrkräfte.

Vor dem Hintergrund der unterrichtlichen Relevanz könnte die Ausprägung der erlebten Beanspruchung der Lehrkräfte dann auch als ein *Merkmal schulischer Qualität* verstanden werden.

Literaturverzeichnis

Abele, A. (1999). Motivationale Mediatoren von Emotionseinflüssen auf die Leistung: Ein vernachlässigtes Forschungsgebiet. In M. Jerusalem & R. Pekrun (Hrsg.), *Emotion, Motivation und Leistung* (S. 31-49). Göttingen: Hogrefe.

Abele, A. & Candova, A. (2007). Prädiktoren des Belastungserlebens im Lehrerberuf. Befunde einer 4-jährigen Längsschnittstudie. *Zeitschrift für Pädagogische Psychologie, 21*(2), 107-118.

Adams, J. S. (1963). Toward an understanding of inequity. *Journal of Abnormal and Social Psychology, 67*, 422-436.

Adler, K., Erdtel, M. & Hummel, A. (2006). Belastungszeit und Belastungsintensität als Kriterien der Qualität im Sportunterricht? Einordnung der Frage in ein "belastetes" Problemfeld und Entwicklung eines Instrumentariums zur Erfassung der Parameter Belastungszeit und Belastungsintensität. *sportunterricht, 55*(2), 45-49.

Al-Mohannadi, A. & Capel, S. (2007). Stress in physical education teachers in Qatar. *Social Psychology of Education, 10*(1), 55-75.

Allmer, H. (1982). Zur psychischen Beanspruchung des Lehrers im Sportunterricht. In H. Allmer & J. Bielefeld (Hrsg.), *Sportlehrerverhalten* (S. 61-75). Schorndorf: Hofmann.

Amarantidou, S., Mantis, K. & Koustelios, A. (2009). Relation between job security and job satisfaction among PE teachers in Greece. *International Journal of Physical Education* (1), 20-23.

Ammann, T. (2004). *Zur Berufszufriedenheit von Lehrerinnen. Erfahrungsbilanzen in der mittleren Berufsphase.* Bad Heilbrunn: Klinkhardt.

Anderson, S. (2002). *Pädagogische Kompetenz angesichts subjektiver Belastungsmerkmale von angehenden Lehrerinnen und Lehrern an Hauptschulen.* Ruprecht-Karls-Universität Heidelberg, Fakultät für Sozial- und Verhaltenswissenschaften.

Antonovsky, A. (1997). *Salutogenese. Zur Entmystifizierung der Gesundheit* (A. Franke & N. Schulte, Trans.). Tübingen: dgvt.

Arnold, K.-H. (2007). Standards für das Lehren und Lernen des Lehrens: Begründung, Operationalisierung und Evaluation von Standards für die Lehrerbildung. In K. Möller, P. Hanke, C. Beinbrech, A. K. Hein, T. Kleickmann & R. Schages (Hrsg.), *Qualität von Grundschulunterricht entwickeln, erfassen und bewerten (Jahrbuch Grundschulforschung)* (S. 67-82). Wiesbaden: VS Verlag für Sozialwissenschaften.

Aronson, E., Pines, A. M. & Kafry, D. (1983). *Ausgebrannt: Vom Überdruß zur Selbstentfaltung.* Stuttgart: Klett-Cotta.

Bacher, J. (2001). Teststatistiken zur Bestimmung der Clusterzahl für QUICK CLUSTER. *ZA-Information, 48*(1), 71-97.

Bachmann, K. (1999). *Lust oder Last. Berufszufriedenheit und Belastung im Beruf bei Lehrerinnen und Lehrern an berufsbildenden Schulen.* Baltmannsweiler: Schneider.

Bähr, I., Bund, A., Gerlach, E. & Sygusch, R. (2011). Evaluationsforschung im Sportunterricht. In E. Balz, M. Bräutigam, W.-D. Miethling & P. Wolters (Hrsg.), *Empirie des Schulsports* (S. 44-63). Aachen: Meyer & Meyer.

Bähr, I., Koch, F. & Gröben, B. (2007). Kooperatives Lernen im Sportunterricht - empirische Befunde. In V. Scheid (Hrsg.), *Sport und Bewegung vermitteln* (S. 69-75). Hamburg: Czwalina.

Bähr, I., Prohl, R. & Gröben, B. (2008). Prozesse und Effekte "Kooperativen Lernens" im Sportunterricht. *Unterrichtswissenschaft, 36*(4), 290-308.

Balz, E. (2010). Guter Sportunterricht - Merkmale und Beispiele. *Sportpädagogik, 34*(2), 50-53.

Balz, E., Bräutigam, M., Miethling, W.-D. & Wolters, P. (2011). *Empirie des Schulsports*. Aachen: Meyer & Meyer.

Bamberg, E., Busch, C. & Ducki, A. (Hrsg.). (2003). *Stress- und Ressourcenmanagement. Strategien und Methoden für die neue Arbeitswelt.* Bern: Hans Huber.

Bandura, A. (1977). Self-efficacy: Toward a unifying theory of behavioral change. *Psychological Review, 84*, 191-215.

Barth, A.-R. (1990). *Burnout bei Lehrern. Eine empirische Untersuchung.* Universität Erlangen-Nürnberg (unveröffentl. Diss.).

Barth, A.-R. (1995). Was betrifft mich das "Burnout-Syndrom"? Untersuchungsergebnisse und Vorschläge zur Prävention und Intervention. *sportunterricht, 44*(4), 141-151.

Barth, A.-R. (1997). *Burnout bei Lehrern* (2., unveränderte. Aufl.). Göttingen: Hogrefe Verlag für Psychologie.

Bauer, J. (2004). *Die Freiburger Schulstudie.* Zugriff am 21.02.2012 unter http://www.gesundeschule-fs.de/fileadmin/PDF-Dokumente/Schulstudie_Freiburg.pdf

Bauer, K.-O. (2002). Unterrichtsentwicklung, pädagogischer Optimismus und Lehrergesundheit. *Pädagogik, 54*(1), 48-52.

Bauer, K.-O. & Kanders, M. (1998). Burnout und Belastung von Lehrkräften. In H.-G. Rolff, K.-O. Bauer, K. Klemm & H. Pfeiffer (Hrsg.), *Jahrbuch der Schulentwicklung Band 10. Daten, Beispiele und Perspektiven* (S. 201-233). Weinheim: Juventa.

Bauer, K.-O. & Kanders, M. (2000). Unterrichtsentwicklung und professionelles Selbst der Lehrerinnen und Lehrer. In Rolff & u.a. (Hrsg.), *Jahrbuch der Schulentwicklung* (Band 11, S. 297-325). Weinheim & München.

Bauer, K.-O. & Kemna, P. (2009). Arbeitsbezogenes Erleben von Lehrkräften – Validierung eines mehrdimensionalen Messinstruments. *Bildungsforschung, 6*(2), 81-110.

Baumert, J. & Kunter, M. (2006). Stichwort: Professionelle Kompetenz von Lehrkräften. *Zeitschrift für Erziehungswissenschaft, 9*(4), 469-520.

Baumert, J., Kunter, M., Brunner, M., Krauss, S., Blum, M. & Neubrand, M. (2004). Mathematikunterricht aus Sicht der PISA-Schülerinnen und -Schüler und ihrer Lehrkräfte. In M. Prenzel, J. Baumert, W. Blum, D. Lehmann, M. Leutner & M. Neumann (Hrsg.), *PISA 2003: Der Bildungsstand der Jugendlichen in Deutschland - Ergebnisse des zweiten internationalen Vergleichs* (S. 314-354). Münster: Waxmann.

Baumgartner, C. & Udris, I. (2006). Das "Züricher Modell" der Arbeitszufriedenheit - 30 Jahre "still going on". In L. Fischer (Hrsg.), *Arbeitszufriedenheit II* (S. 111-134). Stuttgart: Verlag für Angewandte Psychologie.

Baur, J. (1982). Zur Perzeption des beruflichen Status von Sportlehrern. *Sportwissenschaft, 12*(4), 407-420.

Becker, G. E. & Gonschorek, G. (1990). Das Burnout-Syndrom. Ursachen – Interventionen – Konsequenzen. *Pädagogik, 10*, 10–14.

Becker, P. (1986). Arbeit und seelische Gesundheit. In P. Becker & B. Minsel (Hrsg.), *Psychologie der seelischen Gesundheit, Band 2: Persönlichkeitspsychologische Grundlagen, Bedingungsanalysen und Förderungsmöglichkeiten* (S. 1-90). Göttingen: Hogrefe.

Becker, P. & Minsel, B. (1986). *Psychologie der seelischen Gesundheit. Band 2 - Persönlichkeitsdiagnostische Grundlagen, Bedingungsanalysen und Förderungsmöglichkeiten.* Göttingen: Hogrefe.

Belz, C. (2008a). Bewältigungsstrategien von Belastungen, Stressoren und Konflikten. In V. Oesterhelt, J. Hofmann, M. Schimanski, M. Scholz & H. Altenberger (Hrsg.), *Sportpädagogik im Spannungsfeld gesellschaftlicher Erwartungen, wissenschaftlicher Ansprüche und empirischer Befunde* (S. 289-292). Hamburg: Czwalina.

Belz, C. (2008b). *Bewältigungsstrategien von Belastungen, Stressoren und Konflikten im Sportunterricht*: Poster, präsentiert auf der Tagung der dvs-Sektion Sportpädagogik, Köln, Mai 2008.

Besser-Scholz, B. (2007). *Burnout - Gefahr im Lehrerberuf?* Göttingen: Vandenhoeck & Ruprecht.

Beutel, M., Zwerenz, R., Kayser, E., Schattenburg, L. & Knickenberg, R. (2004). Berufsbezogene Einstellungen, Ressourcen und Risikomerkmale im Therapieverlauf: Eignet sich der AVEM als Messverfahren für psychisch und psychosomatisch Kranke? *Zeitschrift für Klinische Psychologie und Psychotherapie, 33*(2), 110-119.

Bieri, T. (2006). *Lehrpersonen: Hoch belastet und trotzdem zufrieden?* Bern: Haupt.

Blömeke, S. (2005). Das Lehrerbild in den Printmedien. Inhaltsanalyse von „Spiegel"- und „Focus"-Berichten seit 1990. *Die Deutsche Schule, 97*(1), S. 24-39.

Blömeke, S., Kaiser, G. & Lehmann, R. (2008). *Professionelle Kompetenz angehender Lehrerinnen und Lehrer. Wissen, Überzeugungen und Lerngelegenheiten deutscher Mathematikstudierender und Referendare. Erste Ergebnisse zur Wirksamkeit der Lehrerausbildung.* Münster: Waxmann.

Böhm-Kasper, O. (2004). *Schulische Belastung und Beanspruchung.* Münster: Waxmann.

Böhm-Kasper, O., Bos, W., Körner, S. & Weishaupt, H. (2001). *Sind 12 Schuljahre stressiger?* Weinheim: Juventa.

Böhm-Kasper, O. & Weishaupt, H. (2002). Belastung und Beanspruchung von Lehrern und Schülern am Gymnasium. *Zeitschrift für Erziehungswissenschaft, 5*(3), 472-499.

Boos-Nünning, U. (1979). *Professionelle Orientierung, Berufszufriedenheit, Fortbildungsbereitschaft: Eine empirische Untersuchung bei Grund- und Hauptschullehrern.* Königstein: Hain.

Borich, G. D. (2007). *Effective teaching methods. Research-based practice.* Upper Saddle River, NJ: Pearson Education.

Bortz, J. (2005). *Statistik für Human- und Sozialwissenschaftler* (6. vollständig überarbeitete und aktualisierte. Aufl.). Heidelberg: Springer.

Bortz, J. & Döring, N. (2006). *Forschungsmethoden und Evaluation für Human- und Sozialwissenschaftler* (4. überarbeitete. Aufl.). Heidelberg: Springer.

Bortz, J. & Lienert, G. A. (1998). *Kurzgefasste Statistik für die klinische Forschung.* Berlin: Springer.

Brandstätter, V. (1999). Arbeitsmotivation und Arbeitszufriedenheit. In C. Graf Hoyos & D. Frey (Hrsg.), *Arbeits- und Organisationspsychologie* (S. 344-357). Weinheim: Beltz.

Bräutigam, M. (2011). Schülerforschung. In E. Balz, M. Bräutigam, W.-D. Miethling & P. Wolters (Hrsg.), *Empirie des Schulsports* (S. 65-94). Aachen: Meyer & Meyer.

Brettschneider, W.-D. & Brandl-Bredenbeck, H. P. (1997). *Sportkultur und jugendliches Selbstkonzept. Eine interkulturell vergleichende Studie über Deutschland und die USA.* Weinheim: Juventa.

Brettschneider, W.-D., Brandl-Bredenbeck, H. P. & Hofmann, J. (2005). *Sportpartizipation und Gewaltbereitschaft Jugendlicher. Ein deutsch-israelischer Vergleich.* Aachen: Meyer & Meyer.

Brettschneider, W.-D. & Gerlach, E. (2004). *Sportliches Engagement und Entwicklung im Kindesalter. Eine Evaluation zum Paderborner Talentmodell.* Aachen: Meyer & Meyer.

Brettschneider, W.-D. & Kleine, T. (2002). *Jugendarbeit in Sportvereinen. Anspruch und Wirklichkeit.* Schorndorf: Hofmann.

Brettschneider, W.-D. & Klimek, G. (1998). *Sportbetonte Schulen. Ein Königsweg zur Förderung sportlicher Talente?* Aachen: Meyer & Meyer.

Brodtmann, D. (1984). *Sportunterricht und Schulsport* (2., neu bearb. Aufl.). Bad Heilbrunn: Klinkhardt.

Bröking, B. (2011). *Widerstandsressourcen im Lehrberuf.* Göttingen: Optimus.

Bromme, R. & Haag, L. (2004). Forschung zur Lehrerpersönlichkeit. In W. Helsper & J. Böhme (Hrsg.), *Handbuch der Schulforschung* (S. 777-793). Wiesbaden: Verlag für Sozialwissenschaften.

Brophy, J. (2000). *Teaching.* Brussels: International Academy of Education & International Bureau of Education.

Brophy, J. (2002). *Gelingensbedingungen von Lernprozessen.* Soest: Landesinstitut für Schule und Weiterbildung.

Brouwers, A. & Tomic, W. (2000). A longitudinal study of teacher burnout and perceived self-efficacy in classroom management. *Teaching and Teacher Education, 16,* 239-253.

Brown, J., Berrien, F. & Russel, D. (1966). *Applied Psychology.* New York: Macmillian.

Brückel, F. & Gieß-Stüber, P. (2006). Professionalisierung bei Sportlehrkräften - Reflektionen zu einer empirischen Schulsportstudie in Freiburg. In A. Hummel & M. Schierz (Hrsg.), *Studien zur Schulsportentwicklung in Deutschland* (S. 171-183). Schorndorf: Hofmann.

Bruggemann, A. (1974). Zur Unterscheidung verschiedener Formen von Arbeitszufriedenheit. *Arbeit und Leistung, 28,* 281-284.

Bühl, A. (2010). *SPSS 18. Einführung in die moderne Datenanalyse* (12. aktualisierte. Aufl.). München: Pearson Studium.

Bühl, A. & Zöfel, P. (2002). *SPSS 11.* München: Pearson Studium.

Burisch, M. (1989). *Das Burnout-Syndrom. Theorie der inneren Erschöpfung.* Berlin: Springer.

Burrmann, U. (2011). Akteursebene II: Lehrerinnen und Lehrer - Befragung. In J. Thiele & M. Seyda (Hrsg.), *Tägliche Sportstunde an Grundschulen in NRW - Modelle, Ergebnisse, Umsetzungen* (S. 98-131). Aachen: Meyer & Meyer.

Burrmann, U., Thiele, J., Bräutigam, M., Serwe-Pandrick, E., Seyda, M. & Zander, B. (2012). *Schulsport in Dortmund. Ergebnisbericht einer Befragung an Dortmunder Schulen.* Dortmund: Dortmunder Zentrum für Schulsportforschung an der TU Dortmund.

Buschmann, I. & Gamsjäger, E. (1999). Determinanten des Lehrer-Burnout. *Psychologie in Unterricht und Erziehung, 46*(4), 281-292.

Büssing, A. (1991). Struktur und Dynamik von Arbeitszufriedenheit: Konzeptuelle und methodische Überlegungen zu einer Untersuchung verschiedener Formen von Arbeitszufriedenheit. In L. Fischer (Hrsg.), *Arbeitszufriedenheit* (S. 85-113). Stuttgart: Verlag für Angewandte Psychologie.

Büssing, A. & Bissels, T. (1998). Different forms of work satisfaction: Concept and qualitative research. *European Psychologist, 3*, 209-218.

Buttkus, T. & Miethling, W.-D. (2005). Belastungen und Widerstandsressourcen bei Sportlehrerinnen und Sportlehrern. *Betrifft Sport, 27*(4), 3-9.

Cachay, K. (2003). Traumjob Sportlehrer? *sportunterricht, 52*(2), 33.

Cachay, K. & Kastrup, V. (2006). Professionalisierung und De-Professionalisierung der Sportlehrerrolle. *Sport und Gesellschaft 3*(2), 151-174.

Candová, A. (2005). *Determinanten der beruflichen Belastung bei jungen Lehrerinnen und Lehrern: Eine Längsschnittstudie.* Dissertation Universität Erlangen Nürnberg.

Capel, S. A. (1990). Causes of stress and burnout and changes in burnout in British physical education teachers. *Physical education and life-long physical activity, 73*, 272-281.

Cherniss, C. (1980). *Staff Burnout. Job Stress in the Human Services.* London: Sage Publications.

Christ, O. (2004). *Die Überprüfung der transaktionalen Stresstheorie im Lehramtsreferendariat.* Philipps-Universität Marburg. Zugriff am 17.6.2008 unter http://archiv.ub.uni-marburg.de/diss/z2005/0197/pdf/doc.pdf

Cihlars, D. (2011). *Die Förderung der Berufszufriedenheit von Lehrkräften. Individuelle, soziale und organisationsbezogene Maßnahmen der schulischen Personalentwicklung.* Bad Heilbrunn: Klinkhardt.

Clausen, M. (2002). *Unterrichtsqualität: Eine Frage der Perspektive?* Münster: Waxmann.

Cohen, A., Doveh, E. & Eick, U. (2001). Statistical properties of the rWG(J) index of agreement. *Psychological Methods, 6*, 297–310.

Czerwenka, K. (1996). Belastungen im Lehrerberuf und ihre Bewältigung. *Bildung und Erziehung, 49*(3), 295-315.

Danylchuk, K. E. (1993a). The presence of occupational burnout and its correlates in university physical education personnel. *Journal of Sport Management, 7*, 107-121.

Danylchuk, K. E. (1993b). Occupational stressors in physical education faculties. *Journal of Sport Management, 7*, 7-24.

Dauber, H. & Döring-Seipel, E. (2010). Salutogenese in Lehrberuf und Schule. Konzeption und Befunde des Projekts SALUS. *Pädagogik 62*(10), 32-35.

Deutscher Sportbund (Hrsg.). (2006). *DSB-SPRINT-Studie. Eine Untersuchung zur Situation des Schulsports in Deutschland.* Aachen: Meyer & Meyer.

Deutscher Sportlehrerverband. (2002). *Ratgeber für Sportlehrerinnen und Sportlehrer. Band 2: Physische Überlastungen.*

Dickhäuser, O. & Rheinberg, F. (2003). Bezugsnormorientierung: Erfassung, Probleme, Perspektiven. In J. Stiensmeier-Pelster & F. Rheinberg (Hrsg.), *Diagnostik von Motivation und Selbstkonzept* (S. 41-55). Göttingen: Hogrefe.

Dickhäuser, O. & Stiensmeier-Pelster, J. (2000). *Motivationale Orientierung und Selbstkonzept eigener Begabung – zwei unabhängige Konstrukte?* Dortmund: Poster vorgestellt auf dem 20. Motivationspsychologischen Kolloquium.

Digel, H. (1996). Schulsport - wie ihn Schüler sehen. Eine Studie zum Schulsport in Südhessen. *sportunterricht, 45,* 324-339.

Ditton, H. (2000). Qualitätskontrolle und -sicherung in Schule und Unterricht - ein Überblick zum Stand der empirischen Forschung. In A. Helmke, W. Hornstein & E. Terhart (Hrsg.), *Qualität und Qualitätssicherung im Bildungsbereich: Schule, Sozialpädagogik, Hochschule* (S. 73-92). Weinheim: Beltz.

Ditton, H. (2002). Lehrkräfte und Unterricht aus Schülersicht. *Zeitschrift für Pädagogik, 48*(2), 262-286.

Ditton, H., Arnoldt, B. & Bornemann, E. (2001). Skalenbildung Hauptuntersuchung. DFG-Projekt „Qualität von Schule und Unterricht".

Ditton, H. & Merz, D. (1999). Fragebogen für Lehrerinnen und Lehrer mit Unterrichtsteil für die Lehrkraft im Fach Mathematik.

Ditton, H. & Merz, D. (2000). *Qualität von Schule und Unterricht. Kurzbericht über erste Ergebnisse einer Untersuchung an bayrischen Schulen.* Zugriff am 17.10.2003 unter http://www.quassu.net/Bericht1.pdf

Döbrich, P. (1996). Lehrerberuf in Europa. Konvergenzen oder Divergenzen. *Bildung und Erziehung, 49,* 333-346.

DOSB, DSLV & dvs. (2009). *Memorandum zum Schulsport.* Frankfurt am Main: DOSB.

Doyle, W. (1977). Paradigms for research on teacher effectiveness. *Review of Research in Education, 5,* 163-198.

Dückers-Klichowski, S. (2005). *Burnout bei Lehramtsanwärtern im Primarbereich.* Berlin: Logos.

Ebner, H. & Zimmermann, D. (2006). Forschung zur Belastung von Lehrpersonen: Ein Überblick über Befunde und Bearbeitungsstrategien. *Erziehungswissenschaft und Beruf, 54*(2), 185-201.

Edelwich, J. & Brodsky, A. (1984). *Ausgebrannt. Das Burn-Out-Syndrom in den Sozialberufen.* Salzburg: AVM.

Eder, F. (1996). *Schul- und Klassenklima. Ausprägung, Determinanten und Wirkungen des Klimas an höheren Schulen.* Wien: Studien-Verlag.

Eder, F. (1998). Schul- und Klassenklima. In D. H. Rost (Hrsg.), *Handwörterbuch Pädagogische Psychologie* (S. 622-631). Weinheim PVU.

Eder, F. (2002). Unterrichtsklima und Unterrichtsqualität. *Unterrichtswissenschaft, 30*(3), 213-229.

Einsiedler, W. (1997). Unterrichtsqualität und Leistungsentwicklung. Literaturüberblick. In F. E. Weinert & A. Helmke (Hrsg.), *Entwicklung im Grundschulalter* (S. 225-240). Weinheim: Psychologie Verlags Union.

Einsiedler, W. (1999). *Von Erziehungs- und Unterrichtsstilen zur Unterrichtsqualität.* Nürnberg: Universität Erlangen-Nürnberg, Institut für Grundschulforschung

Elbe, A.-M. (2002). *Achievement Motive Scale - Sport. Fragebogen zur Bestimmung der sportspezifischen Leistungsmotivation (unveröff. Manuskript).* Potsdam: Universität.

Elbing, E. & Dietrich, G. (1982). *Lehrerurteile zu Aspekten ihrer Berufssituation.* München: Universität München.

Enzmann, D. (1996). *Gestresst, erschöpft oder ausgebrannt?* München: Profil.

Enzmann, D. & Kleiber, D. (1989). *Helfer-Leiden. Stress und Burnout in psychosozialen Berufen.* Heidelberg: Asanger.

Escher, A. (1998). Zur Berufszufriedenheit von sächsischen Sportlehrerinnen und Sportlehrern. *Körpererziehung, 48*(1), 28-34.

Etzold, S. (2000). Die Leiden der Lehrer. *Die Zeit* (Ausgabe vom 23.11. 2000).

Farber, B. (1991). "Burnout" bei Lehrern: Annahmen, Mythen, Probleme. In E. Terhart (Hrsg.), *Unterrichten als Beruf. Neuere amerikanische und englische Arbeiten zur Berufskultur und Berufsbiographie von Lehrern und Lehrerinnen.* (S. 217-230). Köln: Böhlau.

Fastner, A.-L. & von Saldern, M. (2010). Unterrichtsmethoden, Überzeugungen und Einstellungen der Lehrer und Lehrerinnen. In M. Demmer & M. von Saldern (Hrsg.), *"Helden des Alltags". Erste Ergebnisse der Schulleitungs- und Lehrkräftebefragung (TALIS) in Deutschland* (S. 64-93). Münster: Waxmann.

Fejgin, N., Ephraty, N. & Ben-Sira, D. (1995). Work Environment and Burnout of Physical Education Teachers. *Journal of teaching in physical education, 15*(1), 64-78.

Fejgin, N., Talmor, R. & Erlich, I. (2005). Inclusion and burnout in physical education. *European physical education review, 11*(1), 29-50.

Fend, H. (2002). Mikro- und Makrofaktoren eines Angebot-Nutzungsmodells von Schulleistungen. *Zeitschrift für Pädagogische Psychologie, 16*(3/4), 141-149.

Feuß, H. (1998). Angst - (k)ein Thema für Sportlehrer?! *Lehrhilfen für den Sportunterricht, 47*(12), 187-192.

Firley-Lorenz, M. (1998). Gechlechterinteraktionen in der Schule: Behinderungen und Chancen für Sportlehrerinnen, *FrauenSportKultur. Beiträge zum 1. Frauen-Sport und Kulturfestival des adh.*

Fischer, L. & Fischer, O. (2005). Arbeitszufriedenheit: Neue Stärken und alte Risiken eines zentralen Konzepts der Organisationspsychologie. *Wirtschaftspsychologie*(1), 5-20.

Frei, P. (1999). *Kommunikatives Handeln im Sportunterricht.* Sankt Augustin: Academia.

Frei, P. (2011). *Kommunikative Sportpädagogik.* Berlin: LIT

Frenzel, A. C. & Götz, T. (2007). Emotionales Erleben von Lehrkräften beim Unterrichten. *Zeitschrift für Pädagogische Psychologie, 21*(3/4), 283-295.

Frenzel, A. C., Götz, T. & Pekrun, R. (2008). Ursachen und Wirkungen von Lehreremotionen: Ein Modell zur reziproken Beeinflussung von Lehrkräften und Klassenmerkmalen. In M. Gläser-Zikuda & J. Seifried (Hrsg.), *Lehrerexpertise: Analyse und Bedeutung unterrichtlichen Handelns* (S. 187-209). Münster: Waxmann.

Freudenberger, H. J. (1974). Staff burn-out. *Journal of Social Issues, 30*(1), 159-165.

Freudenberger, H. J. & North, G. (1992). *Burnout bei Frauen. Über das Gefühl des Ausgebranntseins* (G. Herbst, Trans. 2. Auflage. Aufl.). Frankfurt am Main: Fischer.

Frey, A. & Jung, C. (2011). Kompetenzmodelle und Standards in Lehrerbildung und Lehrerberuf. In E. Terhart, H. Bennewitz & M. Rothland (Hrsg.), *Handbuch der Forschung zum Lehrerberuf* (S. 540-572). Münster: Waxmann.

Friedel, A. & Dalbert, C. (2003). Belastung und Bewältigung bei Grundschullehrerinnen. Die Auswirkungen einer Versetzung an die Förderstufe und der Einfluss der Ungewissheitstoleranz. *Zeitschrift für Pädagogische Psychologie, 17*(1), 55-68.

Friedman, M. & Rosenman, R. H. (1974). *Type A behavior and your heart.* New York: Knopf.

Friedrich, G. (2010). Systematische Betrachtungen zur Schulsportforschung. In N. Fessler, A. Hummel & G. Stibbe (Hrsg.), *Handbuch Schulsport* (S. 44-57). Schorndorf: Hofmann.

Friedrich, G. & Miethling, W.-D. (2004). Schulsportforschung. In E. Balz (Hrsg.), *Schulsport verstehen und gestalten. Beiträge zur fachdidaktischen Standortbestimmung* (S. 103-115). Aachen: Meyer & Meyer.

Friedrich, G. & Wagner, A. (2006). Fachfremder Unterricht in der Grundschule - ein vernachlässigtes Thema der Schulsportentwicklung. In A. Hummel & M. Schierz (Hrsg.), *Studien zur Schulsportentwicklung in Deutschland* (S. 185-200). Schorndorf: Hofmann.

Frohn, J. & Grimminger, E. (2011). Zum Umgang mit Heterogenität im Sportunterricht - Genderkompetenz und interkulturelle Kompetenz von Sportlehrkräften. In E. Balz, M. Bräutigam, W.-D. Miethling & P. Wolters (Hrsg.), *Empirie des Schulsports* (S. 154-173). Aachen: Meyer & Meyer.

Frommel, H. (2006). Belastungen und Beanspruchungen von Sportlehrer/innen in der Schule. Teil 2: Was Sportlehrkräfte leisten. *sportunterricht, 55*(8), 242-245.

Fussangel, K., Dizinger, V., Böhm-Kasper, O. & Gräsel, C. (2010). Kooperation, Belastung und Beanspruchung von Lehrkräften an Halb- und Ganztagsschulen. *Unterrichtswissenschaft, 38*(1), 51-67.

Garske, U. & Holtz, U. (1985). Zur Arbeitsbelastung und den Arbeitsbedingungen von Sportlehrern. *Sportunterricht, 34*(9), 329-340.

Gebken, U. (2003). *Gütekriterien des Sportunterrichts.* Zugriff am 27.4. 2011 unter http://www.sportpaedagogik-online.de/guetekriteriendessportunterrichts.html

Gehrmann, A. (2003). *Der professionelle Lehrer. Muster der Begründung - Empirische Rekonstruktionen.* Opladen: Leske + Budrich.

Gehrmann, A. (2007). Zufriedenheit trotz beruflicher Beanspruchungen? In M. Rothland (Hrsg.), *Belastung und Beanspruchung im Lehrerberuf* (S. 185-203). Wiesbaden: Verlag für Sozialwissenschaften.

Gerlach, E. (2002). Selbstkonzept und Bezugsgruppeneffekte. Die Wirkung der sozialen Umwelt auf verschiedene Dimensionen des Selbstkonzepts bei Jugendlichen der ehemaligen Kinder- und Jugendsportschulen. In B. Strauß, M. Tietjens, N. Hagemann & A. Stachelhaus (Hrsg.), *Expertise im Sport: Lehren – lernen – leisten* (S. 44-45). Köln: bps.

Gerlach, E. & Brettschneider, W.-D. (2004). *Sportengagement und Entwicklung im Kindesalter. Dokumentation der Erhebungsinstrumente der Paderborner Kinderstudie.* Universität Paderborn. Sportwissenschaft. Zugriff am 31. Januar 2004 unter http://sport.uni-paderborn.de/sportunderziehung/dokumente/set_skalendoku.pdf

Gerlach, E., Bund, A., Bähr, I. & Sygusch, R. (2010). Wirkungsforschung im Sportunterricht. In N. Fessler, A. Hummel & G. Stibbe (Hrsg.), *Handbuch Schulsport* (S. 524-540). Schorndorf: Hofmann.

Gerlach, E., Kussin, U., Brandl-Bredenbeck, H. P. & Brettschneider, W.-D. (2006). Der Sportunterricht aus Schülerperspektive. In Deutscher Sportbund und Deutsche Sportjugend (Hrsg.), *DSB-SPRINT-Studie. Eine Untersuchung zur Situation des Schulsports in Deutschland* (S. 115-152). Aachen: Meyer & Meyer.

Gerlach, E., Trautwein, U. & Lüdtke, O. (2008). Selbstkonzept und Bezugsgruppeneffekte - Der "Big-Fish-Little-Pond-Effekt". In A. Conzelmann & F. Hänsel (Hrsg.), *Sport und Selbstkonzept* (S. 107-120). Schorndorf: Hofmann.

Gerlach, E., Wilsmann, F. & Kehne, M. (2005). Dokumentation der Erhebungsinstrumente der SPRINT-Studie - Schülerfragebogen. Paderborn: Universität Paderborn.

Getzels, J. W. & Jackson, P. W. (1970). Merkmale der Lehrerpersönlichkeit. In I. Ingenkamp (Hrsg.), *Handbuch der Unterrichtsforschung* (Band II, S. 1353-15276). Weinheim: Beltz.

Giesecke, H. (2001). *Was Lehrer leisten. Portrait eines schwierigen Berufs.* Weinheim: Juventa.

Gjesme, T. & Nygard, R. (1970). *Achievement-related motives: Theoretical considerations and construction of a measuring instrument.* Oslo: University of Oslo.

Gläser-Zikuda, M. & Fuß, S. (2008). Lehrerkompetenzen und Schüleremotionen: Wie nehmen Lernende ihre Lehrkräfte emotional wahr? In M. Gläser-Zikuda & J. Seifried (Hrsg.), *Lehrerexpertise. Analyse und Bedeutung unterrichtlichen Handelns* (S. 113-142). Münster: Waxmann.

Golembiewski, R. T. & Munzenrider, R. (1988). *Phases of Burnout. Developments in Concepts and Applications.* New York: Praeger.

Göttert, R. & Kuhl, J. (1980). *LM-Fragebogen: Deutsche Übersetzung der AMS-Skalen von Gjesme und Nygard.* Bochum: Ruhruniversität Bochum.

Grassie, V. & Pasch-Forsthoff, H. (1998). *Berufszufriedenheit von Lehrern und Lehrerinnen an Schulen für Lernbehinderte in Nordrhein-Westfalen: eine empirische Untersuchung in den Regierungsbezirken Düsseldorf und Köln.* Dissertation: Bergische Universität Wuppertal [Microfiche].

Greif, S. (1991). Stress in der Arbeit - Einführung und Grundbegriffe. In S. Greif, E. Bamberg & N. Semmer (Hrsg.), *Psychischer Stress am Arbeitsplatz* (S. 1-28). Göttingen: Hogrefe.

Greif, S., Bamberg, E. & Semmer, N. (Hrsg.). (1991). *Psychischer Stress am Arbeitsplatz.* Göttingen: Hogrefe.

Greller, A. (2003). *Die Berufszufriedenheit von Lehrerinnen und Lehrern an bayerischen Grund- und Hauptschulen im Dienst der Mobilen Reserve.* Regensburg: S. Roderer.

Gröbe, R. (2006). Belastung und Beanspruchung von Sportlehrer/-innen in der Schule. Teil 3: Belastungen und Beanspruchungen, die beim Kompetenzerwerb, bei der Erhaltung und beim Nachweis, dem Unterrichten auftreten. *sportunterricht, 55*(10), 304-306.

Gröben, B. (2007). Sportunterricht im Spiegel der Unterrichtsforschung. In V. Scheid (Hrsg.), *Sport und Bewegung vermitteln* (S. 27-38). Hamburg: Czwalina.

Gruehn, S. (2000). *Unterricht und schulisches Lernen. Schüler als Quellen der Unterrichtsbeschreibung.* Münster: Waxmann.

Grunder, H.-U. & Bieri, T. (1995). *Zufrieden in der Schule? Zufrieden mit der Schule? Berufszufriedenheit und Kündigungsgründe von Lehrkräften.* Bern: Verlag Paul Haupt.

Haas, S., Väth, J., Bappert, S. & Bös, K. (2009). Auswirkungen einer täglichen Sportstunde auf kognitive Leistungen von Grundschulkindern. *sportunterricht, 58*(8), 227-232.

Hacker, W. & Richter, P. (1984). *Psychische Fehlbeanspruchung. Psychische Ermüdung, Monotonie, Sättigung und Streß.* Berlin: Springer.

Hackman, J. R. & Oldman, G. R. (1976). Motivation through the design of work. Test of a theory. *Organizational Behavior and Human Performance, 16*, 250-279.

Hagemann, W. (2003). *Burn-Out bei Lehrern. Ursachen Hilfen Therapien.* München: Beck.

Hamburgisches Gesetz- und Verordnungsblatt (HmbGVBl). (2003). *Verordnung über die Arbeitszeit der Lehrerinnen und Lehrer an staatlichen Schulen (Lehrkräfte-Arbeitszeit-Verordnung - LehrArbzVO -).* Zugriff am 27.11 2011 unter http://www.landesrecht.hamburg.de/jportal/portal/page/bshaprod.psml?showdoccase =1&doc.id=jlr-LehrArbZVHArahmen&st=lr

Hammer, W. & Vogt, P. (2009). *Gesund im Lehrberuf. Vermeidung und Bewältigung von Burn-out.* Baltmannsweiler: Schneider Verlag Hohengehren.

Harnos, H. (1983). Sportlehrer können ruhig mehr arbeiten! Die Arbeitsbelastung der Sportlehrer. *sportunterricht, 32*(1), 32-34.

Harrison, W. D. (1983). A Social Competence Model of Burnout. In B. A. Farber (Hrsg.), *Stress and Burnout in the Human Service Professions* (S. 29-39). New York: Pergamon.

Hattie, J. (2003). *Teachers make a difference: What is the research evidence?* University of Auckland. Zugriff am 20.11.2004 unter www.acer.edu.au/workshop/documents/Teachers_Make_a_Difference_Hattie.pdf

Hattie, J. (2009). *Visible learning : a synthesis of over 800 meta-analyses relating to achievement.* London: Routledge.

Hattie, J. (2013). *Lernen sichtbar machen.* Baltmannsweiler: Schneider Verlag Hohengehren.

Haufe, E., Vogel, H. & Scheuch, K. (1999). Arbeitszufriedenheit und subjektiver Gesundheitszustand. Empirische Untersuchungen an Lehrpersonen unterschiedlicher Schultypen. *Jahrbuch für Lehrerforschung, 2*, 281-290.

Hedderich, I. (1997). *Burnout bei Sonderschullehrerinnen und Sonderschullehrern.* Berlin: Edition Marhold.

Heim, R. & Brettschneider, W.-D. (2002). Sportliches Engagement und Selbstkonzeptentwicklung im Jugendalter. *Zeitschrift für Erziehungswissenschaft, 5*(1), 118-138.

Heim, R., Brettschneider, W. D., Hofmann, J. & Kussin, U. (2006). Das Forschungsprogramm der Teilstudie. In Deutscher Sportbund (Hrsg.), *DSB-SPRINT-Studie. Eine Untersuchung zur Situation des Schulsports in Deutschland* (S. S. 76-93). Aachen: Meyer & Meyer.

Heim, R. & Gerlach, E. (1998). Burnout - Auch ein Thema im Sportlehrerberuf? *Körpererziehung, 48*(10), 330-337.

Heim, R. & Klimek, G. (1999). Arbeitsbelastungen im Sportlehrerberuf - Entwicklung eines Instruments zur Erfassung fachunterrichtlicher Stressoren. *Psychologie und Sport, 6*(2), 35-45.

Heim, R. & Wolf, F. (2008). *Leistungsschwache Schüler im Sportunterricht – eine Sekundäranalyse.* Heidelberg: Ruprecht-Karls-Universität Heidelberg, Institut für Sportwissenschaft.

Helmke, A. (2002). Kommentar: Unterrichtsqualität und Unterrichtsklima: Perspektiven und Sackgassen. *Unterrichtswissenschaft, 30*(3), 261-277.

Helmke, A. (2003). *Unterrichtsqualität erfassen, bewerten, verbessern.* Seelze: Kallmeyersche Vertragsbuchhandlung.

Helmke, A. (2009). *Unterrichtsqualität und Lehrerprofessionalität. Diagnose, Evaluation und Verbesserung des Unterrichts.* Seelze-Velber: Kallmeyer Klett.

Helmke, A. (2010). *Unterrichtsqualität und Lehrerprofessionalität. Diagnose, Evaluation und Verbesserung des Unterrichts* (3. Aufl.). Seezle-Velber: Klett Kallmeyer.

Helmke, A. (2011). Forschung zur Lernwirksamkeit des Lehrerhandelns. In E. Terhart, H. Bennewitz & M. Rothland (Hrsg.), *Handbuch der Forschung zum Lehrerberuf* (S. 630-643). Münster: Waxmann.

Helmke, A., Ridder, A. & Schrader, F.-W. (2000). *Fragebogen für Lehrerinnen und Lehrer. Projekt MARKUS.* Zugriff am 10.09. 2003 unter http://www.larsbalzer.info/projects/markus/MARKUS_Lehrerfragebogen.pdf

Helmke, A. & Schrader, F. W. (1998). Determinanten der Schulleitung. In D. Rost (Hrsg.), *Handwörterbuch Pädagogische Psychologie* (S. 60-67). Weinheim: Beltz.

Helmke, A. & Schrader, F. W. (2006). Lehrerprofessionalität und Unterrichtsqualität. Den eigenen Unterricht reflektieren und beurteilen. *Schulmagazin 5 bis 10*(9), 5-12.

Helmke, A. & Weinert, F. E. (1997). Bedingungsfaktoren schulischer Leistungen. In F. E. Weinert (Hrsg.), *Enzyklopädie der Psychologie* (Band 2, S. 71-176). Göttingen, Bern, Toronto, Seattle: Hogrefe-Verlag.

Herzberg, F. H., Mausner, B. & Snyderman, B. (1959). *The Motivation to Work.* New York: John Wiley.

Herzog, S. (2007). *Beanspruchung und Bewältigung im Lehrerberuf.* Münster: Waxmann.

Herzog, W. (2005). Müssen wir Standards wollen? Skepsis gegenüber einem theoretisch (zu) schwachen Konzept. *Zeitschrift für Pädagogik, 51*(2), 252-258.

Hillert, A. (2004). Psychosomatisch erkrankte Lehrkräfte: vom praktischen Problem zu wissenschaftlichen Konzepten und therapeutischen Konsequenzen. In A. Hillert & E. Schmitz (Hrsg.), *Psychosomatische Erkrankungen bei Lehrerinnen und Lehrern* (S. 10-22). Stuttgart: Schattauer.

Hillert, A. (2009). *Das Anti-Burnout-Buch für Lehrer.* München: Kösel-Verlag.

Hillert, A., Lehr, D., Koch, S., Bracht, M., Ueing, S. & Sosnowsky-Waschek, N. (2012). *Lehrergesundheit. AGIL - das Präventionsprogramm für Arbeit und Gesundheit im Lehrerberuf.* Stuttgart: Schattauer.

Hillert, A. & Schmitz, E. (Hrsg.). (2004). *Psychosomatische Erkrankungen bei Lehrerinnen und Lehrern.* Stuttgart: Schattauer.

Hobfoll, S. E. (1988). *The ecology of stress.* Washington: Hemisphere.

Hodapp, V. (1991). Das Prüfungsängstlichkeitsinventar TAI-G: Eine erweiterte und modifizierte Version mit vier Komponenten. *Zeitschrift für Pädagogische Psychologie, 5,* 121-130.

Hodapp, V., Laux, L. & Spielberger, C. D. (1982). Theorie und Messung der emotionalen und kognitiven Komponente der Prüfungsangst. *Zeitschrift für Differentielle und Diagnostische Psychologie, 3,* 169-184.

Hodge, G., Jupp, J. & Taylor, J. (1994). Work stress, distress and burnout in music and mathematics teachers. *British Journal of Educational Psychology 64,* 65-76.

Hoffmann, A. (2011). Bewegungszeit als Qualitätskriterium des Sportunterrichts. *Spectrum der Sportwissenschaft, 23*(1), 25-51.

Hohmann, A. (2007). Sportwissenschaft und Schulsport: Trends und Orientierungen (3). Trainingswissenschaft. *sportunterricht, 56*(1), 3-10.

Holmes, T. H. & Rahe, R. H. (1967). Social Readjustment Rating Scale. *Journal of Psychosomatic Research, 11,* 213-218.

Hubermann, M. (1991). Der berufliche Lebenszyklus von Lehrern: Ergebnisse einer empirischen Untersuchung. In E. Terhart (Hrsg.), *Unterrichten als Beruf. Neuere amerikanische und englische Arbeiten zur Berufskultur und Berufsbiografie von Lehrern und Lehrerinnen* (S. 249-267). Köln: Böhlau.

Hubermann, M. & Vandenberghe, R. (1999). Introduction: burnout and the teaching profession. In R. Vandenberghe & M. Hubermann (Hrsg.), *Understanding and preventing teacher burnout: a sourcebook of international research and practice* (S. 1-11). Cambridge: Cambridge University Press.

Hübner, P. & Gehrmann, A. (1997). Lehrerberuf und sozialer Wandel. Ausgewählte Ergebnisse einer Berliner Lehrerbefragung 1996. *Berliner Journal für Soziologie, 7*(3), 307-330.

Hübner, P. & Werle, M. (1997). Arbeitszeit und Arbeitsbelastung Berliner Lehrerinnen und Lehrer. In S. Buchen, U. Carle, P. Döbrich, H.-D. Hoyer & H.-G. Schönwälder (Hrsg.), *Jahrbuch für Lehrerforschung* (Band 1, S. 203-226). Weinheim und München: Juventa.

Hüfner, G. (2003). *Arbeitsbelastung in Schulen. Ausmaß und Bereiche von Belastungen - Möglichkeiten der Entlastung.* Zugriff am 17.11.2003 unter http://www.arbis.org/publikationen/download/arbis_umfrage_03_05_14.pdf.

Hummel, A., Erdtel, M. & Adler, K. (2006). Schulsport zwischen Leistungsoptimierung und Entwicklungsförderung. Ergebnisse einer empirischen Untersuchung des Sportunterrichts an sächsischen Schulen. In H. A. & M. Schierz (Hrsg.), *Studien zur Schulsportentwicklung in Deutschland* (S. 137-170). Schorndorf: Hofmann.

Hundeloh, H. (2005). Sportunfall - ein Stressor im Arbeitsalltag der Sportlehrkräfte. *sportunterricht, 54*(5), 142-145.

INTASC. (1992). *Model standards for beginning teacher licensing and development: A ressource for state dialogue*. Washington, DC: Council of Chief State Officer.

Ipfling, H. J., Peez, H. & Gamsjäger, E. (1995). *Wie zufrieden sind Lehrer? Empirische Untersuchungen zur Berufs(un)zufriedenheit von Lehrern/Lehrerinnen der Primar- und Sekundarstufe im deutschsprachigen Raum*. Bad Heilbrunn: Klinkhardt.

ISO 10075. (1991). *Ergonomic principles related to mental work-load - General terms and definitions*. Genf: ISO.

Jacob, K. (2006). *Zum Zusammenhang von Burnout und Gesundheitsbewusstsein. Eine empirische Untersuchung zum Burnout bei Lehrern und Lehrerinnen*. Aachen: Shaker.

Jahl, A. (1996). Was macht meinen schulischen Alltag aus? Gedanken zu meiner Tätigkeit als Lehrer. *Körpererziehung, 46*(5), 163-164.

Janalik, H. & Treutlein, G. (1996). Belastender Sportunterricht - Hilfe zur Selbsthilfe ist vonnöten! Das Heidelberger Modell zur Diagnose und Modifikation von Lehrerverhalten. *Körpererziehung, 46*(5), 173-181.

Jayaratne, S. & Chess, W. A. (1983). Job Satisfaction and Burnout in Social Work. In B. A. Farber (Hrsg.), *Stress and Burnout in the Human Service Professions* (S. 129-141). New York: Pergamon.

Jehle, P. (1997). Vorzeitige Pensionierung von Lehrerinnen und Lehrern - Befunde und Desiderate der Forschung. In S. Buchen, U. Carle, P. Döbrich, H.-D. Hoyer & H.-G. Schönwälder (Hrsg.), *Jahrbuch ür Lehrerforschung* (Band 1, S. 247-275). Weinheim und München: Juventa.

Jehle, P., Hillert, A., Seidel, G. & Gayler, B. (2004). Entstehende Dienstunfähigkeit von Lehrern: psychosomatische Erkrankungen bei Lehrpersonen und Präventionsmöglichkeiten von Schulleitern. In A. Hillert & E. Schmitz (Hrsg.), *Psychosomatische Erkrankungen bei Lehrerinnen und Lehrern* (S. 171-183). Stuttgart: Schattauer.

Jehle, P. & Schmitz, E. (2007). Innere Kündigung und vorzeitige Pensionierung von Lehrpersonen. In M. Rothland (Hrsg.), *Belastung und Beanspruchung im Lehrerberuf* (S. 160-184). Wiesbaden: Verlag für Sozialwissenschaften.

Judge, T. A., Bono, J. E., Thoresen, C. J. & Patton, G. K. (2001). The Job Satisfaction-Job Performance Relationship: A Qualitative and Quantitative Review. *Psychological Bulletin, 127*, 376-407.

Kabiersch-Diekmann, S. (2000). Frust oder Lust? *Sportpädagogik, 24*(1), 17.

Kähler, R. (1985). *Moralerziehung im Sportunterricht. Untersuchungen zur Regelpraxis und zum Regelbewusstsein*. Thun: Deutsch.

Kahn, R. L. (1978). Job Burnout. Prevention and remedies. *Public Welfare, 36*, 61-63.

Kaluza, G. (2001). Differentielle Profile der Belastungsbewältigung und Wohlbefinden. Eine clusteranalytische Untersuchung. *Zeitschrift für Differentielle und Diagnostische Psychologie 22*, 25-41.

Kaluza, G. & Renneberg, B. (2009). Stressbewältigung. In J. Bengel & M. Jerusalem (Hrsg.), *Handbuch der Gesundheitspsychologie und Medizinischen Psychologie*. Göttingen: Hogrefe.

Kaluza, G. & Vögele, C. (1999). Stress und Stressbewältigung. In H. Flor, N. Birbaumer & K. Hahlweg (Hrsg.), *Grundlagen der Verhaltensmedizin* (S. 331-388). Göttingen: Hogrefe.

Käser, U. & Wasch, J. (2009). *Burnout bei Lehrerinnen und Lehrern. Eine Bedingungsanalyse im Schulformvergleich.* Berlin: Logos.

Käser, U. & Wasch, J. (2011). Burnout bei Lehrerinnen und Lehrern. Eine Evaluation theoretischer Erklärungsmodelle. *Bildung und Erziehung, 64*(3), 325-341.

Kastrup, V. (2011). Was halten Sportlehrkräfte von Theorieanteilen im Sportunterricht? *sportunterricht, 60*(12), 376-380.

Kastrup, V., Dornseifer, A. & Kleindienst-Cachay, C. (2008). Belastungswahrnehmung von Sportlehrkräften verschiedener Schulformen. *sportunterricht, 57*(10), 307-313.

Katzell, R. A. (1964). Personal values, job satisfaction and job behavior. In H. Borow (Hrsg.), *Man in a world of work* (S. 342-354). Boston: HoughtonMifflin.

Kieschke, U. (2003a). *Arbeit, Persönlichkeit und Gesundheit.* Berlin: Logos Verlag.

Kieschke, U. (2003b). *Arbeit, Persönlichkeit und Gesundheit. Zusammenfassung.* Zugriff am 20.04.2011 unter http://www.psych-diagnostik-potsdam.de/Kieschke%20Summary.pdf

Kieschke, U. (2004). Beanspruchung in der Veränderung. In U. Schaarschmidt (Hrsg.), *Halbtagsjobber? Psychische Gesundheit im Lehrerberuf - Analyse eines veränderungsbedürftigen Zustandes* (S. 88-103). Weinheim: Beltz.

Kirchem, A. (2002). Sportlehrer an allgemeinbildenden Schulen. Einstellungen und Selbsteinschätzungen zum Schulsport. In G. Friedrich (Hrsg.), *Sportpädagogische Forschung. Konzepte - Ergebnisse - Perspektiven* (S. 268-273). Hamburg: Czwalina.

Kischkel, K.-H. (1984). *Zur Arbeitssituation von Lehrern. Eine empirische Untersuchung an Gesamtschulen und Schulen des gegliederten Systems.* Frankfurt am Main: P. Lang.

Klieme, E., Lipowsky, F., Rakocy, K. & Ratzka, N. (2006). Qualitätsdimensionen und Wirksamkeit von Mathematikunterricht. In M. Prenzel & L. Allolio-Näcke (Hrsg.), *Untersuchungen zur Bildungsqualität von Schule. Abschlussbericht des DFG-Schwerpunktprogramms* (S. 127-146). Münster: Waxmann.

Klusmann, U. (2008). *Berufliches Beanspruchungserleben und Unterrichtsverhalten von Lehrkräften: Zur Rolle persönlicher und institutioneller Ressourcen.* Berlin: Max-Planck-Institut für Bildungsforschung.

Klusmann, U. (2011a). Allgemeine berufliche Motivation und Selbstregulation. In M. Kunter, J. Baumert, W. Blum, U. Klusmann, S. Krauss & M. Neubrand (Hrsg.), *Professionelle Kompetenz von Lehrkräften. Ergebnisse des Forschungsprogramms CO-ACTIV* (S. 277-294). Münster: Waxmann.

Klusmann, U. (2011b). Belastung und Beanspruchung im Lehrerberuf: Zwischen beruflicher Praxis und unterschiedlichen Forschungsansätzen. In E. Terhart, H. Bennewitz & M. Rothland (Hrsg.), *Handbuch der Forschung zum Lehrerberuf* (S. 814-820). Münster: Waxmann.

Klusmann, U., Kunter, M. & Trautwein, U. (2009). Die Entwicklung des Beanspruchungserlebens bei Lehrerinnen und Lehrern in Abhängigkeit beruflicher Verhaltensstile. *Psychologie in Erziehung und Unterricht, 56*(3), 200-212.

Klusmann, U., Kunter, M., Trautwein, U. & Baumert, J. (2006). Lehrerbelastung und Unterrichtsqualität aus der Perspektive von Lehrenden und Lernenden. *Zeitschrift für Pädagogische Psychologie, 20*(3), 161-173.

Klusmann, U., Kunter, M., Trautwein, U., Lüdtke, O. & Baumert, J. (2008a). Engagement and emotional exhaustion in teachers: Does the school context make a difference? *Applied Psychology: An International Review, 57*, 127-151.

Klusmann, U., Kunter, M., Trautwein, U., Lüdtke, O. & Baumert, J. (2008b). Teachers' occupational well-being and quality of instruction: The important role of self-regulatory patterns. *Journal of Educational Psychology, 100*(3), 702-715.

Klusmann, U., Trautwein, U., Lüdtke, O., Kunter, M. & Baumert, J. (2009). Eingangsvoraussetzungen beim Studienbeginn. Werden Lehramtskandidaten unterschätzt? *Zeitschrift für Pädagogische Psychologie, 23*(3-4), 265-278.

KMK. (2004). *Standards der Lehrerbildung.*

Knauder, H. (2005). *Burn-out im Lehrerberuf. Verlorene Hoffnung und wiedergewonnener Mut.* (2. Aufl.). Graz: Leykam.

Kolb, M. & Wolters, P. (2000). Evasives Unterrichten. In E. Balz & P. Neumann (Hrsg.), *Anspruch und Wirklichkeit des Sports in Schule und Verein* (S. 209-221). Hamburg: Czwalina.

Köller, O. & Baumert, J. (2001). Leistungsgruppierungen in der Sekundarstufe I. Ihre Konsequenzen für die Mathematikleistung und das mathematische Selbstkonzept der Begabung. *Zeitschrift für Pädagogische Psychologie, 15*(2), 99-110.

König, S. (2004). Belastungen für Lehrkräfte im Sportunterricht. Ein Beitrag zur empirisch-analytischen Sportunterrichtsforschung. *sportwissenschaft, 34*(2), 152-165.

König, S. & Dalbert, C. (2004). Ungewissheitstoleranz, Belastung und Befinden bei BerufsschullehrerInnen. *Zeitschrift für Entwicklungspsychologie und Pädagogische Psychologie, 36*(4), 190-199.

Körner, S. (2003). *Das Phänomen Burnout am Arbeitsplatz Schule. Ein empirischer Beitrag zur Beschreibung des Burnout-Syndroms und seiner Verbreitung sowie zur Analyse von Zusammenhängen & potentiellen Einflussfaktoren auf das Ausbrennen von Gymnasiallehrern.* Berlin: Logos Verlag.

Kounin, J. S. (2006). *Techniken der Klassenführung.* München: Waxmann.

Koustelios, A. (2003). Burnout among Physical Education Teachers in Greece. *International Journal of physical Education, 40*(1), 32-38.

Koustelios, A. & Tsigilis, N. (2005). The relationship between burnout and job satisfaction among physical education teachers: a multivariate approach. *European Physical Education Review, 11*(2), 189-203.

Kramczynski, C. (2011). Theorie im Sportunterricht der Sekundarstufe I aus Sicht von Sportreferendaren. *sportunterricht, 69*(12), 371-375.

Kramis-Aebischer, K. (1996). *Stress, Belastungen und Belastungsverarbeitung im Lehrberuf* (2. unv. Aufl.). Bern: Verlag Paul Haupt.

Krampen, G. (1978). Über die Beziehung von Berufszufriedenheit und beruflichen Wertorientierungen von Lehrern. *Psychologie und Praxis, 22*, 49-57.

Krapp, A. & Hascher, T. (2011). Forschung zu Lehreremotionen. In E. Terhart, H. Bennewitz & M. Rothland (Hrsg.), *Handbuch der Forschung zum Lehrerberuf* (S. 511-526). Münster: Waxmann.

Kratzsch, H., Vathke, W. & Bertlein, H. (1967). *Studien zur Soziologie des Volksschullehrers.* Weinheim: Beltz.

Krause, A. (2002). *Psychische Belastungen im Unterricht - ein aufgabenbezogener Unter-suchungsansatz.* Universität Flensburg. Zugriff am 17.04.2008 unter www.zhb-flensburg.de/dissert/krause/krause2002.pdf

Krause, A. (2003). Lehrerbelastungsforschung - Erweiterung durch ein handlungspsycho-logisches Belastungskonzept. *Zeitschrift für Pädagogik, 49*(2), 254-273.

Krause, A. & Dorsemagen, C. (2007a). Ergebnisse der Lehrerbelastungsforschung: Orien-tierung im Forschungsdschungel. In M. Rothland (Hrsg.), *Belastung und Beanspru-chung im Lehrerberuf* (S. 52-80). Wiesbaden: VS Verlag für Sozialwissenschaften.

Krause, A. & Dorsemagen, C. (2007b). Psychische Belastungen im Unterricht. In M. Rothland (Hrsg.), *Belastung und Beanspruchung im Lehrerberuf* (S. 99-118). Wies-baden: Verlag für Sozialwissenschaften.

Krause, A., Dorsemagen, C. & Alexander, T. (2011). Belastung und Beanspruchung im Lehrerberuf – Arbeitsplatz- und bedingungsbezogene Forschung. In E. Terhart, H. Bennewitz & M. Rothland (Hrsg.), *Handbuch der Forschung zum Lehrerberuf* (S. 788-813). Münster: Waxmann.

Krauss, S. (2011). Das Experten-Paradigma in der Forschung zum Lehrerberuf. In E. Terhart, H. Bennewitz & M. Rothland (Hrsg.), *Handbuch der Forschung zum Leh-rerberuf* (S. 171-191). Münster: Waxmann.

Krohne, H. W. (1997). Stress und Stressbewältigung. In R. H. Schwarzer (Hrsg.), *Ge-sundheitspsychologie. Ein Lehrbuch.* (Band Verlag für Psychologie, S. 267-283). Göttingen, u.a.: Hogrefe.

Kruber, D. (1996). Lieblingsfach Schulsport. *sportunterricht, 45*(1), 4-8.

Ksienzyk, B. & Schaarschmidt, U. (2004). Beanspruchung und schulische Arbeitsbedin-gungen. In U. Schaarschmidt (Hrsg.), *Halbtagsjobber? Psychische Gesundheit im Lehrerberuf - Analyse eines veränderungsbedürftigen Zustandes* (S. 72-87). Wein-heim: Beltz.

Kuhl, J. (1998). Wille und Persönlichkeit: Funktionsanalyse der Selbststeuerung. *Psycho-logische Rundschau, 49*(2), 61-77.

Kultusministerkonferenz. (2004). *Standards für die Lehrerbildung: Bildungswissenschaf-ten.* Bonn: KMK.

Kunter, M. (2011). Forschung zur Lehrermotivation. In E. Terhart, H. Bennewitz & M. Rothland (Hrsg.), *Handbuch der Forschung zum Lehrerberuf* (S. 527-539). Münster: Waxmann.

Kunter, M., Baumert, J., Blum, W., Klusmann, U., Krauss, S. & Neubrand, M. (Hrsg.). (2011). *Professionelle Kompetenz von Lehrkräften. Ergebnisse des Forschungspro-gramms COACTIV.* Münster: Waxmann.

Kunter, M., Tsai, Y.-M., Klusmann, U., Brunner, M., Krauss, S. & Baumert, J. (2008). Students' and mathematics teachers' perceptions of teacher enthusiasm and instruc-tion. *Learning and Instruction, 18*, 468-482.

Kuntsche, E. (2006). Erziehungsstile von Lehrpersonen im Kontext von Arbeitsüberforde-rung und -unzufriedenheit. *Psychologie in Erziehung und Unterricht, 53*(3), 155-165.

Kurz, D. (2002). Qualität im Sportunterricht. In Landesinstitut für Schule und Weiterbil-dung NRW (Hrsg.), *Qualität von Bewegung, Spiel und Sport in der Schule* (S. 25-36). Bönen: Verlag für Schule und Weiterbildung.

Kyriacou, C. (1987). Teacher stress and burnout: an international review. *Educational research, 29*(2), 146-152.

Kyriacou, C. (2001). Teacher Stress: Directions for future research. *Educational Review, 53*(1), 27-35.

Landesinstitut für Schule (Hrsg.). (2002). *Qualität von Bewegung, Spiel und Sport in der Schule.* Bönen: Verlag für Schule und Weiterbildung.

Lange, J. (1981). Der Sportlehrer im Schulalltag. *Sportpädagogik, 5*(6), 10-17.

Lauck, G. (2003). *Burnout oder Innere Kündigung? Theoretische Konzeptualisierung und empirische Prüfung am Beispiel des Lehrerberufs.* München: Rainer Hampp.

Lazarus, R. S. & Folkman, S. (1984). *Stress, appraisal and coping.* New York: Springer.

Lazarus, R. S. & Folkman, S. (1987). Transactional theory and research on emotions and coping. *European Journal of Personalitiy, 1,* 141-169.

Lazarus, R. S. & Launier, R. (1981). Stressbezogene Transaktion zwischen Person und Umwelt. In J. Nitsch (Hrsg.), *Stress. Theorien, Untersuchungen, Maßnahmen* (S. 213-260). Bern: Hans Huber.

Leffers, J. (2007). Frust im Lehrerzimmer: Ungeeignet, überfordert, resigniert. *spiegel online* (Ausgabe vom 15.10. 2007).

Lehr, D. (2008). *Affektive Störungen bei Lehrerinnen und Lehrern. Untersuchungen zur Diagnostik von Depressivität, zu berufsbezogenen Risikofaktoren und zur Bewältigung beruflicher Belastungen.* Marburg: Fachbereich Psychologie der Philippsuniversität Marburg.

Lehr, D. (2011). Belastung und Beanspruchung im Lehrerberuf in der personenbezogenen Forschung. Gesundheitliche Situation und Evidenz für Risikofaktoren. In E. Terhart, H. Bennewitz & M. Rothland (Hrsg.), *Handbuch der Forschung zu Lehrerberuf* (S. 757-773). Münster: Waxmann.

Lehr, D., Schmitz, E. & Hillert, A. (2008). Bewältigungsmuster und psychische Gesundheit. Eine clusteranalytische Untersuchung zu Bewältigungsmustern im Lehrerberuf. *Zeitschrift für Arbeits- und Organisationspsychologie, 52*(1), 3-16.

Lenhard, B. (2003). *Berufszufriedenheit von RealschullehrerInnen in Bayern. Eine empirische Untersuchung.* Universität Regensburg.

Leontjew, A. A. (1982). *Tätigkeit, Bewusstsein, Persönlichkeit.* Berlin: Volk und Wissen.

Lipowsky, F. (2007). Was wissen wir über guten Unterricht? In G. Becker, A. Feindt, H. Meyer, M. Rothland, L. Stäudel & E. Terhart (Hrsg.), *Guter Unterricht. Maßstäbe & Merkmale – Wege und Werkzeuge* (Band Friedrich-Jahresheft XXV, S. 26-30). Seelze: Friedrich.

Litzcke, S. M. & Schuh, H. (2007). *Stress, Mobbing und Burn-out am Arbeitsplatz.* Heidelberg: Springer Medizin Verlag.

Locke, E. (1969). What is job satisfaction? *Organizational Behavior and Human Performance, 4,* 315.

Lüdtke, O. & Köller, O. (2002). Individuelle Bezugsnormorientierung und soziale Vergleiche im Mathematikunterricht: Einfluss unterschiedlicher Referenzrahmen auf das fachspezifische Selbstkonzept der Begabung. *Zeitschrift für Entwicklungspsychologie und Pädagogische Psychologie, 34*(3), 156-166.

Lüdtke, O., Trautwein, U., Kunter, M. & Baumert, J. (2006). Analyse von Lernumwelten. Ansätze zur Bestimmung der Reliabilität und Übereinstimmung von Schülerwahrnehmungen. *Zeitschrift für Pädagogische Psychologie, 20*(1/2), 85-96.

Lüsebrink, I. (2006). *Pädagogische Professionalität und stellvertretende Problembearbeitung.* Köln: Strauß.

Maslach, C. (1982). *Burnout, the cost of caring.* Engelwood Cliffs, NJ: Prentice-Hall.

Maslach, C. & Jackson, S. E. (1981). *Maslach Burnout Inventory, Manual.* Palo Alto, CA: Consulting Psychologists Press.

Maslach, C. & Leiter, M. P. (1999). Teacher Burnout: A Research Agenda. In R. Vandenberghe & M. Hubermann (Hrsg.), *Understanding and preventing teacher burnout: a sourcebook of international research and practice.* (S. 295-303). Cambridge: Cambridge University Press.

Maslach, C. & Leiter, M. P. (2001). *Die Wahrheit über Burnout. Stress am Arbeitsplatz und was Sie dagegen tun können.* Wien: Springer.

Maslach, C., Schaufeli, W. & Leiter, M. (2001). Job Burnout. *Annual Review of Psychology, 52,* 397-422.

Maslow, A. H. (1954). *Motivation and personality.* New York: Harper & Row.

Mayr, J. (2006). Theorie + Übung + Praxis = Kompetenz? Empirisch begründete Rückfragen zu den „Standards in der Lehrerbildung". In C. Allemann-Ghionda & E. Terhart (Hrsg.), *Kompetenzen und Kompetenzentwicklung von Lehrerinnen und Lehrern: Ausbildung und Beruf. 51. Beiheft der Zeitschrift für Pädagogik.* (S. 149-163). Weinheim: Beltz.

Mayr, J. (2011). Der Persönlichkeitsansatz in der Lehrerforschung. Konzepte, Befunde und Folgerungen. In E. Terhart, H. Bennewitz & M. Rothland (Hrsg.), *Handbuch der Forschung zum Lehrerberuf* (S. 125-148). Münster: Waxmann.

Mayr, J. & Neuweg, G. H. (2006). Der Persönlichkeitsansatz in der Lehrer/innen/forschung. In M. Heinrich & U. Greiner (Hrsg.), *Schauen, was 'rauskommt. Kompetenzförderung, Evaluation und Systemsteuerung im Bildungswesen* (S. 183-206). Wien: LIT Verlag.

Mayring, P. (2003). Gesundheit und Wohlbefinden. In M. Jerusalem & H. Weber (Hrsg.), *Psychologische Gesundheitsförderung. Diagnostik und Prävention* (S. 1-15). Göttingen: Hogrefe.

Meier, S. T. (1983). Toward a theory of burnout. *Human Relations, 36,* 899-910.

Merz, J. (1979). *Berufszufriedenheit von Lehrern.* Weinheim: Beltz.

Meyer, H. (2003). Zehn Merkmale guten Unterrichts. Empirische Befunde und didaktische Ratschläge. *Pädagogik*(10), 36-43.

Meyer, H. (2004). *Was ist guter Unterricht?* Berlin: Cornelsen.

Meyer, H. (2009). *Leitfaden Unterrichtsvorbereitung* (4. Aufl.). Berlin: Cornelsen scriptor.

Miethling, W.-D. (1987). Zur Entwicklung des Alltagsbewußtseins von Sportlehrern. *sportwissenschaft, 17*(3), 270-279.

Miethling, W.-D. (1992). Ängste von Sportlehrer/innen. *Sportpädagogik, 16*(5), 17-22.

Miethling, W.-D. (2000). Zwischen Traum und Alptraum. Zur beruflichen Entwicklung von Sportlehrern: Ergebnisse einer Längsschnittstudie. *Sportpädagogik, 24*(1), 41-47.

Miethling, W.-D. (2001). Lust und Frust von Sportlehrern - Biografische Entwicklungen im Schulalltag. In R. Zimmer (Hrsg.), *Erziehen als Aufgabe: sportpädagogische Reflexionen*. (S. 162-178). Schorndorf: Hofmann.

Miethling, W.-D. (2002a). Der lange Arm des Berufs - Zur biografischen Entwicklung von Sportlehrern. In P. Elflein, P. Gieß-Stüber, R. Laging & W.-D. Miethling (Hrsg.), *Qualitative Ansätze und Biographieforschung in der Bewegungs- und Sportpädagogik* (S. 50-71). Butzbach-Griedel: Afra-Verlag.

Miethling, W.-D. (2006). Belastungs- und Bewältigungspotenziale in der berufsbiografischen Entwicklung von Sportlehrerinnen und Sportlehrern. In M. Kolb (Hrsg.), *Empirische Schulsportforschung* (S. 25-42). Butzbach-Griedel: Afra.

Miethling, W.-D. (2008). Wie Sportlehrer ihren Unterricht wahrnehmen - breiter Konsens und feine Unterschiede. In H. P. Brandl-Bredenbeck (Hrsg.), *Bewegung, Spiel und Sport in Kindheit und Jugend. Eine europäische Perspektive* (S. 117-130). Aachen: Meyer & Meyer.

Miethling, W.-D. (2011). Sportlehrerforschung. In E. Balz, M. Bräutigam, W.-D. Miethling & P. Wolters (Hrsg.), *Empirie des Schulsports* (S. 121-153). Aachen: Meyer & Meyer.

Miethling, W.-D. & Brand, R. (2004). Stressoren im Sportunterricht und psychische Widerstandsressourcen bei Sportlehrerinnen und Sportlehrern in der ersten Berufsphase. *Spectrum der Sportwissenschaft, 16*(1), 48-67.

Miethling, W.-D. & Krieger, C. (2004). *Schüler im Sportunterricht. Die Rekonstruktion relevanter Themen und Situationen des Sportunterrichts aus Schülersicht (RETHESIS)*. Schorndorf: Hofmann.

Miethling, W.-D. & Sohnsmeyer, J. (2009). Belastungsmuster im Sportlehrerberuf. *Spectrum der Sportwissenschaft, 21*(2), 43-61.

Mohr, G. & Rigotti, T. (2009). Berufliche Bedingungen. In J. Bengel & M. Jerusalem (Hrsg.), *Handbuch der Gesundheitspsychologie und Medizinischen Psychologie* (S. 156-163). Göttingen: Hogrefe.

Mohr, G. & Semmer, N. (2002). Arbeit und Gesundheit: Kontroversen zu Person und Situation. *Psychologische Rundschau, 53*(2), 77-84.

Montgomery, C. & Rupp, A. (2005). A meta-analysis for exploring the diverse causes and effects of stress in teachers. *Canadian Journal of Education, 28*(3), 458-486.

Morse, N. (1953). *Satisfaction in the white-collar job*. Ann Arbor: University of Michigan.

Nerdinger, F., Blickle, G. & Schaper, N. (2008). *Arbeits- und Organisationspsychologie*. Heidelberg: Springer.

Neuber, N. (2000). *Kreativität und Bewegung*. Sankt Augustin: Academia.

Neumann, A. (2001). *Itemsammlung für den Lehrerfragebogen (Schulkontext) in PISA 2003*. Unveröffentlichtes Manuskript. Berlin: Humboldt-Universität.

Neumann, P. (2004a). Alltagsprobleme und Bewältigungsstrategien von Sportlehrkräften. In W. Arbeitsgruppe (Hrsg.), *Schulsport in den Klassen 5-10* (S. 114-127). Schorndorf: Hofmann.

Neumann, P. (2004b). *Erziehender Sportunterricht: Grundlagen und Perspektiven* Baltmannsweiler: Schneider Verlag Hohengehren.

Neuweg, G. H. (2011). Das Wissen der Wissensvermittler. Problemstellung, Befunde und Perspektiven der Forschung zum Lehrerwissen. In E. Terhart, H. Bennewitz & M. Rothland (Hrsg.), *Handbuch der Forschung zum Lehrerberuf* (S. 451-477). Münster: Waxmann.

Niemann, H.-J. (1970). *Der Lehrer und sein Beruf.* Weinheim: Beltz.

OECD - Organisation for Economic Cooperation and Development. (2005). *Attracting, developing and retaining effective teachers - Final report: Teachers matter.* Paris: OECD.

Oesterhelt, V., Sygusch, R., Bähr, I. & Gerlach, E. (2010). Nature und function of sport pedagogy - A review of literature in German publications (2007-2009). *International Journal of Physical Education, 47*(1), 10-24.

Oesterreich, C. (2005a). Die Instrumente der Befragung der Sportlehrkräfte - Skalendokumentation: Otto-von-Guericke-Universität Magdeburg.

Oesterreich, C. (2005b). Qualifikation, Einstellungen und Belastungen von Sportlehrkräften. Erste Ergebnisse der SPRINT-Studie. *sportunterricht, 54*(8), 236-242.

Oesterreich, C. & Heim, R. (2006). Der Sportunterricht in der Wahrnehmung der Lehrer. In Deutscher Sportbund & Deutsche Sportjugend (Hrsg.), *DSB-SPRINT-Studie. Eine Untersuchung zur Situation des Schulsports in Deutschland* (S. 153-180). Aachen: Meyer & Meyer.

Opper, E. (1996a). Erleben Mädchen den Schulsport anders als Jungen? Teil 3 der Studie zum Schulsport in Südhessen. *sportunterricht, 45*(8), 349-356.

Opper, E. (1996b). Wie sehen gute und schlechte Schüler den Schulsport? Teil 2 der Studie zum Schulsport in Südhessen. *sportunterricht, 45*(8), 340-348.

Ortenburger, A. (2010). *Professionalisierung und Lehrerausbildung. Zur Bedeutung professionsbezogener Einstellungsmuster für Studienwahl und Studienverläufe von Lehramtsstudierenden; eine explorative Längsschnittstudie.* Frankfurt am Main: Lang.

Oser, F. (1997). Standards in der Lehrerbildung. Teil1: Berufliche Kompetenzen, die hohen Qualitätsmerkmalen entsprechen. *Beiträge zur Lehrerbildung, 15*(1), 26-37.

Oser, F. (2001). Standards: Kompetenzen von Lehrpersonen. In F. Oser & J. Oelkers (Hrsg.), *Die Wirksamkeit der Lehrerbildungssysteme* (S. 215-342). Zürich: Rüegger.

Oser, F., Dick, A. & Patry, J. (Hrsg.). (1992). *Effective and responsible teaching: The new synthesis.* San Francisco, CA: Jossey-Bass.

Oser, F. & Oelkers, J. (Hrsg.). (2001). *Die Wirksamkeit der Lehrerbildungssysteme. Von der Allrounderbildung zur Ausbildung professioneller Standards.* Zürich: Rüegger.

Pfeiffer, K. (1986). *Der Zusammenhang der Zufriedenheit von Lehrern im Unterricht mit ihren Einstellungen und Verhaltensweisen.* Hamburg: Universität Hamburg.

Pfeiffer, W. (1994). *Musiklehrer: Biographie, Alltag und berufliche Zufriedenheit von Musiklehrern an bayerischen Gymnasien; eine theoretische und empirische Analyse.* Essen: Verlag Die blaue Eule.

PHZ. (2007). Professionsstandards. Professionelle Standards für die Aus- und Weiterbildung von Lehrpersonen der Vorschule und Primarstufe.

Pines, A. M., Aronson, E. & Kafry, D. (1985). *Ausgebrannt: Vom Überdruss zur Selbstentfaltung.* Stuttgart: Klett.

PISA-Konsortium Deutschland. (2006). *PISA 2003 - Dokumentation der Erhebungsinstrumente.* . Münster: Waxmann.

Poschkamp, T. (2011). *Ausgebrannt! Burnout erkennen, heilen, verhindern.* Paderborn: Ferdinand Schöningh.

Prohl, R. & Krick, F. (2006). Lehrplan und Lehrplanentwicklung. In Deutscher Sportbund (Hrsg.), *DSB-SPRINT-Studie. Eine Untersuchung zur Situation des Schulsports in Deutschland* (S. 19-52). Aachen: Meyer & Meyer.

Reckermann, J. (o.A.). *Zehn Merkmale guten Sportunterrichts.* Zugriff am 27.3. 2012 unter http://www.sportunterricht.ch/download/SP_Merkmale.pdf

Redeker, S. (1993). *Belastungserleben im Lehrerberuf.* Frankfurt am Main: Lang.

Reinke-Nobbe, H. & Vernier, R. (2001). *Verlierer im Klassenkampf. Verspottet, ausgebrannt, allein gelassen – viele Lehrer leisten einen Höllenjob.* Zugriff am 09.04.2001 unter http://www.focus.de/politik/deutschland/bildung-verlierer-im-klassenkampf_aid_188325.html

Renneberg, B., Erken, J. & Kaluza, G. (2009). Stress. In J. Bengel & M. Jerusalem (Hrsg.), *Handbuch der Gesundheitspsychologie und medizinischen Psychologie* (S. 139-146). Göttingen: Hogrefe.

Reuker, S. (2008). *Chancen schulischer Sport- und Bewegungsangebote. Verändern erlebnispädagogische Schulfahrten die soziale Handlungsbereitschaft?* Berlin: Logos.

Reuker, S. (2009). Wirkungen erlebnispädagogischer Schulfahrten - Bausteine eines sozialerzieherischen Schulprofils. In H. P. Brandl-Bredenbeck & M. Stefani (Hrsg.), *Schulen in Bewegung - Schulsport in Bewegung* (S. 234-239). Hamburg: Czwalina.

Reuker, S. (2011). The professional knowledge of physical education teachers: a comparison between groups of different expertise while analyzing classroom events *International journal of physical education, 48*(3), 31-42.

Reusser, K., Pauli, C. & Elmer, A. (2011). Berufsbezogene Überzeugungen von Lehrerinnen und Lehrern. In E. Terhart, H. Bennewitz & M. Rothland (Hrsg.), *Handbuch der Forschung zum Lehrerberuf* (S. 478-495). Münster: Waxmann.

Richter, G. (1999). Innere Kündigung. Modellentwicklung und empirische Befunde aus einer Untersuchung im Bereich der öffentlichen Verwaltung. *Zeitschrift für Personalforschung, 13*(2), 113-138.

Richter, P., Rudolf, M. & Schmidt, C. F. (1996). *Fragebogen zur Analyse belastungsrelevanter Anforderungsbewältigung (FABA).* Frankfurt a.M.: Swets & Zeitlinger.

Rohmert, W. & Rutenfranz, J. (1975). *Arbeitswissenschaftliche Beurteilung der Belastung und Beanspruchung an unterschiedlichen industriellen Arbeitsplätzen.* Bonn: BMA Referat Öffentlichkeitsarbeit.

Rohnstock, D. (2000). Belastungsschwerpunkte im Sportlehreralltag und Anregungen für gezielte Entlastungen. *sportunterricht, 49*(4), 108-115.

Rost, D. (2007). *Interpretation und Bewertung pädagogisch-psychologischer Studien* (2. Aufl.). Weinheim: Beltz.

Roth, W. (1972). *Berufszufriedenheit im Lehrerberuf:* Westermanns pädagogische Beiträge.

Rothland, M. (2008). Das Dilemma des Lehrerberufs sind ... die Lehrer? Anmerkungen zur persönlichkeitspsychologisch dominierten Lehrerbelastungsforschung. *Zeitschrift für Erziehungswissenschaft, 11*(2), 1-15.

Rothland, M. (2012). Was wissen wir über Belastung und Beanspruchung im Lehrerberuf? *Pädagogik, 64*(4), 42-45.

Rothland, M. & Terhart, E. (2007). Beruf: Lehrer - Arbeitsplatz: Schule. In M. Rothland (Hrsg.), *Belastung und Beanspruchung im Lehrerberuf* (S. 11-31). Wiesbaden: Verlag für Sozialwissenschaften.

Rothland, M. & Terhart, E. (2010). Forschung zum Lehrerberuf. In R. Tippelt & B. Schmidt (Hrsg.), *Handbuch Bildungsforschung* (S. 791-810). Wiesbaden: VS Verlag für Sozialwissenschaften.

Röttger, E.-M., Janssen, D. & Schöllhorn, W. (2009). Training koordinativer Fähigkeiten im Schulsport - ein empirischer Vergleich zwischen kooperativem und differenziellem Lernansatz *sportunterricht, 58*(9), 259-264.

Rudow, B. (1994). *Die Arbeit des Lehrers. Zur Psychologie der Lehrertätigkeit, Lehrerbelastung und Lehrergesundheit.* Göttingen: Verlag Hans Huber.

Rudow, B. (1995). *Die Arbeit des Lehrers. Zur Psychologie der Lehrertätigkeit, Lehrerbelastung und Lehrergesundheit.* (1. Nachdruck. Aufl.). Göttingen: Verlag Hans Huber.

Saldern, M. v. (1987). *Sozialklima von Schulklassen* Frankfurt am Main: Lang.

Sarges, W. (2000). Fragebogen zur Messung der Arbeitsmotivation: "AVEM - Arbeitsbezogenes Verhaltens- und Erlebensmuster" von U. Schaarschmidt und A. Fischer (1996). *Zeitschrift für Arbeits- und Organisationspsychologie, 44*(1), 38-42.

Satow, L. (2000). *Klassenklima und Selbstwirksamkeitserwartung. Eine Längsschnittstudie in der Sekundarstufe I* [Dissertation]. Freie Universität Berlin. Zugriff am 23. Oktober 2000 unter http://www.diss.fu-berlin.de/2000/9/index.html

Sauerbeck, K. (1996). *Die Berufsmotivation von Hauptschullehrern.* Regensburg: Roderer Verlag.

Schaaf, H. (2008). *Erbarmen mit den Lehrern... zwischen Engagement und Burnout. Was Lehrer krank macht und was ihnen helfen könnte, gesund zu bleiben.* Kröning: A-sanger.

Schaarschmidt, U. (1999). Lehrerbelastung. Einführung in das Themenheft. *Psychologie in Erziehung und Unterricht, 46*(4), 241-243.

Schaarschmidt, U. (2001). Lehrerbelastung. In D. Rost (Hrsg.), *Handwörterbuch Pädagogische Psychologie* (2. überarbeitete und erweiterte Aufl., S. 373-381). Weinheim: Beltz.

Schaarschmidt, U. (2003a). AVEK - Kurzversion des AVEM – Fragebogen und Ergebnisse einer Lehrerstichprobe, die mit dem AVEK befragt wurde (zur Verfügung gestellt von Prof. Schaarschmidt).

Schaarschmidt, U. (2003b). Gesunde Lehrerinnen und Lehrer unterrichten besser. Lehrerbelastung - ein wichtiger Untersuchungsgegenstand. *Schulverwaltung NRW*(10), 267-269.

Schaarschmidt, U. (2003c). Psychische Beanspruchung im Lehrerberuf. *Wirtschaft und Erziehung*(2), 48-58.

Schaarschmidt, U. (2004a). Die Beanspruchungssituation von Lehrern aus differential-psychologischer Perspektive. In A. Hillert & E. Schmitz (Hrsg.), *Psychosomatische Erkrankungen von Lehrerinnen und Lehrern* (S. 97-112). Stuttgart: Schattauer.

Schaarschmidt, U. (2005). Psychische Belastung im Lehrerberuf. Und wie sieht es für die Sportlehrkräfte aus? *sportunterricht, 54*(5), 132-140.

Schaarschmidt, U. (2009). Beanspruchung und Gesundheit im Lehrberuf. In O. Zlatkin-Troitschanskaia, K. Beck, D. Sembill, R. Nickolaus & R. Mulder (Hrsg.), *Lehrprofessionalität* (S. 605-616). Weinheim: Beltz.

Schaarschmidt, U. (2010). Gesundheitsförderung. Eine dringliche Aufgabe der Lehrerfortbildung. In F. Müller, A. Eichenberger, M. Lüders & J. Mayr (Hrsg.), *Lehrerinnen und Lehrer lernen* (S. 297-309). Münster: Waxmann.

Schaarschmidt, U. (Hrsg.). (2004b). *Halbtagsjobber? Psychische Gesundheit im Lehrerberuf - Analyse eines veränderungsbedürftigen Zustandes*. Weinheim: Beltz.

Schaarschmidt, U. & Fischer, A. (1996). *Arbeitsbezogenes Verhaltens- und Erlebensmuster (AVEM) - Manual*. Frankfurt am Main: Swets & Zeitlinger.

Schaarschmidt, U. & Fischer, A. (2003). *Arbeitsbezogenes Verhaltens- und Erlebensmuster (AVEM) - Manual* (2. überarbeitete und erweiterte. Aufl.). Frankfurt am Main: Swets & Zeitlinger.

Schaarschmidt, U. & Fischer, A. (2008). *AVEM – Arbeitsbezogenes Verhaltens- und Erlebensmuster. Handanweisung* (3. überarbeitete und erweiterte Aufl.). London: Pearson

Schaarschmidt, U. & Fischer, A. W. (1997). AVEM - ein diagnostisches Instrument zur Differenzierung von Typen gesundheitsrelevanten Verhaltens und Erlebens. *Zeitschrift für Differenzielle und Diagnostische Psychologie, 18*(3), 151-163.

Schaarschmidt, U. & Fischer, A. W. (2001). *Bewältigungsmuster im Beruf: Persönlichkeitsunterschiede in der Auseinandersetzung mit der Arbeitsbelastung*. Göttingen: Vandenhoeck und Ruprecht.

Schaarschmidt, U. & Kieschke, U. (2007). Beanspruchungsmuster im Lehrerberuf. Ergebnisse und Schlussfolgerungen aus der Potsdamer Lehrerstudie. In M. Rothland (Hrsg.), *Belastung und Beanspruchung im Lehrerberuf* (S. 81-98). Wiesbaden: Verlag für Sozialwissenschaften.

Schaarschmidt, U., Kieschke, U. & Fischer, A. W. (1999). Beanspruchungsmuster im Lehrerberuf. *Psychologie in Unterricht und Erziehung, 46*(4), 244-268.

Schaufeli, W. B. & Enzmann, D. (1998). *The burnout companion to study & practice*. London: Taylor & Francis.

Scheerens, J. & Bosker, R. (1997). *The Foundations of educational effectiveness*. Oxford: Pergamon.

Scheffel, H. & Palzkill, B. (1994). Macht und Ohnmacht von Sportlehrerinnen im koedukativen Sportunterricht. *sportunterricht, 43*(4), 159-166.

Scherler, K. (1992). Sportpädagogik - eine Disziplin der Sportwissenschaft. *Sportwissenschaft, 22*(2), 155-166.

Scherler, K. & Schierz, M. (1993). *Sport unterrichten*. Schorndorf: Hofmann.

Scheuch, K. & Knothe, M. (1997). Psychophysische Beanspruchung von Lehrern in der Unterrichtstätigkeit. In S. Buchen, U. Carle, P. Döbrich, H.-D. Hoyer & H.-G.

Schönwälder (Hrsg.), *Jahrbuch der Lehrerforschung. Band 1* (S. 285-299). Weinheim: Juventa.

Schiefele, U. (2008). Lernmotivation und Interesse. In W. Schneider & M. Hasselhorn (Hrsg.), *Handbuch der Pädagogischen Psychologie* (S. 38-49). Göttingen: Hogrefe.

Schierz, M. (2009). Das Schulfach "Sport" und sein Imaginäres. *Spectrum der Sportwissenschaften, 21*(2), 62-77.

Schmid, A. (2003). *Stress, Burnout und Coping. Eine empirische Studie an Schulen zur Erziehungshilfe.* Bad Heilbrunn: Klinkhardt.

Schmieta, M. (2001). *Die Relevanz von Persönlichkeitsmerkmalen und beruflichen Einstellungen bei der Entwicklung von Burnout.* Hamburg: Kovac.

Schmitz, E. (2004). Burnout: Befunde, Modelle und Grenzen eines populären Konzepts. In A. Hillert & E. Schmitz (Hrsg.), *Psychosomatische Erkrankungen bei Lehrerinnen und Lehrern* (S. 51-68). Stuttgart: Schattauer.

Schmitz, E., Jehle, P. & Gayler, B. (2004). Innere Kündigung im Lehrerberuf. In A. Hillert & E. Schmitz (Hrsg.), *Psychosomatische Erkrankungen bei Lehrerinnen und Lehrern* (S. 69-81). Stuttgart: Schattauer.

Schmitz, E. & Leidl, J. (1999). Brennt wirklich aus, wer entflammt war? Studie 2: Eine LISREL-Analyse zum Burnout-Prozeß bei Lehrpersonen. *Psychologie in Erziehung und Unterricht, 46*(4), 302-310.

Schmitz, E. & Voreck, P. (2011). *Einsatz und Rückzug an Schulen. Engagement und Disengagement bei Lehrern, Schulleitern und Schülern.* Wiebaden: VS Verlag für Sozialwissenschaften.

Schmitz, G. (2001). Kann Selbstwirksamkeitserwartung Lehrer vor Burnout schützen? Eine Längsschnittstudie in zehn Bundesländern. *Psychologie in Erziehung und Unterricht, 48,* 49-67.

Schmitz, G. & Schwarzer, R. (2000). Selbstwirksamkeitserwartungen von Lehrern: Längsschnittbefunde mit einem neuen Instrument. *Zeitschrift für Pädagogische Psychologie, 14*(1), 12-25.

Schmitz, R. (2003). *Bericht der 2. Hamburger Lehrerarbeitszeitkommission.* Zugriff am 27.11. 2011 unter http://www.hamburg.de/contentblob/58136/data/lehrerarbeitszeitkommission.pdf

Schnell, R., Hill, P. B. & Esser, E. (2005). *Methoden der empirischen Sozialforschung* (7., vollst. überarb. u. erw. Aufl.). München & Wien: Oldenbourg Verlag.

Schönpflug, W. (1987). Beanspruchung und Belastung bei der Arbeit - Konzepte und Theorien. In U. Kleinbeck & J. Rutenfranz (Hrsg.), *Enzyklopädie der Psychologie (Arbeitspsychologie)* (S. 130-184). Göttingen: Hogrefe.

Schönwälder, H.-G. (1997). Dimensionen der Belastung im Lehrerberuf. Versuch einer Orientierung. In S. Buchen, U. Carle, P. Döbrich, H.-D. Hoyer & H.-G. Schönwälder (Hrsg.), *Jahrbuch für Lehrerforschung.* (Band 1, S. 179-202). Weinhein: Juventa Verlag.

Schönwälder, H.-G. (2006). Arbeitsbelastung von Lehrern - terra incognita der Pädagogik. *Engagement*(4), 273-282.

Schönwälder, H.-G., Berndt, J., Ströver, F. & Tiesler, G. (2003). *Belastung und Beanspruchung von Lehrerinnen und Lehrern.* Bremerhaven: Wirtschaftsverlag NW.

Schrader, F. W. & Helmke, A. (2008). Determinanten der Schulleistung. In M. Schweer (Hrsg.), *Lehrer-Schüler-Interaktion. Inhaltsfelder, Forschungsperspektiven und methodische Zugänge* (Band 2. , S. S. 285-302). Wiesbaden: VS Verlag für Sozialwissenschaften.

Schröder, E. & Kieschke, U. (2006). Bewältigungsmuster im Lehramtsstudium. Eine Untersuchung an den Universitäten Münster und Potsdam. In W. Schubarth & P. Pohlenz (Hrsg.), *Qualitätsentwicklung und Evaluation in der Lehrerbildung. Die zweite Phase: Das Referendariat* (S. 261-280). Potsdam: Universitätsverlag Potsdam.

Schröder, M. (2006). *Burnout unvermeidlich? In Kompendium zur Lehrerbelastungsforschung unter Berücksichtigung des Persönlichkeitsaspekts und eine empirische Untersuchung zur Passungsproblematik im Lehrerberuf.* Potsdam: Universitätsverlag Potsdam.

Schulz, P. (2005). Stress- und Copingtheorien. In R. Schwarzer (Hrsg.), *Gesundheitspsychologie* (S. 219-235). Göttingen: Hogrefe.

Schütz, J. (2009). *Pädagogische Berufsarbeit und Zufriedenheit. Eine bildungsbereichsübergreifende Studie.* Bielefeld: Bertelsmann.

Schwarzer, R. (2000). *Streß, Angst und Handlungsregulation* (4. Aufl.). Stuttgart: Kohlhammer.

Schwarzer, R. & Greenglass, E. R. (1999). Teacher burnout from a social-cognitive perspective: a theoretical position paper. In R. Vandenberghe & M. Hubermann (Hrsg.), *Understanding and preventing teacher burnout: a sourcebook of international research and practice.* (S. 238-246). Cambridge: Cambridge University Press.

Schwarzer, R., Lange, B. & Jerusalem, M. (1982). Die Bezugsnorm des Lehrers aus der Sicht des Schülers. In F. Rheinberg (Hrsg.), *Bezugsnormen zur Schulleistungsbewertung* (S. 161-172). Düsseldorf: Schwann.

Schwarzer, R. & Leppin, A. (1989). *Sozialer Rückhalt und Gesundheit.* Göttingen: Hogrefe.

Schwarzer, R. & Warner, L. M. (2011). Forschung zur Selbstwirksamkeit bei Lehrerinnen und Lehrern. In E. Terhart, H. Bennewitz & M. Rothland (Hrsg.), *Handbuch der Forschung zum Lehrerberuf* (S. 496-510). Münster: Waxmann.

Selye, H. (1981). Geschichte und Grundzüge des Stresskonzepts. In J. R. Nitsch (Hrsg.), *Stress - Theorien, Untersuchungen, Maßnahmen* (S. 163-187). Bern: Hans Huber.

Seyda, M. (2009). Entwicklung der psycho-sozialen Dimension von Grundschulkindern im Projekt "Tägliche Sportstunde". In H. P. Brandl-Bredenbeck & M. Stefani (Hrsg.), *Schulen in Bewegung - Schulsport in Bewegung* (S. 123-128). Hamburg: Czwalina.

Shulmann, L. S. (1986). Paradigms and research programs in the study of teaching: a contemporary perspective. In M. C. Wittrock (Hrsg.), *Handbook of research on teaching* (S. 3-36). London: Macmillan.

Siegrist, J. (1991). Contributions of sociology to the prediction of heart disease and their implications of public health. *European Journal of Public Health, 1*(1), 10-21.

Siegrist, J. (2005). Stress am Arbeitsplatz. In R. Schwarzer (Hrsg.), *Gesundheitspsychologie* (S. 303-318). Göttingen: Hogrefe.

Slavin, R. E. (1997). *Educational Psychology.* Boston: Allyn and Bacon.

Sosnowsky, N. (2007). Burnout - Kritische Diskussion eines vielseitigen Phänomens. In M. Rothland (Hrsg.), *Belastung und Beanspruchung im Lehrerberuf* (S. 119-139). Wiesbaden: VS Verlag für Sozialwissenschaften.

Squarra, D., van Buer, J., Ebermann-Richter, P. & Kirchner, C. (1995). Berufsbezogene Kontrollüberzeugungen, berufliche Zufriedenheit und Belastung und unterrichtliche Bewältigungsstrategien von Lehrern an wirtschaftsberuflichen Schulen in den neuen Bundesländern. In J. van Buer, D. Squarra & S. Badel (Hrsg.), *Beruf des Lehrers - Biografie, Belastung und Bewältigung* (Band 5, S. 109-166). Berlin: Humboldt-Universität zu Berlin.

Stahl, U. (1995). *Professionalität und Zufriedenheit im Beruf. Eine empirische Studie an Grund- und Hauptschulen*. Weinheim: Deutscher Studienverlag.

Stähling, R. (1998). *Beanspruchungen im Lehrerberuf. Einzelfallstudie und Methodenerprobung*. Münster: Waxmann.

Stamouli, E. (2003). *Berufszufriedenheit von Lehrkräften. Ein Vergleich zwischen Griechenland, Deutschland und der Schweiz*. Hamburg: Dr. Kovac.

Stöckli, G. (1998). Wie ausgebrannt sind Schweizer Primarlehrkräfte? *Bildungsforschung und Bildungspraxis, 20*(2), 240-249.

Stöckli, G. (1999). Nicht erschöpft und dennoch ausgebrannt? Pädagogisches Ausbrennen im Lehrerberuf. *Psychologie in Erziehung und Unterricht, 46*, 293-301.

Storch, M., Krause, F. & Küttel, Y. (2007). Ressourcenorientiertes Selbstmangement für Lehrkräfte. Das Züricher Ressourcen Modell ZRM. In M. Rothland (Hrsg.), *Belastung und Beanspruchung im Lehrerberuf* (S. 290-309). Wiesbaden: Verlag für Sozialwissenschaften.

Storch, M., Küttel, Y. & Stüssi, A.-C. (2005). Gut geschützt gegen Stress. Selbstmanagement mit dem Züricher Ressourcen Modell ZRM. *Lehren und lernen, 31*(8-9), 28-38.

Stück, M., Rigotti, T. & Mohr, G. (2004). Untersuchung der Wirksamkeit eines Belastungsbewältigungstrainings für den Lehrerberuf. *Psychologie Erziehung Unterricht, 51*, 234-242.

Stündl, H. & Zimmermann, H. (2006). Belastung und Beanspruchung von Sportlehrer/innen in der Schule. Teil 4: Der außerunterrichtliche Schulsport: Ein Arbeitsfeld ohne Grenzen. *sportunterricht, 55*(11), 334-338.

Sutton, R. E. & Wheatley, K. F. (2003). Teachers Emotions and Teaching: A Review of the Literature and Directions for Future Research. *Educational Psychology Review, 15*, 327-358.

Sygusch, R. & Töpfer, C. (2011). Die motorische Leistungsfähigkeit von Schülerinnen und Schülern. In E. Balz, M. Bräutigam, W.-D. Miethling & P. Wolters (Hrsg.), *Empirie des Schulsports* (S. 95-105). Aachen: Meyer & Meyer.

Tausch, R. (2008). Personzentriertes Verhalten von Lehrern in Unterricht und Erziehung. In M. Schweer (Hrsg.), *Lehrer-Schüler-Interaktion. Inhaltsfelder, Forschungsperspektiven und methodische Zugänge* (2. vollständig überarbeitete. Aufl., S. 155-176). Wiesbaden: VS Verlag für Sozialwissenschaften.

Tausch, R. & Tausch, A. (1998). *Erziehungspsychologie: Begegnung von Person zu Person* (11. Aufl.). Göttingen: Hogrefe.

Tennstädt, K. (1985). Subjektive Aspekte des Lehrerberufs SAL. In IZ Sozialwissenschaften (Hrsg.), *ZUMA Handbuch sozialwissenschaftlicher Skalen (3. Ergänzungslieferung 1987)* (Band 2, S. 1-8). Bonn: Informationszentrum Sozialwissenschaften.

Terhart, E. (2002). *Standards für die Lehrerbildung. Eine Expertise für die Kultusministerkonferenz.* Münster: Zentrale Koordination Lehrerausbildung.

Terhart, E. (2007). Was wissen wir über gute Lehrer? In G. Becker, A. Feindt, H. Meyer, M. Rothland, L. Stäudel & E. Terhart (Hrsg.), *Guter Unterricht. Maßstäbe & Merkmale – Wege und Werkzeuge* (S. 20-24). Seelze: Friedrich

Terhart, E. (2011). Hat John Hattie tatsächlich den Heiligen Gral der Schul- und Unterrichtsforschung gefunden? Eine Auseinandersetzung mit *Visible Learning.* In E. Keiner, K.-P. Horn, H. Kemnitz, U. Mietzner, U. Pilarczyk, J. Schuch & N. Welter (Hrsg.), *Metamorphosen der Bildung. Historie - Empirie - Theorie. Festschrift für Heinz-Elmar Tenorth* (S. 277-292). Bad Heilbrunn: Klinkhardt.

Terhart, E. (Hrsg.). (2000). *Perspektiven der Lehrerbildung in Deutschland. Abschlussbericht der von der Kultusministerkonferenz eingesetzten Kommission.* Weinheim: Beltz.

Terhart, E., Czerwenka, K., Ehrich, K., Jordan, F. & Schmidt, H. J. (1994). *Berufsbiographien von Lehrern und Lehrerinnen.* Frankfurt: Lang.

Thiele, J. & Seyda, M. (2011). *Tägliche Sportstunde an Grundschulen in NRW - Modelle, Ergebnisse, Umsetzungen.* Aachen: Meyer & Meyer.

Thienes, G. (2009). Entwicklung koordinativer Fähigkeiten von Grundschulkindern im Projekt "Tägliche Sportstunde". In H. P. Brandl-Bredenbeck & M. Stefani (Hrsg.), *Schulen in Bewegung - Schulsport in Bewegung* (S. 117-122). Hamburg: Czwalina.

Thomann, C. (2006). Sportlehrer - ein Traumberuf? *sportunterricht, 55*(7), 206-207.

Tillmann, K. J., Holter-Nowitzki, B., Holtappels, H. G., Meier, U. & Popp, U. (2000). *Schülergewalt als Schulproblem* (2. Aufl.). Weinheim: Juventa.

Tittelbach, S., Sygusch, R., Brehm, W., Seidel, I. & Bös, K. (2010). Sportunterricht. Gesundheitschance für inaktive Kinder und Jugendliche? *Sportwissenschaft, 40*(2), 120-126.

Udris, I. (1990). Organisationale und personale Ressourcen der Salutogenese - Gesund bleiben trotz oder wegen Belastung? *Zeitschrift für die gesamte Hygiene, 36*, 453-455.

Udris, I. & Frese, M. (1999). Belastung und Beanspruchung. In C. Graf Hoyos & D. Frey (Hrsg.), *Arbeits- und Organisationspsychologie* (S. 429-445). Weinheim: Beltz.

Ulich, K. (1996). *Beruf: Lehrer/in. Arbeitsbelastungen, Beziehungskonflikte, Zufriedenheit.* Weinheim: Beltz.

Ungerer-Röhrich, U. (1984). *Eine Konzeption zum Sozialen Lernen im Sportunterricht und ihre empirische Überprüfung.* Darmstadt: unv. Dissertation.

van Buer, J., Squarra, D. & Badel, S. (Hrsg.). (1995). *Beruf des Lehrers. Biografie, Belastung und Bewältigung.* Berlin: Humboldt-Universität zu Berlin.

van Dick, R. (1999). *Stress und Arbeitszufriedenheit im Lehrerberuf. Eine Analyse von Belastung und Beanspruchung im Kontext sozialpsychologischer, klinischpsychologischer und organisationspsychologischer Konzepte.* Marburg: Tectum.

van Dick, R. (2006). *Stress und Arbeitszufriedenheit bei Lehrerinnen und Lehrern.* Marburg: Tectum.

van Dick, R. (2011). Lehrerentlastung. Von Zufriedenheit und Burn-out im Lehrerberuf. *Lernchancen, 14*(84), 30-32.

van Dick, R. & Stegmann, S. (2007). Belastung, Beanspruchung und Stress im Lehrerberuf - Theorien und Modell. In M. Rothland (Hrsg.), *Belastung und Beanspruchung im Lehrerberuf.* (S. 34-51). Wiesbaden: VS Verlag für Sozialwissenschaften.

van Dick, R. & Wagner, U. (2001). Der AVEM im Lehrerberuf: Eine Validierungsstudie. *Zeitschrift für Differentielle und Diagnostische Psychologie 22*(4), 267-278.

van Dick, R., Wagner, U. & Christ, O. (2004). Belastung und Gesundheit im Lehrerberuf: Betrachtungsebenen und Forschungsergebnisse. In A. Hillert & E. Schmitz (Hrsg.), *Psychosomatische Erkrankungen bei Lehrerinnen und Lehrern* (S. 39-50). Stuttgart: Schattauer.

van Dick, R., Wagner, U. & Petzel, T. (1999). Arbeitsbelastung und gesundheitliche Beschwerden von Lehrerinnen und Lehrern: Einflüsse von Kontrollüberzeugungen, Mobbing und Sozialer Unterstützung. *Psychologie in Erziehung und Unterricht, 46,* 269-280.

Vandenberghe, R. & Hubermann, M. (Hrsg.). (1999). *Understanding and preventing teacher burnout: a sourcebook of international research and practice.* Cambridge: University Press.

Vogel, H., Haufe, E. & Scheuch, K. (1999). Veränderungen im Erleben von Kompetenz, Zufriedenheit und Belastung bei Lehrern über einen Zeitraum von zehn Jahren. *Jahrbuch für Lehrerforschung, 2,* 267-280.

Vroom, V. H. (1964). *Work and motivation.* New York: Wiley.

Walberg, H. & Paik, S. (2000). *Effective educational practices.* Lausanne: Inernational Bureau of Education.

Walberg, H. J. (1986). Syntheses of research on teaching. In M. C. Wittrock (Hrsg.), *Handbook of research on teaching* (S. 214-229). London: Macmillan.

Wang, M., Haertel, G. & Walberg, H. (1993). Toward a Knowledge Base for School Learning. *Review of Educational Research, 63*(3), 249-294.

Weber, A. (2004). Krankheitsbedingte Frühpensionierungen von Lehrkräften. In A. Hillert & E. Schmitz (Hrsg.), *Psychosomatische Erkrankungen bei Lehrerinnen und Lehrern* (S. 23-38). Stuttgart: Schattauer.

Weber, A., Weltle, D. & Lederer, P. (2004). Krankheitsbedingter vorzeitiger Berufsausstieg bei Lehrkräften. *PÄD Forum*(3), 167-173.

Weber, A., Weltle, D. & Lederer, P. (2005). Frühinvalidität im Lehrerberuf: Sozial- und arbeitsmedizinsiche Aspekte. *Lehren und lernen, 31*(8-9), 8-16.

Wegner, R., Ladendorf, B., Mindt-Prüfert, S. & Poschadel, B. (1998). Psychomentale Belastung und Beanspruchung im Lehrerberuf, Ergebnisse einer Fragebogenerhebung. *Arbeitsmedizin Sozialmedizin Umweltmedizin, 33*(6), 248-259.

Weinert, F. E. (2001). Qualifikation und Unterricht zwischen gesellschaftlichen Notwendigkeiten, pädagogischen Visionen und psychologischen Möglichkeiten. In W. Melzer & U. Sandfuchs (Hrsg.), *Was Schule leistet. Funktionen und Aufgaben von Schulen* (S. 65-85). Weinheim: Juventa.

Weinert, F. E., Schrader, F.-W. & Helmke, A. (1989). Quality of instruction and achievment outcomes. *International Journal of Educational Research, 13,* 895-914.

Wendt, W. (2001). *Belastung von Lehrkräften. Fakten zu Schwerpunkten, Strukturen und Belastungstypen. Eine repräsentative Befragung von Berliner Lehrerinnen und Lehrern.* Landau: Verlag empirische Pädagogik.

Weßling-Lünnemann, G. (1985). *Motivationsförderung im Unterricht.* Göttingen: Hogrefe.

Winne, P. H. & Marx, R. W. (1977). Reconceptualizing research on teaching. *Journal of Educational Psychology, 69,* 668-678.

Wolters, P. (2010a). Unterrichtsforschung. In N. Fessler, A. Hummel & G. Stibbe (Hrsg.), *Handbuch Schulsport* (S. 510-523). Schorndorf: Hofmann.

Wolters, P. (2010b). Was Sportlehrer(inne)n an ihrem Beruf gefällt. *Spectrum der Sportwissenschaft, 22*(1), 21-40.

Wolters, P. (2011). Unterrichtsforschung. In E. Balz, M. Bräutigam, W.-D. Miethling & P. Wolters (Hrsg.), *Empirie des Schulsports* (S. 19-43). Aachen: Meyer & Meyer.

Wulk, J. (1988). *Lehrerbelastung. Qualitative und quantitative Aspekte der psychischen und physischen Belastung von Lehrern.* Frankfurt am Main: Peter Lang.

Wurzel, B. (1995a). Die sozialen Beziehungen in der Schule als Wirkungskräfte im Prozess des Ausbrennens. *sportunterricht, 44*(4), 152-162.

Wurzel, B. (1995b). Zwei Sichtweisen - zwei Welten? Gespräche über Lehrerbelastung in West und Ost. *sportunterricht, 44*(4), 163-171.

Wydra, G. (2001). Beliebtheit und Akzeptanz des Sportunterrichts. *sportunterricht, 50,* 67-72.

Wydra, G. (2009). Belastungszeiten und Anstrengung im Sportunterricht. *sportunterricht, 59*(7), 195-202.

Wydra, G. & Förster, D. (2000). Sportunterricht - nein danke! Eine Sekundäranalyse der Einstellungen von Schülerinnen und Schülern, denen der Sportunterricht egal ist. *Körpererziehung, 50,* 90-95.

Zapf, D. & Semmer, N. (2004). Stress und Gesundheit in Organisationen. In H. Schuler (Hrsg.), *Enzyklopädie der Psychologie, Themenbereich D, Serie III, Band 3 Organisationspsychologie* (S. 1007-1112). Göttingen: Hogrefe.

Ziert, J. (2012). *Stressphase Sportreferendariat?! Eine qualitative Studie zu Belastungen und ihrer Bewältigung.* Hamburg: Feldhaus Edition Czwalina.

Zimmermann, H. (2005a). Arbeitsplatz Schule: Arbeitsbedingungen für Sportlehrerinnen und Sportlehrer. *sportunterricht, 54*(5), 131.

Zimmermann, H. (2005b). Arbeitsplatz Schule. Sportlehrerinnen und Sportlehrer berichten über ihre Belastungen. *sportunterricht, 54*(5), 146-149.

Zimmermann, H. (2006). Belastung und Beanspruchung von Sportlehrerinnen und Sportlehrern in der Schule. *sportunterricht, 55*(7), 205.

Ziroli, S. (2009). Längsschnittstudie zur motorischen Leistungsfähigkeit und zum Gewichtsstatus von Schülerinnen und Schülern einer sportbetonten Grundschule mit täglichem Sportunterricht in Berlin. In H. P. Brandl-Bredenbeck & M. Stefani (Hrsg.), *Schulen in Bewegung - Schulsport in Bewegung* (S. 227-233). Hamburg: Czwalina.

Printed in Poland
by Amazon Fulfillment
Poland Sp. z o.o., Wrocław

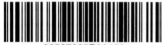

88587285R00150